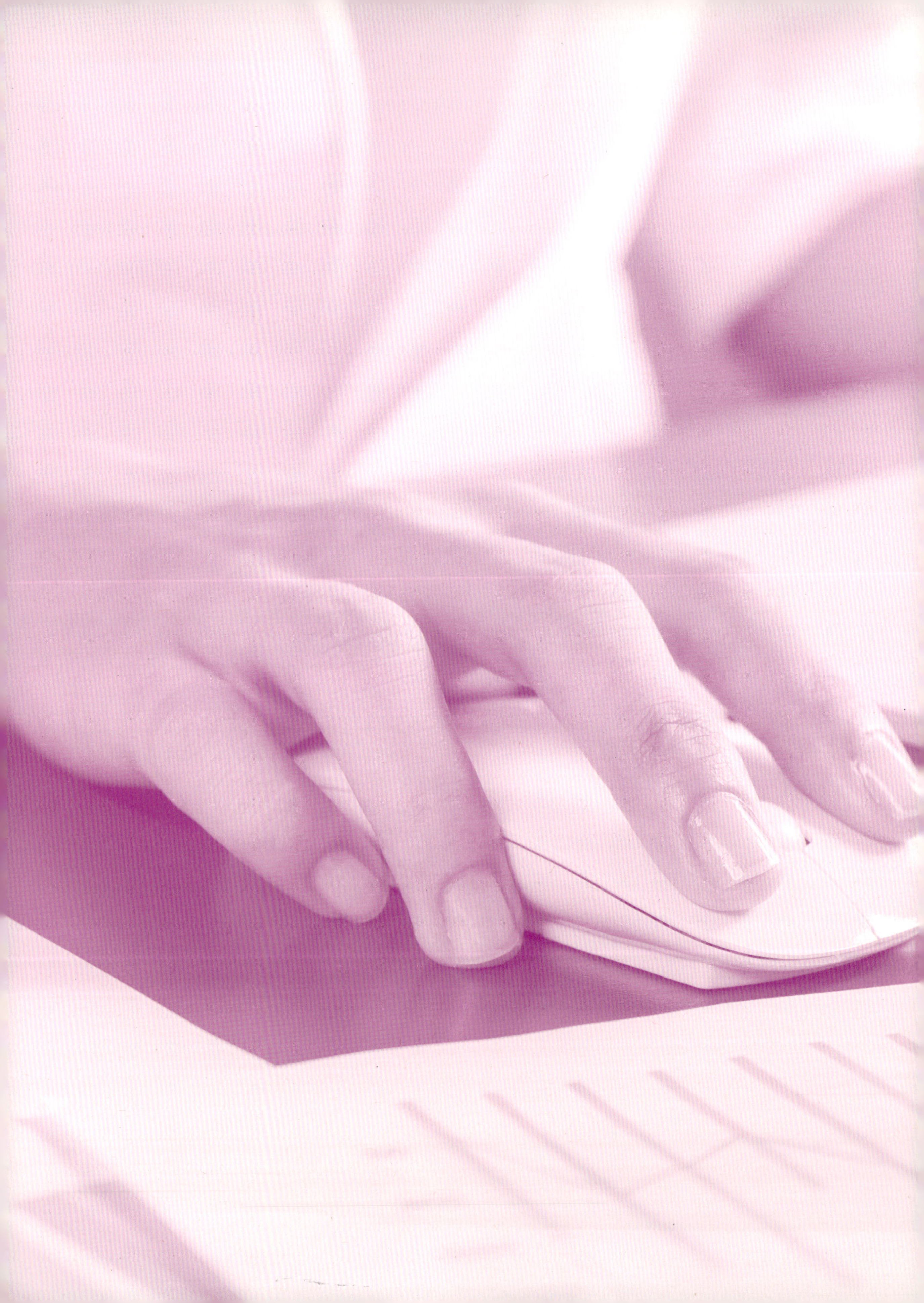

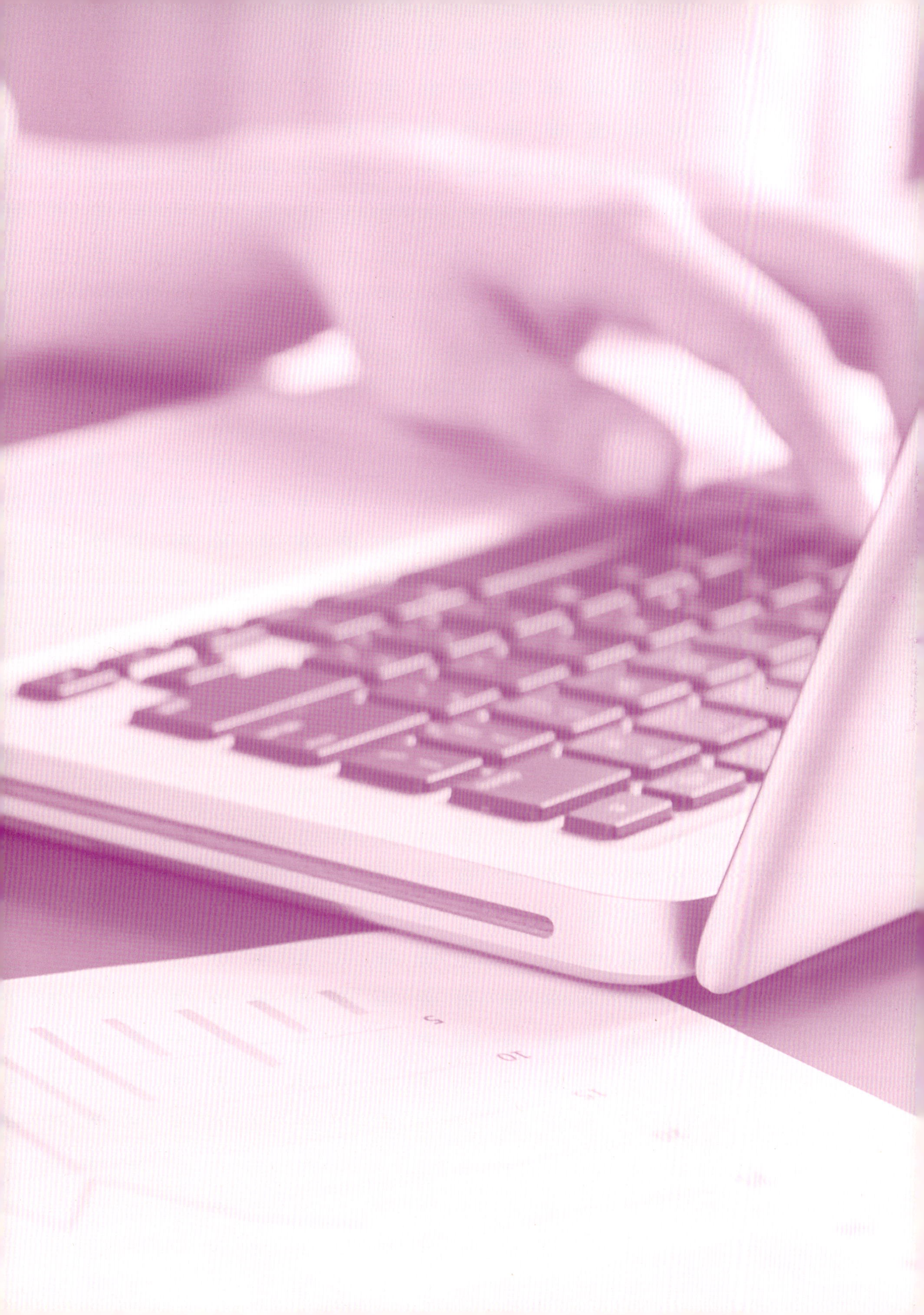

Transparent

Health Administration

알기 쉬운 보건행정학

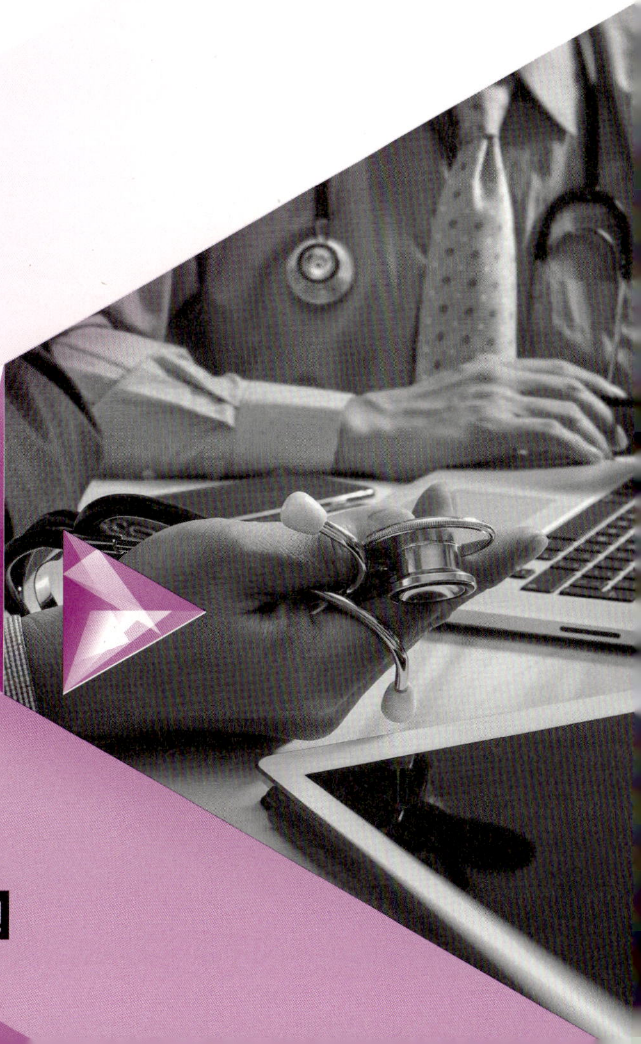

메디시안

머 리 말

보건행정학은 국민의 건강증진 및 건강 형평성의 목적을 효과적으로 달성할 수 있도록 보건의료체계, 정책, 조직, 사업 등에 대한 행정관리의 이론과 방법을 교육하고 연구하는 학문입니다. 최근 경제소득의 상승과 함께 국민들의 의료 및 삶의 질에 대한 관심이 증대되었으며, 따라서 이제는 수동적인 치료 중심 서비스에서 벗어나 새로운 보건의료 및 복지서비스에 능동적인 참여와 요구가 증가할 것으로 예상됩니다.

특히 4차 산업혁명에 따라 근거중심기반의 보건의학, 첨단의료기술 및 디지털 헬스케어 등의 발전으로 보건의료 환경이 변화하고 있습니다. 이에 따라 보건학 및 행정학 분야는 보다 과학적이고 가치기반 중심의 보건의료사회에 적용할 수 있는 미래지향적인 보건행정 전문가에 대한 수요가 급증할 것으로 예상됩니다.

보건행정학은 이러한 사회적 요구를 충족시키기 위해 만들어진 학문이며, 환경변화에 맞추어 지속적으로 발전되어야 합니다. 또한 사회 · 경제적 특성에 따라 국가의 보건수준이 매우 상이하기 때문에 보건행정학의 전통적인 이론을 기반으로 하되 각국의 사회 · 경제적 특성과 보건의료 환경의 변화를 이해함으로써 양질의 보건의료서비스를 산출하고, 전 국민 보편적 건강보장의 달성에 기여할 수 있을 것입니다.

현재 한국의 기대수명은 OECD 국가 평균(80.7년)보다 2년 정도 긴 82.7년으로 OECD 회원국가 중 상위권에 속해 있습니다. 제5차 국민건강종합증진계획(HP 2030)에 따르면, 2018년 기준, 70.4세이던 건강수명을 2030년까지 73.3세로 연장한다는 목표를 발표하기도 하였습니다. 50여년 만에 평균수명이 30여 세가 급증한 나라는 대한민국이 유일하며, 앞으로 건강한 100세 시대를 맞이하여 보건행정 및 관리에 관심이 더욱 커지고 있습니다.

이에 이 저서는 보건행정학 관련 학문을 연구하는 학생은 물론, 보건의료인들에게도 조금이나마 도움이 되길 기대하면서 저자 나름대로 관련 근거를 일일이 검색하여 타당성과 실효성이 높은 교재를 만들기 위해 노력하였습니다. 보건행정학을 총론, 보건의료체계 및 자원, 의료보장과 의료제도, 보건조직관리, 보건기획 및 보건경제, 보건교육 · 건강증진사업과 보건지표의 활용의 6부로 구성하였으며, 핵심 이론을 요약하면서 최신 법령을 반영하였습니다. 또한 핵심 이론을 문제은행으로 만들었습니다.

앞으로도 부족한 부분을 더 보완하고 독자들께서 좋은 의견을 주시면 기꺼이 받아들여 반영을 하도록 하겠습니다.

끝으로 이 책을 출판하는데 열의를 보여주신 ㈜지구문화 임직원 여러분들에게 심심한 감사를 드립니다.

– 저자 일동 –

차례

Contents

차례

Contents

Chapter 02 보건의료 행정조직

Chapter 03 리더십과 의사소통

Chapter 04 갈등관리

Chapter 05 동기부여

차례

제5부 보건기획 및 보건경제

Chapter 01 보건기획

Chapter 02 보건정책

Chapter 03 보건경제

Contents

차례

Chapter 03 역학과 보건통계

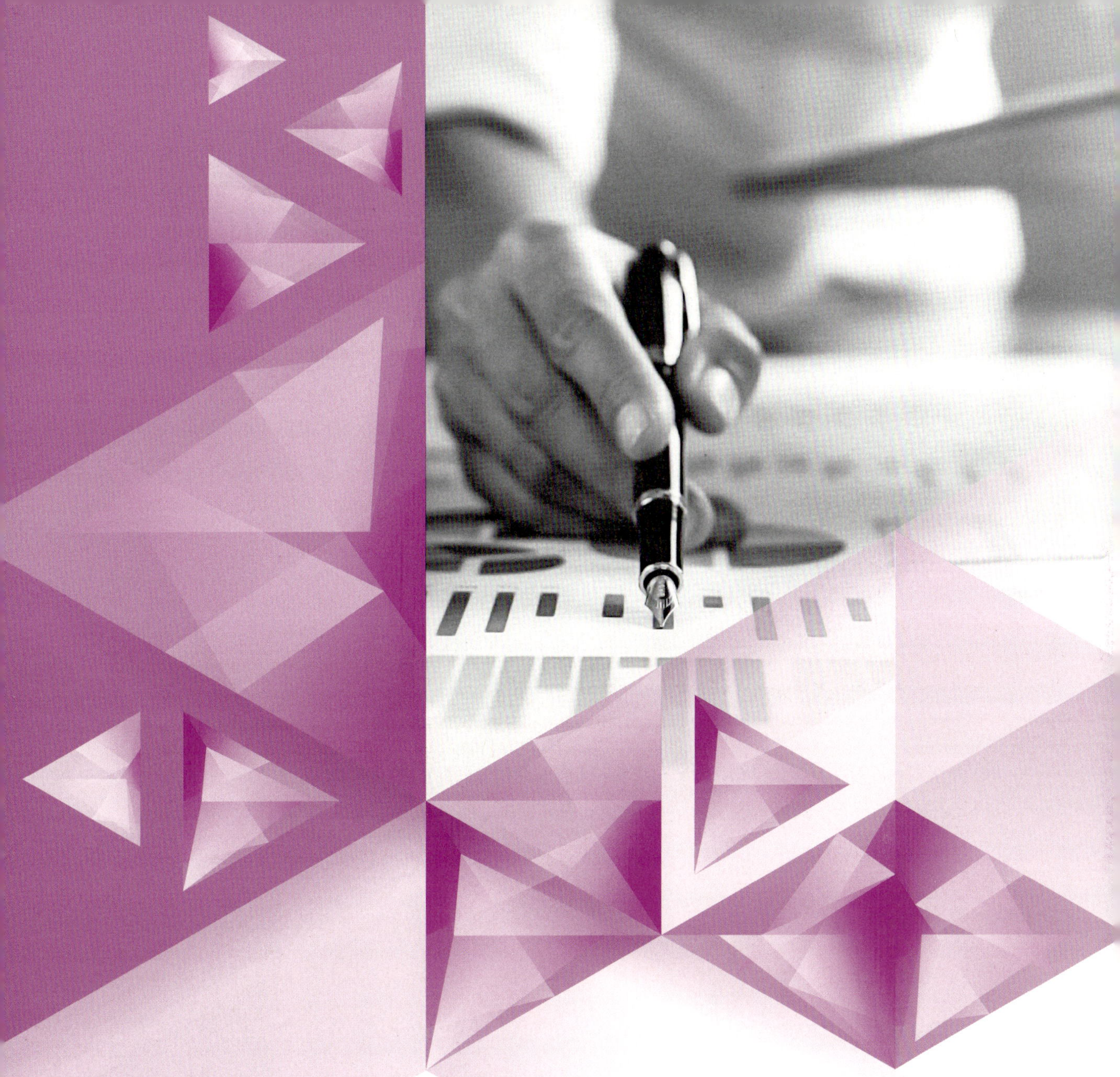

제 1 부

보건행정 총론

1. 보건행정학
2. 보건행정의 역사

1. 보건행정학

Check Point 보건행정학에서 다루는 공중보건의 개념과 범위, 그리고 보건행정의 특성을 이해하고 건강권의 내용을 파악해야 한다.

1. 공중보건과 보건행정

1. 공중보건의 개념

(1) 공중보건의 정의

C.E.A Winslow[1)]는 "공중보건(public health)이란 조직적인 지역사회의 노력을 통해서 질병을 예방하고 수명을 연장시키며, 신체적 · 정신적 효율을 증진시키는 기술과 과학이다. 조직화된 지역사회의 노력으로 ① 환경위생 ② 감염병의 관리 ③ 개인위생에 관한 보건교육 ④ 질병의 조기발견과 예방을 위한 의료 및 간호 서비스의 조직화 ⑤ 모든 사람이 자기의 건강을 유지하는 데 적합한 생활수준을 보장받도록 사회제도를 발전시키는 것 등을 포함하고 있다."라고 정의하였다.

(2) 공중보건의 범위

공중보건학은 광범위한 내용을 가지고 있어서 그 필요성은 더욱 가중되고 있으며, 다음과 같이 분류[2)]할 수 있다.

① **역학 및 질병관리 분야** : 역학, 감염병 관리, 기생충 질환 · 비전염성 질환 관리 등 질병 발생 원인과 과정

② **환경보건** : 환경위생, 환경오염, 식품위생, 산업보건 등 환경요인에 대한 과학적 조치

③ **보건관리 분야** : 보건교육, 보건행정, 보건통계, 보건영양, 정신보건, 보건정보 등

---

1) 찰스 에드워드 아모리 윈슬로(Charles-Edward Amory Winslow, 1877년 2월 4일~1957년 1월 8일)는 미국의 세균학자이자 공중보건전문가이다.

2) 임국환 외 저. "New 공중보건학". 2010. 파주: 지구문화사. p.23

2. 건강과 건강권의 개념

(1) 건강의 정의

① 건강(health)은 한 마디로 정의하기는 힘드나, 과거에는 건강을 '질병이 없거나 허약하지 않은 상태'라고 흔히 생각하였다. 그러나 질병과 허약이 임상적으로 뚜렷이 나타나는 경우도 있겠지만, 건강과 구별이 모호할 때가 있다. 따라서 임상적으로 질병이 발견되지 않았다고 해서 건강하다고 할 수 없으며, 현재 건강하다고 판단된 사람에서도 의학기술이 발전하면 이상이 발견될 수 있다.[3)]

② 1948년 세계보건기구(WHO, World Health Organization)는 헌장에서 건강에 대해 "단순히 질병이나 허약함이 없는 상태가 아니라 신체적 · 정신적 · 사회적으로 완전한 안녕 상태(Health is a state of complete physical, mental and social well-being and not merely the absence of disease or infirmity)"라고 규정하였다.[4)]

③ 건강은 생존의 추구라기보다는 일상생활에 잘 대처할 수 있는 능력을 말한다. 신체 역량뿐만 아니라, 개인적 · 사회적 대처 능력을 강조하는 입체적이고 긍정적인 개념이다.[5)]

(2) 건강권

① 건강기본권(right of health)

건강권은 국민이 가진 기본권의 하나로, 건강을 유지하기 위한 최적의 환경을 누릴 수 있는 권리이다. 또한 건강을 해칠 수 있는 요인으로부터 보호 요청을 할 수 있는 권리이다.[6)] 이전에는 건강권이란 하나의 선언적 권리일 뿐이고 실정법상의 권리는 아니라는 것이 많은 학자나 행정실무자들의 견해였다. 그러나 제2차 세계대전 이후 국제연합 헌장을 비롯한 세계인권선언[7)], WHO헌장, 국제인권규약[8)] 등 인권보장을 강조한 문서가 발표되면서부터 건강권을 인권의 하나로 인정하는 경향이 국제적으로 확산되었다.

---

3) 대한예방의학회 (2011년 2월 25일). "예방의학과 공중보건" 수정증보판. 서울특별시: 계축문화사. 5쪽. ISBN 978-89-5629-229-8.

4) https://www.who.int/

5) 양미희. (의과학 칼럼)'전인적 치료'와 행복지수. 디지털타임스. 2014년 12월 23일.

6) 고려대 한국어대사전

7) 세계인권선언(Universal Declaration of Human Rights, UDHR)은 1948년 12월 10일 유엔 총회에서 당시 가입국 58개 국가 중 50개 국가가 찬성하여 채택된 인권에 관한 세계 선언문이다.

8) 국제인권규약(International Covenants on Civil and Political Rights)은 1948년 12월 10일 채택된 세계인권선언의 내용을 구속력 있게 만들기 위해, 1966년 유엔(UN)이 채택한 국제협약으로, 1976년 9월 3일 발효되었다.

② 알마아타 선언(Alma-Ata declaration)[9)]

"International Conference on Primary Health Care, Alma-Ata, USSR, 6-12 September 1978(1차 건강관리에 대한 국제회의, 소련연방, 알마아타, 1978년 9월 6일-12일)"

1978년 알마아타에서는 WHO와 UNICEF가 공동으로 1차 건강관리에 대한 국제회의를 개최하였다. 이 회의는 건강의 동적 개념을 처음 명시한 캐나다의 '라론드 보고서'[10)]에 영향을 받은 것으로 회의 결과를 결산한 선언이 알마아타 선언이다.

여기에서 primary란 말은 현재 한국에서 말하는 1차 진료의 개념과는 약간 차이가 있다. 선언이 의미하는 뜻은 필수적이라는 뜻을 내포하고 있다. 즉, 인류가 건강을 지키기 위해 필요한 '최소한이고 최우선적인'이라고 하는 것이 옳을 것 같다.

한편 care를 의학 용어로 의사들은 '치료', 간호영역에서는 '돌봄'이라고 번역하기도 하지만, care는 치유라는 의미의 cure, 그리고 치료라는 의미의 treatment보다는 여기에서는 의료와 진료에 관련된 모든 사람과 모든 분야가 참여하여 건강을 증진시킨다는 의미가 포함되었다고 생각하여 (건강)관리로 번역하였다. 전 세계가 당시 동의하여 이루어진 선언이기에 보편적인 건강에 대한 기본적인 원칙을 천명한 선언으로 간주된다.

③ 대한민국 헌법[11)]

대한민국 헌법에서 "모든 국민은 인간으로서의 존엄과 가치를 가지며, 행복을 추구할 권리를 가진다. 국가는 개인이 가지는 불가침의 기본적 인권을 확인하고 이를 보장할 의무를 진다.", "모든 국민은 인간다운 생활을 할 권리를 가진다.", "국가는 사회보장 · 사회복지의 증진에 노력할 의무를 진다.", "국가는 재해를 예방하고 그 위험으로부터 국민을 보호하기 위하여 노력하여야 한다."라는 조문을 통해 국민의 건강권을 포괄적으로 보장하고 있다.

9) 1978년 소련의 알마아타에서 열린 세계보건기구와 유니세프 공동 주최의 1차 보건의료에 관한 회의에서 채택된 선언이다. 건강이 기본적 인권이고 사회적 목표라는 것, 선진국과 개발도상국의 격차를 용인할 수 없다는 것, 국제 경제 질서의 중요성, 주민 참여의 권리와 의무, 1차 보건의료의 내용 및 그 실현을 위한 국내 행동과 국제협력 등에 대해서 언급하고 있다.

10) 라론드 보고서는 1974년 당시 캐나다의 보건부 장관이었던 마크 라론드(Marc Lalonde)에 의해 쓰인 것으로, 이 보고서에 의해 공식적으로 '건강증진'이라는 개념이 표명화되었다고 평가하고 있다.

11) 대한민국 헌법[시행 1988. 2. 25.] [헌법 제10호, 1987. 10. 29., 전부개정]

3. 행정의 개념

(1) 행정의 정의

행정이란 공익상 필요한 결과를 실현할 목적으로 행하는 기술적 · 정신적 법률 사무의 전체라고 본다. 또한, 행정이란 법의 규제를 받으면서 현실적 · 구체적으로 국가 목적의 적극적 실현을 향하여 행하여지는 통일성을 가진 계속적 · 형성적 국가 활동이라고 할 수 있다.

(2) 공공행정

국가의 목적을 달성하기 위한 정책형성 및 그 집행과 밀접히 관련된 모든 활동이다. 공공행정 또는 정부행정이라고도 한다. 공공행정은 일반행정(general administration)의 일부이면서 그 내용은 사회 전체의 존립 및 발전과 관련된 활동이라고 이해되고 있으나 그 정의는 학자에 따라 조금씩 다르다.

(3) 민간행정

공공 부문의 관리와 대비되는 사기업의 관리, 즉 경영을 일컫는 말이다. 민간행정은 이윤을 추구하고 시장 기능에 의존하며 경쟁적 상황에 놓여 있다.

4. 보건행정의 정의

보건행정[12]이란 국민이 심신의 건강을 유지함과 동시에 적극적으로 건강증진을 도모하도록 돕는 보건정책을 목표로 하는 행정이며, 구체적으로는 영 · 유아 및 성인에서 노인까지의 보건대책, 성인병이나 감염병을 포함한 각종 질병대책, 정신건강대책 등을 그 내용으로 한다. 한국의 질병구조는 감염성 질환에서 뇌졸중이나 암 등 성인병의 비중이 커지고 있으며, 또한 앞으로의 고령화 사회의 도래를 앞두고, 중 · 고령자에 대한 보건대책의 중요성이 더욱더 증대할 것이다.

보건행정은 보건소 및 시 · 군 · 구가 각각 역할분담 아래에 행하고 있으나, 시책 실시에는 보건교육은 물론이고, 예방 · 진단 · 치료 · 재활에 이르기까지 종합적으로 행하여

---

12) 간호학 대사전, 편집부, 한국사전연구사, ISBN-2007480000214, 1996.03.01

질 필요가 있으며, 이를 위해서는 지역 의료기관이나 주민조직과의 긴밀한 연계가 필요하다.

① W. G. Smillie의 정의

보건행정이란 공기관 또는 사기관이 사회복지를 위하여 공중보건의 원리와 기법을 응용하는 것이다.

② 일반적인 정의

보건사업의 전개에 따라 업무과정의 과학적 관리방식에 의하여 능률을 추구하고 인간관계의 형태론적 파악과 보건사업의 법률적 관계조정 및 성공적인 목적달성을 위하여 노력하는 과정이다.

2. 보건행정의 특성

① 공공성과 사회성

보건행정은 공익을 위한 공공이익과 사회성을 갖는다. 보건행정은 국민의 건강유지와 증진을 위한 조직적인 행정이므로 당연히 공공의 이익을 위한 공공성과 사회성을 갖는다.

② 봉사성

보건행정은 국민에게 적극적으로 서비스하는 봉사기능을 가지고 있다. 국민보건은 국가와 정부의 세심한 보건정책과 행정에서 증진 · 유지되며 관련기관과 공무원들의 봉사하는 사고방식이 없으면 국민보건의 증진 · 향상이 어렵다. 그러므로 국가와 공무원의 봉사성이 보건행정에 요구된다.

③ 조장성과 교육성

보건행정에 있어서 크게 관심을 두어야 할 것은 국민과 의료인 · 의료기사 등, 응급구조사 · 간호조무사 · 보건교육사 등 보건의료인에 대한 지속적인 국민보건에 대한 교육과 국민보건에 대한 중요성을 인식시켜야 한다. 즉, 국민과 보건의료인에 대한 지속적인 교육과 조장이 필요하다.

④ 과학성과 기술성

보건행정은 과학행정인 동시에 기술행정이다. 일반행정에 비하여 보건행정은 보건학 · 의학 · 간호학 · 역학 등과 관련성이 깊다. 그러므로 이들의 학문적 기술성과 과학성을 응용하고 이용해야 하는 것이 보건행정이다.

3. 보건행정의 접근이론

1. 보건학적 접근이론

보건학의 여러 특성을 고려하여 보건행정학의 이론적 기초를 마련하여야 한다는 이론이 보건행정학의 보건학적 접근이론이다. 보건학은 기술과학의 성격이 강한데 이러한 의미를 전제로 보건행정학이 전개되어야 한다는 이론이다.

2. 행정학적 접근이론

고유의 행정학 이론을 보건행정에 응용하자는 논거가 행정학적 접근이론이다. 즉, F. W. Taylor[13]의 과학적 관리이론, L. D. White의 능률의 원리를 도입한 행정이론, 과학적 관리이론의 비인간적인 면을 보완한 H. A. Simon[14]의 행정이론, 합리적 행정과정을 주장한 L. H. Gulick 3세[15]의 행정이론 등이 보건행정학에 접목되어야 한다는 이론이다.

3. 행정법적 접근이론

보건행정 활동의 주축은 보건에 관련된 모든 법률이어야 하고 이러한 법률은 중앙정부와 지방정부 및 국민들이 지켜야 할 책임과 의무로 표현되어야 하며, 보건행정의 이론적 근거도 관련 법률에 의거하여야 한다는 이론이다.

---

13) 프레데릭 윈슬로 테일러(Frederick Winslow Taylor, 1856년 3월 20일~1915년 3월 21일)는 미국의 기계공학자, 경영학자, 산업공학자, 골프 선수, 테니스 선수이다. 과학적 관리법을 창안하여, 공장 개혁과 경영 합리화에 큰 공적을 남겼다. 두산백과.

14) 사이먼(H. A. Simon)은 행정학의 거인들 가운데 한 사람으로 그는 인간의 의사결정의 수수께끼를 푸는 데 평생을 바쳤다. 그의 가장 중요한 발견은 제한된 합리성이다. 그것은 인간은 해결해야 할 문제의 크기가 자신의 문제해결 능력보다 큰 경우 완벽하게 합리적일 수 없다는 것을 의미한다. H. A. Simon의 제한된 합리성과 행정학, 「행정논총」 제52권 제2호(2014. 6): 1~35

15) 루서 홀시 귤릭 3세(영어: Luther Halsey Gulick III, 1892년 1월 17일~1993년 1월 10일)는 행정학의 전문가이다. 행정학 분야에 있어 귤릭은 POSDCORB 이론을 창시한 것으로 유명하다. POSDCORB의 각 글자는 각각 기획(Planning), 조직(Organizing), 인사(Staffing), 지시(Direction), 조정(Co-ordinating), 보고(Reporting), 예산(Budgeting)을 가리킨다.

2. 보건행정의 역사[16)]

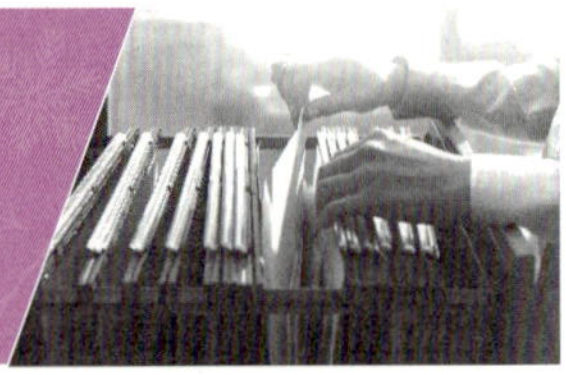

Check Point 각종 질병과 감염병으로부터 건강한 생존을 위한 인간의 노력과 그 단계적 역사성을 규명하는 내용이다. 특히, 보건이 사회문제로 대두되는 '여명기'에 관한 내용이 중요하다.

보건행정의 역사와 발전단계는 인류의 역사와 함께한다. 특히, 건강에 관한 인식 변화가 주요하게 영향을 미친다. 이를 토대로 고대기, 중세기, 여명기, 확립기, 발전기로 구분된다.

1. 고대기(antiquity, ancient times era) : 기원전~500년

① 고대(古代)는 서양의 역사 시대 구분 중 하나로, 역사학적 · 정치학적 관점에 따라 다양한 설(說)이 있다. 보건행정의 역사에서 고대기는 기원전에서 서기 500년을 일컫는다. B.C. 1000년 전에 이집트인은 위생적 변소 시설을 갖추었고, 유대인들은 모세(Moses)의 율법에 따라서 청결 · 나환자 관리 · 오물 처리 같은 사업을 하였다. 특히, 히포크라테스[17)]는 이 시대에 많은 의학적 기틀을 마련하였으며, 후세에 전하는 영향이 매우 크다.

② 수천 년 동안 고대사회는 감염병을 신의 응징으로 간주했다. B.C. 4~5세기에 그리스에서 비로소 장기설(miasma theory)[18)] 등 질병의 원인에 대한 이성적 · 과학적인 이

---

16) 보건행정의 역사

17) 코스의 히포크라테스(Hippocrates of Cos, 약 기원전 460년~약 기원전 370년)는 고대 그리스의 페리클레스 시대 의사이고, 의학사의 가장 중요한 인물 중의 하나이다. 보통 그를 의학의 아버지라고 부르며, 히포크라스 학파를 만들었다. 이 학파는 고대 그리스의 의학을 혁명적으로 바꾸었으며, 마술과 철학에서 의학을 분리해내어 의사라는 직업을 만들었다. 히포크라테스는 인간이 정액이나 자궁의 체액에서 탄생하고 자라나는 점을 근거로 이를 중요시했으므로 액체가 생명의 근원일 것으로 여겼다. 그는 혈액(blood), 담즙(bile), 점액(phlegm) 그리고 흑담즙(black bile)의 4가지 체액으로 인간의 병리를 설명하려고 하였다.

18) 지진, 홍수, 화산의 분화 등이 일어난 후에 많은 전염병이 급격히 발생하는 것은 심하게 오염된 공기를 흡입하기 때문에 일어난다고 주장하는 히포크라테스 시대(B.C. 459~377)의 감염병 발생설이다. '미아즈마'(μίασμα)라는 말의 어원은 "오염"이라는 의미의 고대 그리스어에서 유래하였다. 중세 이탈리아어로 "나쁜 공기"라는 의미를 가진 말라리아와도 어원의 유사성이 있다.

론이 제기되었다. 이렇게 고대인들은 대개 종교적 이유로 신에게 순결하게 보이려고 위생 상태를 깨끗하게 유지했다.

2. 중세기(the Middle Ages, Middle Ages era) : 500년~1500년

① 유럽 역사에서 중세는 서로마 제국이 멸망(476년)부터 동로마 제국이 멸망(1453년) 할 때를 말한다. 보건행정의 역사에서 중세기[19]는 500년에서 1500년까지 약 천 년 동안인데, 이 시기는 위생과 보건이 종교와 직접적으로 관련성을 가졌다. 당시에 "질병은 죄다."라는 인식처럼 보건의 문제도 종교적으로 다뤄졌다. 중세의 유럽의학은 14세기 흑사병[20][21][22]의 습격으로 무용지물이 되었다.

② 인류 문명의 초기부터 오염된 물과 적절하지 못한 쓰레기 처리가 감염성 질병을 퍼뜨린다고 생각하였다. 초기의 종교들은 음식의 종류에서부터 술이나 성관계와 같은 특정한 행동들을 규제하는 것에 이르기까지 건강과 관련된 행동을 규제하려고 했다. 지도자들은 사회적 안정과 번영을 보장하고 질서를 유지하기 위해 그들의 건강을 책임져야 했다.

감염병에 걸린 사람을 격리하는 과정도 나병 전파에 대한 대응책으로 처음 시도되었고, 이 병은 중세에 특히 13, 14세기에 중대한 문제가 되었다.

③ 중세 동안 공중보건의 첫 단계가 태동했다. 즉, 상수시설과 하수시설 및 쓰레기 처리시설을 통해 도시의 위생상태를 개선했고, 검역소를 통해 병의 전파를 막았으며 병원을 세워 의료와 사회적 보존을 아끼지 않았다. 14~16세기에는 과학의 발달에 따라 생리학과 해부학의 기초가 다져졌고 미생물이 감염병을 일으키리라는 생각을 하게 되었다.

---

19) 중세 초기(Early Middle Ages): 476~1000, 중세 성기(High Middle Ages): 1000~1300, 중세 후기(Late Middle Ages): 1300~1453

20) 흑사병(Black Death, Pestilence, Great Plague, Plague, Black Plague)은 14세기 유럽에서 7,500만~2억 명의 목숨을 앗아간 인류사상 최악의 범유행이다. 흑사병 병원균에 관한 많은 이설이 있었으나 2010년~2011년 남유럽인들을 대상으로 수행한 DNA 분석 결과 페스트의 병원균인 페스트균이 병원균으로 밝혀졌다.

21) Haensch S, Bianucci R, Signoli M, Rajerison M, Schultz M, Kacki S, Vermunt M, Weston DA, Hurst D, Achtman M, Carniel E, Bramanti B (2010). Besansky, Nora J, 편집. "Distinct clones of Yersinia pestis caused the black death". 《PLoS Pathog.》 6 (10): e1001134. doi:10.1371/journal.ppat.1001134

22) Bos KI, Schuenemann VJ, Golding GB, Burbano HA, Waglechner N, Coombes BK, McPhee JB, DeWitte SN, Meyer M, Schmedes S, Wood J, Earn DJ, Herring DA, Bauer P, Poinar HN, Krause J (2011년 10월 12일). "A draft genome of Yersinia pestis from victims of the Black Death". 《Nature》 478 (7370): 506 - 10. doi:10.1038/nature10549

3. 여명기(the dawning) : 1500년~1850년

① 여명기는 보건행정의 역사에서 약 1500년에서 1850년까지를 일컫는데, 이 시기에 보건이 사회문제로 대두하게 되었다. 예컨대, 환경위생상태 문제, 비위생적인 오물 처리 문제, 열악한 작업환경에 따른 근로자의 건강 문제 등이 이에 해당한다. 이러한 보건 문제가 사회문제로 대두되면서 보건행정의 확립을 위한 환경 조성이 갖춰지게 된 것이다.

② 19세기 보건운동은 유럽의 여러 나라에서 거의 동시에 일어났다. 병원도 많이 세워졌는데 시민단체들이 주축이 되었다. 또한, 이 시기에는 건강에 대해 대중을 교육하려는 노력이 많이 시도되었다. 산업혁명이 일어나자 공장 노동자들의 건강과 복지는 크게 악화하였다.

③ 영국에서는 이에 대한 방안으로 위생 개혁운동이 일어남으로써 결국 공중보건기관이 생겨났다. 이 시기에 도시인구는 2~3배로 늘어나기 시작했고, 이로 인해 주거 문제가 발생해서 질병이 많이 발생하고 건강상태도 나빠졌다. 1848년 공중보건법이 제정되어 보건위원회에 행정력이 주어지자 위생상태는 훨씬 개선되었다[23].

④ 이 시대에 베살리우스[24]는 시체를 해부하여 의학의 발전에 공헌하였고, 윌리엄 페티[25]는 인구조사 등을 하였으며, 레벤후크[26]는 최초로 현미경을 만들어 미생물학에 영향력을 미쳤다.

---

23) 다음백과, https://100.daum.net/encyclopedia/view/b17a2653b007

24) 안드레아스 베살리우스(Andreas Vesalius, 1514년~1564년)는 벨기에의 의학자이다. 근대 해부학의 창시자로, 파리에서 공부하고 후에 이탈리아에서 해부학의 학파를 일으켰다. 1534년 의사로 종군하여 인체를 해부할 좋은 기회를 얻어 새로운 지식을 얻은 뒤 이탈리아 파도바 대학 교수가 되었다. 당시의 해부학이 갈레노스의 해부학에만 따르는 것에 반대하여 많은 동물을 해부하고, 인골을 모아 해부학의 방법을 근본적으로 고쳤다. 동시에 그때까지 믿어 왔던 갈레노스의 해부학이 동물을 해부한 것을 사람의 몸에 옮긴 것임을 밝혔다. 당시 그는 많은 박해를 받았으나, 독일 황제 카를 5세의 시의가 되었다. 그는 시체 해부를 꺼리던 당시에, 실제로 인체를 해부하여 1543년 〈인체 해부학 대계(De humani corpois fabrica libri septem, 약칭 인체의 구조(Fabrica))〉라는 책을 내어 새로운 해부학을 세워 놓았다. 또한, 이 책은 해부학뿐만 아니라 의학 전반에 걸쳐 큰 자극을 주어 많은 우수한 의학자를 배출한 명저이다.

25) 윌리엄 페티(William Petty, 1623년~1687년)는 영국의 경제학자. 1649년 옥스퍼드 대학교수를 역임하였다. 경제학자인 동시에 의사 · 수학자 · 음악가 · 조선 기사 · 통계학자로 광범위한 분야에서 많은 업적을 남겼으며, 중농주의의 선구자로 부(富)의 원천은 토지와 노동이고, 금과 은은 편의상의 가치 표준에 지나지 않으며, 모든 생산에 필요로 하는 노동의 양이 가치를 규정한다고 하여 노동가치설을 창도하였다.

26) 안토니 반 레벤후크(Antoni van Leeuwenhoek, 1632년 10월 24일~1723년 8월 30일)는 네덜란드 델프트 출신의 무역업자이자 과학자이다. 미생물학의 아버지로 알려져 있다. 현미경의 발달과 미생물학의 정립에 큰 공헌을 하였다. 그는 스스로 렌즈를 갈아 만든 현미경으로 단세포 생물을 관찰하였다.

1760년에는 산업혁명[27]이 발생하여 도시문제가 본격화되었다. 예방접종의 실천은 1800년대에 이르러, 천연두 치료에 있어 에드워드 제너[28]의 연구에 따라 널리 보급되었고, 스노[29]는 역학을 실시하여 과학적으로 감염병을 예방하는 데 기여하였다.

⑤ 제임스 린드[30]가 선원들 사이에서 괴혈병[31]의 원인과 긴 항해에서의 과일의 도입을 통한 완화를 발견한 것은 1754년에 출판되었고, 영국 해군이 이 아이디어를 채택하게 되었다. 건강 문제를 일반 대중에게 알리기 위한 노력도 이루어졌다. 1752년에 영국의 주치의 존 프링글 경은 군 막사에서의 적절한 환기의 중요성과 병사들을 위한 선반 제공을 주장하였다.

4. 확립기(establishment period) : 1850년~1900년

① 20세기 전반에는 모성보건과 아동보건, 간호사제도의 확립, 보건교육 프로그램의 개발, 보건 프로그램의 개발 등 사회보건에 큰 진전이 있었다. 19세기 후반에는 러시아 농촌지역의 의료사업과 독일의 사회보험사업 등 공중보건사상 중요한 시도들이 있었다.

1848년에는 영국에서 국립위생국이 설립되고, 공중보건법이 제정되었다.

---

27) 산업혁명(Industrial Revolution)은 18세기 중반부터 19세기 초반까지, 약 1760년에서 1820년 사이에 영국에서 시작된 기술의 혁신과 새로운 제조 공정(manufacturing process)으로의 전환, 이로 인해 일어난 사회, 경제 등의 큰 변화를 일컫는다.

28) 에드워드 제너(Edward Jenner, 1749년 5월 17일~1823년 1월 26일)는 영국의 의사이다. 천연두의 대부이기도 하며, 우두법의 발견자이다. 1796년 5월 14일에 제1회의 종두(種痘)를 소년에게 행하여 성공을 거두었다. 1798년까지 23번의 실험을 실시하여 그 결과를 왕립 협회에 보고했고 제너는 자신의 논문을 개인적으로 '천연두 백신의 원인과 결과에 대한 연구'라는 제목으로 발표했다. 그의 진가가 인정되기까지는 시간이 걸렸다. 제너는 라틴어로 암소를 바카(vacca)라고 하는데 이 단어로부터 백신(vaccine)과 백신 접종이란 용어를 만들었다. 1803년, 런던에서 백신 접종을 촉진하기 위해 왕립 제너 협회가 설립되었다. 제너는 이 실험을 계속하여 마침내 프랑스에서 받아들이게 되어 전 세계로 퍼졌다.

29) 존 스노(John Snow, 1813년 3월 15일~1858년 6월 16일)는 잉글랜드의 의사로 마취와 보건위생 정착에 기여한 인물이다. 1854년 런던 소호의 콜레라 창궐(1854 Broad Street cholera outbreak)의 원인을 추적하여 근대 역학의 아버지로 불린다. 종래에는 미아즈마(μίασμα)라고 불리는 '나쁜 공기'가 콜레라 및 장티푸스 등의 감염병의 원인이 된다는 학설이 콜레라의 창궐을 설명하였으나, 그는 식수원의 오염이 콜레라의 발병 원인임을 주장하였다. 그의 주장이 받아들여지면서, 런던의 물, 하·폐수 처리의 근본적인 변화가 일어났으며, 이는 다른 도시의 변화를 이끌고 전 세계적으로 공중보건학을 크게 향상시켰다.

30) 제임스 린드(James Lind)는 영국의 의사이다. 당시 영국 해병의 괴혈병을 라임 과즙으로 치료하였으며, 그 밖에 병원선의 채용, 선내병실의 환기, 음료수를 위한 해수증류 등 해상생활의 많은 개혁을 하여 영국해군 보건위생학의 아버지라고 한다.

31) 괴혈병(scurvy)은 비타민 C의 부족으로 출혈 장애가 체내의 각 기관에서 발생하는 질병이다.

또한, 비스마르크[32]의 현실적인 사회정책에 의해 보건행정의 기초가 확립되었다. 더불어 세균학(bacteriology) 및 면역학(immunology)과 같은 예방의학이 발전하게 되었다.

② 이와 같은 학문에 영향력을 미치는 학자는 프랑스의 파스퇴르[33], 영국의 리스터[34], 독일의 코흐[35] 등이 매우 유명하다. 이 당시 우리나라의 경우, 지석영[36]은 우두국을 설치하여 전국에 천연두를 예방하는 데 큰 공헌을 하였다.

5. 발전기(developing period) : 1900년~현재

① 발전기는 1900년~현재까지를 말한다. 선진국 간의 보건에 관한 체계적인 협력이 이루어지게 되었다. 1946년 영국에 국민의료사업법이 제정되어 모든 사람에게 의료를 제공하게 되었다.

② 최근에는 임산부의 관리, 암, 심장병, 관절염 등과 같은 질병관리에 공중보건의 관심이 집중되어 있다. 보건교육은 매우 중요하고 정부 당국이 책임감을 느끼고 임해야 하는 분야이다. 예컨대, WHO 창설 등의 발전이 있었고, 종합적인 보건사업에 관한 사회보장제도(특히 의료보호, 의료보험사업)가 발전하였다.

---

32) **오토 에두아르트 레오폴트 폰 비스마르크 쇤하우젠 후작**(Otto Eduard Leopold Fürst von Bismarck-Schönhausen, 1815년 4월 1일~1898년 7월 30일)은 독일을 통일하여 독일 제국을 건설한 프로이센의 외교관이자 정치인이다. 오토 폰 비스마르크는 1880년대에 사회보장제도를 시행함으로써 독일 정부가 시민의 복지를 책임지는 복지국가가 되도록 했다. 그가 시행한 사회보장제도는 질병보험(1883년), 산업재해보험(1884년), 노령연금, 장애인연금보험(1889년)이 있다.

33) **루이 파스퇴르**(Louis Pasteur, 1822년 12월 27일~1895년 9월 28일)는 프랑스의 생화학자이며 로베르트 코흐와 함께 세균학의 아버지로 불린다. 분자의 광학 이성질체를 발견했으며, 저온 살균법, 광견병, 닭 콜레라의 백신을 발명했다.

34) **조지프 리스터 남작**(Joseph Lister, 1st Baron Lister, OM, PC, FRS, 1827년 4월 5일~1912년 2월 10일)은 영국의 외과의사이다. 유니버시티 칼리지 런던(UCL)에 있는 동안 무균수술법을 확립하였고, 혈액 · 염증 등의 응고에 관한 중요한 관찰로 현대 외과 수술에 혁명을 가져다주었다. 무균수술법이 나오기 전에는 아주 간단한 수술도 감염증을 일으켰고, 수술 환자의 50% 정도가 사망했다. 1867년에 펴낸 그의 저서는 방부의 체계에 대한 소개이다.

35) **하인리히 헤르만 로베르트 코흐**(Robert Heinrich Hermann Koch, 1843년 12월 11일~1910년 5월 27일)는 독일의 의사, 미생물학자이다. 탄저병(1877년), 콜레라(1885년)의 구체적인 원인물질이 병원균인 탄저균과 콜레라균임을 명확히 규명하여 '세균학의 아버지'라는 평가를 받고 있다. 1882년에 결핵균을 최초로 발견했으며 이 발견으로 인해 1905년 노벨 생리학 · 의학상을 받았다.

36) **지석영**(池錫永, 1855년 5월 15일~1935년 2월 1일)은 조선 말기의 문신이자 한의사, 한글 학자이다. 자는 공윤(公胤), 아호는 송촌(松村), 본관은 충주이다. 그는 1883년(고종 20년) 문과에 급제하여 사헌부 장령(掌令), 형조 참의(刑曹參議) 등을 역임하였다. 종두법의 하나인 우두법의 보급에 공헌하였다.

핵심문제 및 해설

01 공중보건의 범위로 옳지 않은 것은?

① 산업보건 ② 보건교육
③ 감염관리 ④ 식품위생
⑤ 치료의학

02 세계보건기구(WHO)에서 주장한 건강의 정의에 포함하는 것으로 옳은 것은?

① 질병예방 ② 수명연장
③ 정신적 안녕 ④ 신체적 효율 증진
⑤ 정신적 효율 증진

03 다음 내용에 해당하는 선언은?

> • WHO와 UNICEF가 공동으로 1차 건강관리에 대한 국제회의를 개최
> • 건강의 동적 개념을 처음 명시한 캐나다의 '라론드 보고서'에 영향을 받음
> • 보편적인 건강에 대한 기본적인 원칙을 천명한 선언으로 간주

① 리우 선언 ② 포츠담 선언
③ 알마아타 선언 ④ 세계 인권 선언
⑤ 프랑스 인권 선언

Check point

▶ **공중보건**은 집단을 대상으로 질병이 발생하기 전 예방을 위해 관리하는 모든 것을 말한다. 그러므로 치료는 해당하지 않는다.

▶ **공중보건**의 정의와 건강의 정의를 구분할 수 있어야 한다.

▶ Alma Ata 선언 : 1978년 구소련 알마아타에서 Primary health care를 강조한 선언이다.

Answer

01 ⑤ 02 ③ 03 ③

04 보건행정의 특성으로 옳지 않은 것은?

① 공공성　② 사회성

③ 봉사성　④ 창조성

⑤ 과학성

05 행정과 경영의 유사점으로 옳은 것은?

① 공공성　② 관료제

③ 평등성　④ 독점성

⑤ 법적 규제

06 대한민국 헌법에서 국가가 국민 건강과 행복을 보장하기 위해 명시한 조문에 포함되지 않은 내용은?

① 모든 국민은 인간으로서의 존엄과 가치를 가지며, 행복을 추구할 권리를 가진다.

② 국가는 개인이 가지는 불가침의 기본적 인권을 확인하고 이를 보장할 의무를 진다.

③ 국민은 재해를 예방하고 그 위험으로부터 국가를 보호하기 위해 노력하여야 한다.

④ 모든 국민은 아름다운 생활을 할 권리를 가진다.

⑤ 국가는 사회보장 및 사회복지의 증진에 노력할 의무를 진다.

07 보건행정의 정의에 해당되지 않는 것은?

① 국민이 심신의 건강 유지는 물론, 건강증진을 도모하도록 돕는 보건정책을 목표로 한다.

② 영·유아에서 성인과 노인에 이르기까지의 보건대책을 강구한다.

Check point

▶ **보건행정의 특성**으로는 공공성과 사회성, 봉사성, 조장성과 교육성, 과학성과 기술성 등이 있다.

▶
<table>
<tr><th></th><th>행정</th><th>경영</th></tr>
<tr><td rowspan="4">유사점</td><td colspan="2">관료제</td></tr>
<tr><td colspan="2">목표달성을 위한 수단성</td></tr>
<tr><td colspan="2">관리기법의 적용성</td></tr>
<tr><td colspan="2">협동행위, 합리적 의사결정</td></tr>
<tr><td rowspan="5">차이점</td><td>공익성</td><td>영리성</td></tr>
<tr><td>정치권력</td><td>정치권력 ×</td></tr>
<tr><td>법적 규제 강함</td><td>법적 규제 약함 (자율성)</td></tr>
<tr><td>평등</td><td>차별</td></tr>
<tr><td>독점</td><td>경쟁</td></tr>
</table>

▶ 국가는 재해를 예방하고 그 위험으로부터 국민을 보호하기 위해 노력하여야 한다.

▶ 한국의 질병구조는 감염성 질환에서 뇌졸중이나 암 등 성인병의 비중이 커지고 있어서 보건대책의 중요성이 더욱 더 증대할 것이다.

Answer

04 ④ 05 ② 06 ③ 07 ④

③ 성인병이나 감염병, 정신건강 등을 포함한 각종 질병에 대한 대책을 세운다.

④ 뇌졸중이나 암, 당뇨병 등 성인병은 개인의 문제이므로 보건행정과는 관계가 없다.

⑤ 고령화 사회를 대비하여 중년층과 고령자에 대한 보건대책을 세워 나아간다.

Check point

08 다음 중 보건행정 시책이나 실시해야 할 내용으로 맞지 않는 말은?

① 보건교육은 물론, 예방·진단·치료·재활에 이르기까지 종합적으로 행하여져야 한다.

② 보건행정은 보건소 및 시·군·구가 역할분담하여 행하지만 행정안전부가 감독·지도하여야 한다.

③ 보건행정이 종합적으로 잘 행하여지려면 지역 의료기관이나 주민조직과의 긴밀한 연계가 이루어져야 한다.

④ 스마일리(W.G. Smillie)는 보건행정 시책이 사기관이나 공기관이 사회복지를 위하여 공중보건의 원리와 기법을 응용하여야 한다고 주장했다.

⑤ 보건사업의 법률적 관계조성 및 성공적인 목표달성을 위하여 노력하는 과정이다.

▶ 보건행정을 보건소 및 시·군·구가 역할을 분담하지만 보건복지부와 긴밀한 관계 속에서 행하여진다.

09 보건행정학에 접목된 행정학적 접근이론이 아닌 것은?

① 스마일리(W. G. Smillie)의 원리와 기법을 응용한 행정이론

② 타일러(F. W. Taylor)의 과학적 관리이론

③ 화이트(L. D. White)의 능률의 원리를 도입한 행정이론

④ 사이먼(H. A. Simon)의 과학적 이론의 비인간적인 면을 보완한 행정이론

⑤ 귤릭 3세(L. H. Gulick Ⅲ)의 합리적 행정과정을 주장한 행정이론

▶ 스마일리(W. G. Smillie)는 보건행정 시책이 사기관이나 공기관이 사회복지를 위하여 공중보건의 원리와 기법을 응용하여야 한다고 주장했다.

Answer

08 ② 09 ①

10 다음 내용에 해당하는 보건행정 역사 시기로 옳은 것은?

- 흑사병 등의 창궐로 유럽 인구 중 1/4 인구의 사망
- 최초의 검역소 설치
- 위생상태 개선

① 고대기 ② 중세기
③ 여명기 ④ 확립기
⑤ 발전기

11 다음에 해당하는 의학자로 옳은 것은?

- 벨기에의 의학자
- 근대 해부학의 창시자
- 1543년 〈인체의 구조(Fabrica)〉책 출간

① 존 스노 ② 윌리엄 페티
③ 에드워드 제너 ④ 안토니 반 레벤후크
⑤ 안드레아스 베살리우스

12 다음에 해당하는 의학자로 옳은 것은?

- 탄저병(1877년)
- 콜레라(1885년)
- 세균학의 아버지

① 코흐 ② 지석영
③ 리스터 ④ 파스퇴르
⑤ 비스마르크

Check point

▶ 중세기(the Middle Ages, Middle Ages era)에 관련된 설명이다.

▶ ① **존 스노**는 잉글랜드의 의사로 마취와 보건위생 정착에 기여한 인물이다.
② **윌리엄 페티**는 영국의 경제학자이다.
③ **에드워드 제너**는 영국의 의사이자 천연두의 대부이다.
④ **안토니 반 레벤후크**는 현미경의 발달과 미생물학의 정립에 큰 공헌을 하였다.

▶ ② **지석영**은 종두법의 하나인 우두법의 보급에 공헌하였다.
③ **리스터**는 영국의 외과의사로 무균수술법을 확립하였다.
④ **파스퇴르**는 프랑스의 생화학자로 저온 살균법, 광견병, 닭 콜레라의 백신을 발명했다.
⑤ **비스마르크**는 질병보험(1883년), 산업재해보험(1884년), 노령연금, 장애인연금보험(1889년) 등 사회보장을 실시한 정치가이다.

Answer

10 ② 11 ⑤ 12 ①

13 세계보건기구의 주요 기능이 아닌 것은?

① 재해 예방　② 감염병 관리
③ 국제 검역 대책　④ 정신보건 향상
⑤ 낙후지역의 재정 지원

14 사회적 안녕의 정의에 대한 설명으로 적절한 것은?

① 인간관계가 원활한 생태
② 선진국가의 국적을 취득하여 살아가는 상태
③ 보건교육이 잘 시행되고 있는 학교 생활에서의 상태
④ 국가적으로 사회보장 제도가 잘 실현되어 있는 상태
⑤ 각자의 기능과 역할을 충실히 수행해 나갈 수 있는 만족스러운 상태

15 검역제도의 기원이 되는 시기는?

① 고대기　② 중세기
③ 태동기　④ 확립기
⑤ 발전기

16 질병 발생 원인의 역사적 변천 과정으로 옳은 것은?

① 종교설시대 – 점성설시대 – 장기설시대 – 접촉전염설시대 – 미생물병인론시대
② 점성설시대 – 종교설시대 – 장기설시대 – 접촉전염설시대 – 미생물병인론시대
③ 종교설시대 – 장기설시대 – 점성설시대 – 접촉전염설시대 – 미생물병인론시대
④ 종교설시대 – 점성설시대 – 접촉전염설시대 – 장기설시대 – 미생물병인론시대

Check point

▶ **WHO의 보건행정**: ① 국제적 검역대책 ② 보건문제에 대한 협의 규제 및 권고안 제정 ③ 식품 약물 및 생물학적 제재에 대한 국제표준화 ④ 과학자 및 전문가들의 협력도모 ⑤ 조사 연구사업 ⑥ 공중보건과 의료보장 ⑦ 의료서비스, 모자보건, 전염병관리, 정신보건 ⑧ 진단검사 기준의 확립 ⑨ 환경보건 및 산업보건, 재해 예방 및 관리 ⑩ 각급 보건의료요원의 훈련

▶ 건강은 생존의 추구가 아닌 일상생활에 잘 대처해 나갈 수 있는 능력을 말함. 신체역량뿐 아니라 개인적, 사회적 대처능력을 강조하는 입체적이고 긍정적인 개념

▶ 14세기 유럽의 대도시에 페스트가 유행하여 2,500만명의 사상자가 발생하였다. 이로 인하여 하나의 예방대책으로 페스트 유행지역에서 돌아온 여행자를 2개월 동안 검역을 실시하였는데 이것이 기록상 최초의 검역 방법이었다.

▶ 종교설(신벌설) – 점성설(우주설) – 장기설(자연발생설) – 접촉전염설 – 미생물병인론(특정병인론)

Answer

13 ⑤ 14 ⑤ 15 ② 16 ①

⑤ 종교설시대 – 점성설시대 – 장기설시대 – 미생물병인론시대– 접촉전염설시대

Check point

17 오늘날 보건소 제도의 효시가 되는 시기로 보건행정기술이 확립되었다고 볼 수 있는 시기는?

① 고대기 ② 중세기 ③ 근세기
④ 근대기 ⑤ 현대기

▶ 근대기인 1862년 영국 리버풀에서 시작된 보건 간호사업을 보건소의 효시로 본다.

18 보건행정 발전의 역사 중 미생물의 연구에 큰 업적을 남겼으며 현미경의 발달과 함께 미생물학 정립에 큰 공헌을 한 학자는?

① 안드레아스 베살리우스 ② 윌리엄 페티
③ 안토니 반 레벤후크 ④ 제임스 린드
⑤ 에드워드 제너

▶ **레벤후크** – 네덜란드 출신의 무역업자이며 과학자. 미생물의 아버지로 알려짐. 스스로 렌즈를 갈아 만든 현미경으로 단세포 생물을 관찰함.

19 고려시대와 조선시대의 의료기관 중 비슷한 기능을 담당했던 기관끼리 연결되지 않은 것은?

① 상약국 – 내의원 ② 태의감 – 제중원
③ 대비원 – 활인서 ④ 혜민국 – 혜민서
⑤ 제위보 – 제생원

▶

구분	고려시대 기관	조선시대 기관
왕실의료	상약국	내의원
의료행정	태의감	전의감
서민의료	혜민국	혜민서
빈민, 행려자 의료구호	제위보	제생원
서민구료기관(전염병관리)	대비원	활인서

20 세계보건기구에 대한 설명으로 적절하지 않은 것은?

① 본부는 제네바에 있다.
② 모두 6개의 지역사무소가 있다.
③ 유럽지역 사무소는 로마에 있다.
④ 대한민국은 65번째로 서태평양 지역에 가입하였다.
⑤ 조선민주주의 인민 공화국은 동남아시아 지역에 가입되어 있다.

▶ **유럽지역 사무소**는 덴마크 코펜하겐에 사무소가 있다.

Answer

17 ④ 18 ③ 19 ② 20 ③

21 알마아타 선언이 나타내는 구체적인 의도는?

① 1차 의료의 발전 ② 인류 건강권 회복
③ 1차 보건의료의 확립 ④ 의료전달체계의 확립
⑤ 포괄적인 보건의료의 확립

22 보건행정조직 관리의 원칙이 아닌 것은?

① 계층제의 원칙 ② 전문화의 원칙
③ 통솔범위의 원칙 ④ 목표통일의 원칙
⑤ 행정통일의 원칙

23 우리나라의 고대 국가 중 질병을 치료하고 약재를 조달하는 관서가 있던 나라는?

① 고구려 ② 고려 ③ 신라
④ 백제 ⑤ 통일신라

24 공중의료에 공중보건학적 접근 방법이 대두되게 된 배경을 고르면?

① 의학의 발전
② 건강은 개인의 책임이다.
③ 보건문제의 해결에 비용이 많이 든다.
④ 인간의 질병은 치료를 통해서 해결된다.
⑤ 인간의 질병은 생물학적 요인 이외에도 많은 요인이 관련되어 있다.

25 보건행정에 대한 설명 중 바르지 않은 것은?

① 국가의 법에 의한 행정
② 과학적이며 기술적인 행정
③ 공중보건학의 원리를 응용한 행정
④ 개인이 아닌 집단을 위한 치료에 관한 행정
⑤ 사적 기관이 아닌 공공기관이 수행하는 행정

Check point

▶ **알마아타 선언**은 기본적으로는 건강권 확보이지만 구체적으로 1차 보건의료의 확립을 의미한다.

▶ **조직의 원칙** – 계층제의 원칙, 분업의 원칙, 전문화의 원칙, 통솔범위의 원칙, 목표통일의 원칙 (조정의 원칙)

▶ 백제시대에 약부에서 약재를 조달하였다.

Answer

21 ③ 22 ⑤ 23 ④ 24 ⑤ 25 ④

26 해방 후 보건복지부의 직제변경순서로 알맞은 것은?

① 보건후생부 – 사회부 – 보건부 – 보건복지부 – 보건복지가족부 – 보건복지부

② 보건후생국 – 위생국 – 사회부 – 보건후생부 – 보건부 – 보건사회부 – 보건복지부

③ 위생국 – 보건후생국 – 보건후생부 – 사회부 – 보건부 – 보건사회부 – 보건복지부

④ 위생국 – 보건후생국 – 사회부 – 보건후생부 – 보건부 – 보건사회부 – 보건복지부

⑤ 보건후생국 – 위생국 – 보건후생부 – 사회부 – 보건부 – 보건사회부 – 보건복지부

27 국가 간이나 지역사회의 보건수준을 나타내는 대표적인 지표는?

① 평균수명, 조사망률, 영아사망률

② 평균수명, 비례사망지수, 영아사망률

③ 평균수명, 비례사망지수, 모성사망률

④ 평균여명, 비례사망지수, 영아사망률

⑤ 조사망률, 비례사망지수, 평균수명

28 알마아타 선언이 의미하는 기본 이념은?

① 건강증진권 ② 건강권

③ 환경권 ④ 보건교육권

⑤ 일조권

29 1차 보건의료의 개념으로 보기 어려운 것은?

① 건강증진 활동

② 적절한 성인병의 치료

Check point

▶ 위생국 → 보건후생국 → 보건후생부 → 사회부 → 보건부 → 보건사회부 → 보건복지부 → 보건복지가족부 → 보건복지부

▶ • WHO에서의 3대 보건지표
① 보통(조)사망률
② 비례사망지수
③ 평균수명
• 국가간 · 지역간 3대 보건지표
① 영아사망률
② 비례사망지수
③ 평균수명

▶ **알마아타 선언**–구소련 알마아타에서 열린 1차보건의료에 대한 국제회의에서 채택된 선언문. "모든 사람에게 건강을"이라는 표제 아래 2000년까지 1차보건의료를 이용한 인간의 건강 증진을 목표로 함. 알마아타 선언의 1번 항목은 인권으로서의 건강권에 대해 강조. 2번 항목에서 건강 불평등이 정치적, 사회적, 경제적으로 받아들일 수 없는 개념임을 언급함. WHO의 사무총장 할프단 말러는 이에 대해 "가진 자와 못 가진 자가 이뤄낸 숭고한 합의"라는 평을 함

▶ **1차보건의료**(Primary Health Care, PHC)**의 기본개념** ① 필수적 보건의료(Essential health care)로서 실질적, 과학적이며 사회적으로 받아들일 수 있는 방법과 기량을 바탕으로 지역사회에서의 질병의 예방과 수명의 연장임

Answer

26 ① 27 ② 28 ② 29 ②

③ 지방 풍토병 예방 및 관리

④ 모자보건사업 및 예방접종관리

⑤ 안전 식수공급, 기본적 환경위생 및 적당한 주거생활

30 세계보건기구(WHO)가 규정한 공중보건의 정의와 관계 없는 것은?

① 조직화된 지역사회 노력 ② 질병치료 증진

③ 수명연장 ④ 건강능률증진

⑤ 질병예방

31 근세 이전의 서양의 공중보건 활동은?

① 이탈리아에서 보건소가 활성화 되었다.

② 프랑스 마르세유에서 검역법을 제정하였다.

③ 르네상스 이후 나라와 개인의 활발한 활동을 전개했다.

④ 질병발생의 원인을 찾는데 국가가 적극적인 개입을 한다.

⑤ 자유방임체제로 공중보건 활동에 크게 관심을 두지 않는다.

32 보건의료발전의 역사적 내용에 관한 서술 중 최초의 제도가 아닌 것은?

① 스위스의 국세조사 ② 미국의 사회보장법

③ 독일의 질병보험법 ④ 영국의 공중보건법

⑤ 프랑스의 검역법

33 최초 공중보건법을 제정한 나라는?

① 프랑스 ② 영 국

③ 독 일 ④ 스웨덴

⑤ 일 본

Check point

▶ "공중보건이란 조직적인 지역사회의 노력에 의하여 환경위생관리, 감염병관리, 개인위생에 관한 보건교육, 질병의 조기발견과 예방적 치료를 할 수 있는 의료 및 간호서비스의 체계화, 모든 사람이 자기 건강을 유지하는 데 적합한 생활수준을 보장받도록 사회제도를 발전시킴으로써 질병을 예방하고, 수명을 연장하며, 신체적, 정신적 효율을 높이는 기술이며 과학이다."

▶ 근세란 여명기를 말한다.

▶ ① 1383년 최초 검역법 제정 : 프랑스 마르세유
② 1686년 Sweden이 최초의 국세조사 실시
③ 1848년 영국에서 세계 최초 공중보건법 제정. 이 법에 근거하여 세계최초로 중앙정부에 공중보건국과 지방보건국이 설치
④ 1883년 Bismarck는 질병보험법 제정으로 사회보장의 제도 마련

▶ 1848년 영국에서 세계 최초로 공중보건법을 제정. 이 법에 근거하여 세계 최초로 중앙정부에 공중보건국과 지방보건국이 설치

Answer

30 ② 31 ⑤ 32 ① 33 ②

34 우리나라 보건기관의 역사적 변천 순서는?

① 약 전 – 제위보 – 전의감

② 상약국 – 동서대비원 – 의박사

③ 내의원 – 활인서 – 시의

④ 제생원 – 혜민서 – 대의감

⑤ 시 의 – 내의원 – 의약부

35 조선시대 보건의료 기관의 연결이 올바른 것은?

① 내의원 – 서민의료
② 혜민서 – 감염병

③ 전의감 – 의료행정
④ 활인서 – 왕실의료

⑤ 의약부 – 의료구호

36 보건복지부장관의 관장 사무를 지원하기 위하여 보건복지부에 두는 소속기관은?

① 국립나주병원

② 국립소록도병원

③ 국립정신건강센터

④ 건강보험분쟁조정위원회 사무국

⑤ 첨단재생의료 및 첨단바이오의약품 심의위원회 사무국

37 1차보건의료를 설명한 것으로 옳지 않은 것은?

① 육체적, 정신적, 사회적으로 치료 위주의 서비스를 제공한다.

② 지역사회의 적극적인 참여에 의해서 사업이 이루어져야 한다.

③ 지역사회의 지불능력에 맞는 보건의료수가로 사업이 제공되어야 한다.

Check point

▶ **왕실의료**
고구려: 시의 / 백제: 내궁중 의약부 / 신라: 내공봉의사 / 고려: 상약국, 상의국 / 조선전기 · 후기: 내의원
의료행정
백제: 약부 / 신라: 약전 / 고려: 태의감 / 조선전기: 전의감 / 조선후기: 위생국
서민의료
백제: 약부 / 신라: 약전 / 고려: 혜민국 / 조선전기 · 후기: 혜민서
빈민 · 행려자 의료, 구호
고려: 제위보 / 조선전기: 제생원 / 감염병관리, 병원 기능 / 고려: 대비원 / 조선전기: 활인서

▶ 보건복지부와 그 소속기관 – ① 국립소록도병원, 오송생명과학단지지원센터, 국립장기조직혈액관리원 및 국립망향의동산관리원 ② 건강보험분쟁조정위원회 ③ 첨단재생의료 및 첨단바이오의약품 심의위원회 ④ 국립정신건강센터 – 국립나주병원 – 국립부곡병원 – 국립춘천병원 – 국립공주병원 및 국립재활원

▶ 1차보건의료(PHC)의 기본개념
① 필수적 보건의료로서 실질적, 과학적이며 사회적으로 받아들일 수 있는 방법과 기량을 바탕으로 지역사회 주민의 적극적인 참여하에 개인, 가족 단위 모두가 쉽게 이용할 수 있어야 한다.
② 국가 보건의료 체계의 중추적 기능과 핵심이 되어야 하며, 지역사회 전체 개발 정책의 일환으로 유지되어야 한다.
③ 지역사회의 최말단까지 개인 또는 가족단위, 더 나아가 지역사회와 최초로 접하는 요소이다.
④ 지역사회 최말단인 마을 단위의 건강보호에 주목표를 두고 치료는 물론, 예방, 환경위생, 더 나아가 신체적 · 정신적 안녕을 가져오는 건강은 물론 생활의 질적 향상을 가져오는 활동이 포함된다.

Answer

34 ① 35 ③ 36 ② 37 ①

④ 주민이 건강관리체계 내에 처음 들어오는 관문이며 전체 건강관리체계의 일부이자 최말단 사업으로 접근하여야 한다.

⑤ 정부 책임하에 모든 사업의 계획, 실천과정을 마을단위에서부터 중앙행정수준까지, 즉 사회·경제 및 보건개발사업을 서로 상호 관련성을 갖고 운영하여야 한다.

38 보건행정활동의 기술적 접근 방법으로 고려해야 할 요소가 아닌 것은?

① 전산학적 접근　② 의학적 접근

③ 생태학적 접근　④ 역학적 접근

⑤ 환경위생학적 접근

39 세계보건기구의 주요 업무가 아닌 것은?

① 예방과 관리 업무 지원

② 재정적 지원

③ 보건사업의 지휘 및 조정

④ 회원국에 대한 기술적 원조

⑤ 기술 자문 활동

40 세계보건기구의 지역 사무소와 본부의 연결이 옳은 것은?

① 동남아시아 지역·베이징

② 서태평양 지역·마닐라

③ 미주 지역·뉴욕

④ 유럽 지역·런던

⑤ 아프리카지역·카이로

Check point

▶ ① 행정학의 접근방법 ② 역사적 접근방법(일종의 사례연구) ③ 법률적 제도론적 접근방법 ④ 관리기능적 접근방법 ⑤ 생태론적 접근방법 ⑥ 행태론적 접근방법

▶ 세계보건기구(WHO) 기능
① 국제적인 보건사업에 대하여 지휘하고 조정하는 기능(감독×, 관장×) ② 보건서비스의 강화를 위한 각국 정부의 요청에 대하여 지원 ③ 각국 정부의 요청 시 적절한 기술지원 및 자료제공 ④ 보건, 의학, 그리고 관련 전문분야의 교육과 훈련의 기준을 개발 및 지원 ⑤ 전문가의 파견에 의한 기술 자문활동 ⑥ 응급상황 발생 시 필요한 도움 제공 ⑦ 감염병 및 기타 다른 질병들의 예방과 관리에 대한 업무를 지원 ⑧ 필요시 영양, 주택, 위생, 레크레이션, 경제 혹은 작업여건, 그리고 환경위생 등에 대하여 다른 전문 기관과의 협력을 지원 ⑨ 생체의학(biomedical)과 보건서비스 연구를 지원 및 조정 ⑩ 의학적, 제약학적, 그리고 유사물질들에 대한 국제적인 표준을 세우고, 진단기법의 표준화를 추진 ⑪ 정신분야의 활동을 지원 → 약품 · 경제적 지원×

▶ WHO 본부 및 지역사무소 – 본부(Geneva, Swiss) ① 동지중해 지역(Alexandria, Egypt) ② 동남아시아 지역(New-Delhi, India) – 1973년 138번째 북한 가입 ③ 서태평양 지역(Manila, Philippines) – 1949년 65번째 남한 가입 ④ 미주 지역(Washington D.C, USA) ⑤ 유럽 지역(Copenhagen, Denmark) ⑥ 아프리카 지역(Brazzaville, Congo)

Answer

38 ① 39 ② 40 ②

41 WHO에 대한 설명으로 바르지 않은 것은?

① 이사국장의 임기는 본부 사무총장의 임기보다 길다.

② 서태평양지역의 가입국은 동남아시아 지역보다 많다.

③ 집행이사회의 총회 수는 세계보건 총회 수 보다 많다.

④ 세계보건기구 가입 수는 UN 가입수 보다 많다.

Check point

▶ WHO조직
① 사무총장 임기 : 5년
② 이사국장 임기 : 3년
③ 동남아시아 가입국(11국)
④ 서태평양 지역 사무소(27국)

42 보건행정 활동의 주요 요소가 아닌 것은?

① 조직 ② 법규

③ 기획 ④ 인사

⑤ 예산

▶ 보건행정활동 4요소 – 보건조직, 보건인사, 보건예산, 보건법규

43 양질의 의료요소가 아닌 것은?

① 접근성 ② 질적 우수성

③ 지속성 ④ 효율성

⑤ 편향성

▶ Myers의 양질의 의료–① 지속성 ② 접근성 ③ 질 ④ 효율성

44 건강과 질병에 대한 판단 시 사회적 기준에 대한 설명으로 옳은 것은?

① 주로 의학적 진단을 의미한다.

② 건강 판단의 척도는 절대적이다.

③ 건강 판단의 주체는 준거집단이다.

④ 의학적 진료단계로 넘어간 후 사회적 검정이 시작된다.

⑤ 사회문화적 기준은 의학적 기준에 의한 진단 후에 적용된다.

▶ 의학적 기준 이전에 사회적 기준이 적용되며 이는 준거 집단이 수행한다.

Answer

41 ① 42 ③ 43 ⑤ 44 ③

45 건강행태의 결정요인과 관련이 있는 모형만으로 바르게 짝지은 것은?

> (가) Suchman 모형
> (나) Andersen의 의료모형 이론
> (다) KAP모델-지식, 태도, 실천 모형
> (라) Health Belief model-건강 신념 모형

① (가), (나) ② (나), (다) ③ (가), (다)
④ (다), (라) ⑤ (나), (라)

46 건강관련 행태에 대한 설명으로 올바른 조합은?

> (가) 건강 행태의 상당 부분은 생활양식과 중복되어 구분하기 어렵다.
> (나) 행태는 개인이 통제하고 선택할 수 있는 부분이므로 선택의 책임은 개인에게 귀속된다.
> (다) 의사는 흔히 환자를 통제할 수 있고 통제해야 한다고 생각하지만 이는 옳지 않은 생각이다.
> (라) 환자들은 병의원에 들어서기 전에 복잡한 의사결정의 과정을 거치나 병의원에 온 이후에는 대개 의사에게 일방적으로 의지한다.

① (가) ② (가), (나)
③ (가), (다) ④ (가), (나), (다)
⑤ (가), (나), (다), (라)

47 다음 중 예방의학이 확립된 시기는?

① 고대기 ② 중세기 ③ 근세기
④ 근대기 ⑤ 현대기

Check point

▶ 건강형태 이론: KAP, HBM
의료 이용이론: Andersen, Suchman

▶ 건강행태는 능동적이며 사회적인 영향을 받는다.

▶ 근세기-공중보건 태동기, 근대기-예방의학 확립기

Answer

45 ④ 46 ③ 47 ④

48 질병은 더러운 공기의 전파에 의해 발생한다는 설(Miasma)은?

① 4액체설 ② 장기설
③ 세균설 ④ 접촉전염설
⑤ 신벌설

49 국가가 국민의 건강에 개입한 시기는?

① 고대기 ② 중세기
③ 근세기 ④ WHO 설립 후
⑤ 보건소 설립 후

50 다음 내용에 해당하는 공통적인 시기는?

- 해부학의 발전기
- 레벤후크의 현미경 발견
- 최초의 생명표 작성

① 고대기 ② 중세기 ③ 여명기
④ 확립기 ⑤ 발전기

51 고려시대의 봉의서와 같은 특성을 가진 조선시대의 의료기관은?

① 내의원 ② 전의감 ③ 활인서
④ 전형사 ⑤ 혜민서

52 조선시대에 전염병을 담당하였던 기관으로 병원기능을 수행하였던 곳은?

① 대비원 ② 혜민국 ③ 광혜원
④ 활인서 ⑤ 상의국

Check point

▶ Miasma는 오랜 기간 (약 1,800년) 동안 믿어져 왔다.

▶ 산업재해가 일어나면서 건강에 대한 국가의 관심이 증가하였다.

▶ 보기의 내용은 근세기(여명기)에 해당한다.
- 베살리우스(1524) – 인체의 구조 출간
- 레벤 후크(1632~1723) – 현미경 발견
- 프라이스(1782) – 생명표 작성

▶ 봉의서는 왕실의료를 담당하였던 기관이다.

▶ 활인서 – 전염병 치료, 병원수용기능, 빈민구제

Answer

48 ② 49 ② 50 ③ 51 ① 52 ④

53 좋은 건강은 인체의 네 가지 요인이 평형을 이룬 상태라는 질병체액 이론의 네 가지 요소 에 해당하지 않는 것은?

① 땀 ② 점액 ③ 흑담즙
④ 혈액 ⑤ 황담즙

54 장기설을 폐기처분하게 한 인물은?

① E. Jenner ② John Snow ③ Ramazzni
④ Pasteur ⑤ R. Koch

55 우리나라 최초의 서구식 의료기관은?

① 제중원 ② 대비원 ③ 위생원
④ 광혜원 ⑤ 경성의료병원

56 교환이론 측면에서 의료인-환자관계를 볼 때 의료인이 자신의 우월성을 과시하는 한편 환자는 구매력으로 맞서게 되는 경우에 어떠한 단계로 보는가?

① 보상의 교환 ② 권력의 주도권 경쟁
③ 격차 발생 ④ 통합적 긴장
⑤ 상호 보완관계

57 다음 중 WHO의 기능이 아닌 것은?

① 환경보건, 산업보건
② 희귀난치병 치료사업
③ 국제 검역대책
④ 국제적인 보건사업의 지휘 및 조정
⑤ 전염병에 대한 정보 기술 지원

Check point

▶ 히포크라테스의 4원소 – 혈액, 점액, 황담즙, 흑담즙

▶ 파스퇴르의 세균학 발달로 장기설 폐기

▶ 1885(고종 22년) 고종의 허락을 받아 미국인 선교사 앨런이 세운 한국 최초의 근대식 병원은 광혜원이다.

▶ 교환이론 – 의사와 환자의 갈등이 종종 권력(정보적 권력 – 의사)과 금전(구매력–환자)의 교환관계로 전락하게 되는 경우가 발생

▶ 전염병에 대한 정보 기술 지원이 대부분임. 예방이 아닌 치료사업을 담당하는 기능은 아직 없다.

Answer

53 ① 54 ④ 55 ④ 56 ①
57 ②

58 다음 보기와 같은 조선시대 기관의 임무와 유사한 오늘날의 제도는?

- 혜민국
- 대비원
- 제생원
- 활인서

① 공무원 연금법 ② 주택조합
③ 무의탁 노인 보호소 ④ 무료 급식소
⑤ 사회보장제도

59 Suchman의 모형에서 개인이 아픈 것을 인지하면 여러 단계를 거치게 되는데 사회적 의무를 일시적으로 포기하고 친구나 친지의 의견을 구하는 등 비전문가 의뢰체계의 지지를 받으며 치료를 계속하는 단계는?

① 증상경험단계 ② 잠재적 환자역할 단계
③ 의료접촉단계 ④ 의존적 환자역할 단계
⑤ 의료전달 단계

60 알마아타 선언이 나타내는 의도는?

① 의료전달체계의 확립 ② 포괄적인 보건의료의 확립
③ 1차 보건의료의 확립 ④ 인류의 건강권 회복
⑤ 1차 의료의 발전

61 1차 보건의료의 기본 철학은?

① 건강은 인간의 기본권이다.
② 특수 질환에 대한 집중적 관리가 필수적이다.
③ 질병예방보다는 치료위주의 서비스가 효과적이다.
④ 누구나 자유롭게 보건의료 서비스를 선택할 수 있다.
⑤ 정부가 국민의 건강을 책임지고 관리해 주는 곳이다.

Check point

▶ Suchman(1965)은 의료이용을 인식하는 데 있어서 증상의 지각단계, 잠정적인 질병단계, 의료에의 접촉단계, 종속화된 환자 역할 단계, 회복 및 재활단계의 5단계로 구분하였다.

▶ 알마아타 선언은 기본적으로는 건강권 확보이지만 구체적으로는 1차 보건의료의 확립을 의도하고 있다.

▶ 건강은 인류의 기본권으로서 구체적으로 이용이 쉽고 지역사회가 받아들일 수 있는 방법으로 사업제공, 지역사회의 적극적인 참여가 필요, 지역사회의 지불능력에 맞는 수가로 제공

Answer

58 ⑤ 59 ③ 60 ③ 61 ①

62 1차 보건의료의 내용에 속하지 않는 것은?

① 예방접종

② 정신보건 증진

③ 식량의 공급과 영양의 증진

④ 법정 감염병의 관리 및 치료

⑤ 통상의 질환과 상해에 대한 치료

63 보건의료와 의료를 비교한 것이다. 이 중 보건의료에 대한 설명으로 옳은 것은?

① 높은 경비가 필요하다

② 개개인의 책임이 더 강조된다.

③ 시점상으로 볼 때 과거 지향적이다.

④ 주요 관심사는 병리적 진단과 치료이다.

⑤ 병리적 문제 여부와 관계없이 모든 사람의 건강증진이 목표이다.

64 Andersen의 의료이용 모형에서 의료이용의 결정력을 높이는 가장 중요한 요인으로 설명 되는 것은?

① 환경요인 ② 지불능력

③ 의료요구 요인 ④ 가족자원 요인

⑤ 의료이용에 대한 태도

Check point

▶ 법정 감염병은 2차 보건의료의 대상이다.

▶ 보건의료−미래지향적, 포괄적, 예방 중심적, 모든 사람의 건강 증진 목표

▶ Andersen의 의료서비스 행태 모형
① 소인성 요인(질병발생 이전 요인: 성, 연령 등)
② 가능성 요인(의료이용을 가능하게 하는 요인, 경제적 능력 등)
③ 필요성 요인(의료이 용의 가장 중요한 요인 - 질병을 인식하는 태도, 기질적 요인 등)

Answer

62 ④ 63 ⑤ 64 ⑤

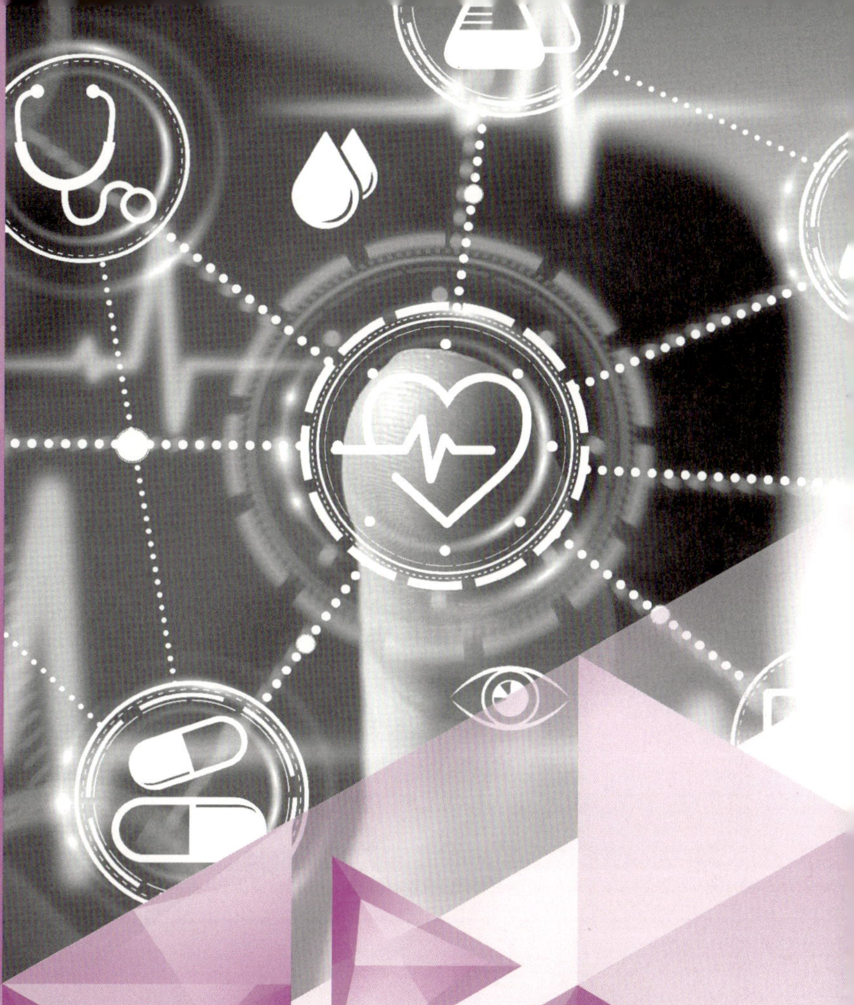

제 2 부

보건의료체계 및 자원

1. 보건의료체계
2. 보건의료자원

1. 보건의료체계

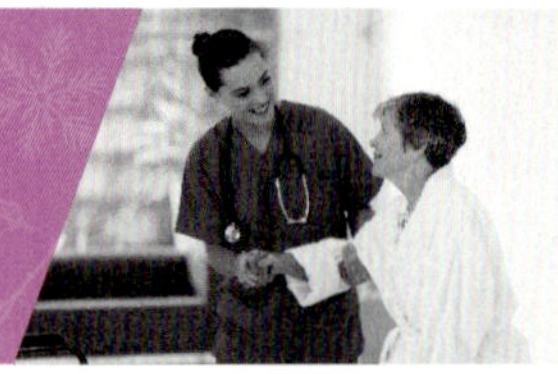

Check Point

국민의 건강증진을 위한 보건의료체계의 개념과 구성요소 그리고 로머와 테리스의 분류로 대표되는 보건의료체계의 유형을 구체적으로 파악해야 한다. 구성요소에서는 무엇보다 보건의료자원의 개발과 보건의료 제공 부문에 역점을 둔다.

1. 보건의료체계의 개념

① 체계(system)의 개념을 먼저 이해해 보자면, 체계는 한 조직의 전체적인 목표를 위하여 상호작용하는 요소들의 집합을 의미한다. 그렇다면 보건의료체계(health system)란 조직의 목표가 건강증진과 형평성의 향상이 된다. 즉, 국민의 건강을 향상하기 위한 보건의료 서비스의 생산 · 분배 · 소비와 관련되는 요인들 간의 구조적 · 기능적인 체계를 총칭하는 것이다[37].

② 세계보건기구(WHO, 2009)에서는 "환자와 환자 가족의 반응을 고려하여 즉각적이며, 재정적으로 안정한 선에서 가장 효과적이고 효율적으로 이용 가능한 의료자원을 활용하여 건강 및 건강형평성의 유지 및 향상의 목표를 달성할 수 있다."라고 하였다.

2. 보건의료체계의 구성요소

① 보건의료체계의 구조 및 기능을 분석하기 위하여 WHO에서 제시한 그림 2-1의 국가 보건의료체계의 모형이 널리 사용되고 있다. 국가 보건의료체계의 기본적인 목표는 다섯 분야로 구분된 의료제도 하부구조들의 종합적인 활동을 통하여 의료혜택이 필요한 대상 지역 주민들에게 건강증진을 위한 예방, 치료, 재활에 걸친 일련의 활동을 전개함으로써 주민들의 건강을 확보하는 것이다. 또한, 이러한 의료제도

37) 세계보건기구(WHO)에서 정의하는 보건의료체계의 개념. WHO (2009), System Thinking for Health Systems Strengthening 보고서

하부구조들의 활동을 통하여 지역주민들의 건강에 영향을 주는 물리적 · 사회적 환경이 주민건강 확보에 긍정적인 효과를 미치도록 제반 활동을 한다.

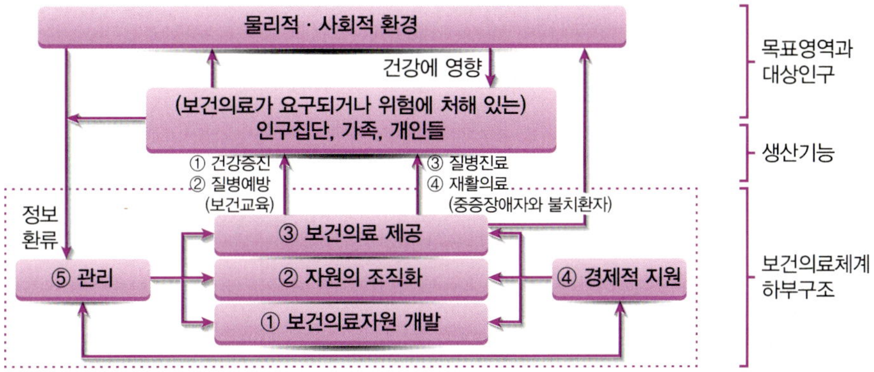

그림 2-1 국가 보건의료체계의 모형 (WHO)

② 보건의료체계에서의 출발점은 모든 사람의 건강욕구로부터 시작되며 5가지 보건의료체계의 하부구조를 거쳐 건강증진이라는 목적을 달성하게 된다. 5가지 주요 구성 요소를 구체적으로 살펴보면 다음의 그림 2-2와 같다.

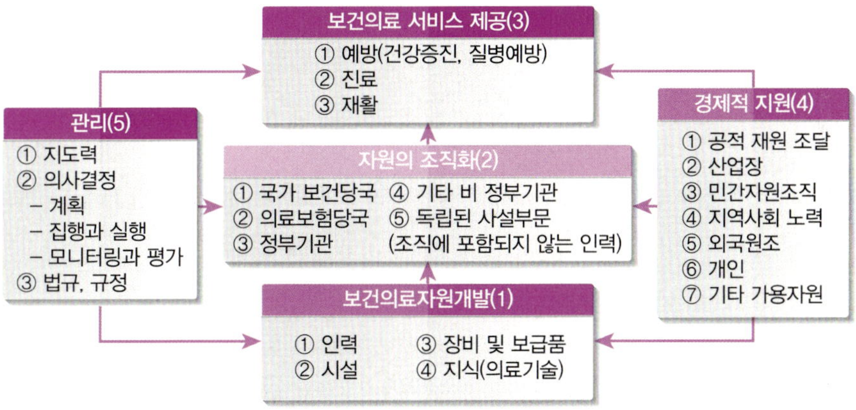

보건의료 서비스 제공(3)
① 예방(건강증진, 질병예방)
② 진료
③ 재활
관리(5)
① 지도력
② 의사결정
– 계획
– 집행과 실행
– 모니터링과 평가
③ 법규, 규정
자원의 조직화(2)
① 국가 보건당국
② 의료보험당국
③ 정부기관
④ 기타 비 정부기관
⑤ 독립된 사설부문
(조직에 포함되지 않는 인력)
경제적 지원(4)
① 공적 재원 조달
② 산업장
③ 민간자원조직
④ 지역사회 노력
⑤ 외국원조
⑥ 개인
⑦ 기타 가용자원
보건의료자원개발(1)
① 인력
② 시설
③ 장비 및 보급품
④ 지식(의료기술)

그림 2-2 국가 보건의료체계의 5가지 하부구조와 구성 요소 (WHO)

(1) 보건의료자원 개발[38)]

보건의료자원은 보건의료의 공급에 필수 불가결한 기본 요소로서 보건의료인력, 보건의료시설, 보건의료장비 및 보급품, 보건의료지식을 모두 포함한다. 특히, 의료인력과

38) 문상식, 최만규, 소재진, 정민수, 정상진 저, "보건행정학 (2019)", 보문각.

의료시설은 각 나라의 사회 및 정치체계, 보건의료체계에 따라 서로 다른 구조를 가질 수 있다.

① 보건의료인력(Health workforce)

이용 가능한 자원과 환경, 그리고 충분한 인력이 확보되어야 환자나 환자의 가족들에게 반응적이고 재정적으로 공정하며 효율적으로 의료 서비스를 제공할 수 있다. 보건의료인력으로는 의사, 치과의사, 한의사, 조산사, 간호사, 약사, 재활치료사, 영양사, 위생사, 보건행정인력 등이 포함된다. 우리나라의 고유한 의료인력으로는 한의사가 있다.

② 보건의료시설

보건의료시설에는 병원, 의원, 약국, 치과의원, 한의원, 보건소, 보건지소 등이 있다. 시설의 경우 미국은 요양원(nursing home)이 다양한 형태로 발달되어 있다는 차이가 있다.

③ 보건의료장비 및 보급품

보건의료장비 및 보급품에는 질병의 예방, 진단, 치료 및 재활에 필요한 장비 및 공급물로서 방사선의학 장비, 심전도, 생화학적 분석기구 등을 비롯하여 의약품, 백신, 안경, 보청기, 의수족 등 그 종류가 매우 다양하다.

④ 보건의료지식 및 의료기술(Medical products, vaccines, technologies)

보건의료지식 및 의료기술은 보건의료의 예방 · 진단 · 치료 · 재활에 있어서 보건의료활동에 쓰이는 장비와 물자를 포함하며, 예방 · 치료 · 재활 · 건강증진에 관한 제반 지식과 기술을 의미한다. 이를 통해 수준 높은 질과 환자안전성과 비용 효과적인 의료 제품, 백신, 기타 기술 등을 확보할 수 있다.

이 외에도 건강 관련 정보(health information)도 매우 중요한 요소로 꼽히는데, 건강위험 요인과 건강 시스템 성능 및 건강 수준 등에 대하여 시의적절한 정보의 생산 · 분석 · 보급 및 사용을 보장해 주는 것은 의료 서비스 이용자에게 신뢰감을 줄 수 있다.

(2) 자원의 조직화

위에서 언급한 의료자원들이 서로 효과적인 상호관계를 갖고, 여러 자원들이 개인이나 지역사회에 보건의료 서비스가 제공될 수 있는 형태로 만들기 위해서는 자원을 조직화하는 것이 필요하다. 여러 준비된 자원들이 보건의료 활동으로 전환하는데 적절한 기능을 하도록 하기 위한 사회적인 조직 과정이라고 볼 수 있다.

(3) 보건의료 제공(Service delivery)

① 각종 보건의료 서비스가 공급자에 의해 생산되어 최종 소비자인 국민에서 소비되는 과정을 의료전달체계라고 하며, 보건의료 제공이란 환자 또는 지역사회 주민에게 필요한 보건의료 서비스가 제공되는 과정을 의미한다.

② 의료 서비스 제공은 여러 측면으로 분류할 수 있으나, 가장 흔한 것은 의료 서비스의 목적에 따른 분류로 건강증진 · 예방 · 치료 · 재활로 나누는 것이다. 예전에는 의료전달체계의 개념을 의료기관 간에 환자를 의뢰하고 이송하는, 즉 환자의뢰체계로 이해되었던 것 같지만 이것은 협소한 개념이다. 환자의뢰체계는 의료 서비스의 전달 과정(health care delivery system)의 부분적 속성의 하나로 볼 수는 있지만, 그 자체는 아니다.

건강보험 보장성이 강화되면 대형병원 쏠림 현상이 심화될 수 있다. 상급종합병원이나 종합병원에서 환자들의 본인부담액 감소분이 의원급 이용으로 인한 환자부담액 감소분보다 클 것으로 예상된다. 즉 보장성이 강화되면 종합병원급 이상을 이용하는 해당 서비스에 대한 수요의 증가를 가져오므로 종합병원급 이상에서의 의료 이용량이 더 크게 증가할 수 있다.

아래의 표에서 보듯이 우리나라의 요양기관종별 진료비와 진료비 증가율을 살펴보면 2013년부터 2018년까지 지난 6년간 상급종합병원의 진료비 증가율이 10.9%로 가장 높으며, 다음으로 종합병원이 10.0%, 의원이 6.4%, 병원이 5.6% 순인 것을 확인할 수 있다.

표 2-1 요양기관 종별 연도별 진료비와 증가율

(단위: 조 원, %)

종별	2013년	2014년	2015년	2016년	2017년	2018년	증가율(13~18)
상급종합병원	8.0	8.6	9.5	10.9	12.1	13.5	10.9%
종합병원	7.7	8.4	9.0	10.3	11.3	12.9	10.0%
병원	5.0	5.2	5.6	5.9	6.3	6.9	5.6%
의원	10.7	11.4	11.9	12.8	13.8	15.3	6.4%

자료출처: 국민건강보험공단, 연도별 진료비 통계

여러 보건의료자원을 활용하여 서비스를 만들고 이를 환자에게 제공하는 것은 보건의료체계의 역할이라고 볼 수 있다. 따라서 의료체계 안에서 인프라 구축을 통해 의료쇼핑 등의 의료서비스 과다이용에 대한 문제를 방지해야 한다. 즉 1차, 2차, 3차 간 의뢰-회송 관계를 잘 구축하여 자원의 효율적인 분배가 이루어질 수 있도록 하는 노력이 필요하다.

(4) 경제적 지원(Financing)

보건의료자원을 마련하고, 서비스를 제공하기 위해서는 재원이 요구된다. 그러나 보건의료 이용을 개인의 능력에 맡겨 두면, 소득에 따라 보건의료 이용의 불평등이 발생할 수 있다. 따라서 사람들이 필요한 서비스를 이용할 수 있도록 건강을 위한 적절한 기금을 모으고, 재정적인 재앙이나 빈곤화의 비용 부담으로부터 보호해야 한다. 재정을 조달하는 방법은 다양하며, 다음과 같이 분류가 가능하다.

① **공적 재원 조달** : 중앙정부, 지방자치단체, 의료보험기구

② **산업장** : 기업주의 일부 부담 및 근로자에 대한 서비스 제공

③ **민간자원조직** : 자선단체, 민간보험

④ **지역사회** : 기부나 자원봉사활동

⑤ **외국 원조** : 자선단체 차원의 원조

⑥ **개인** : 의료이용 시 본인부담금 지출

⑦ **기타 가용자원** : 복권판매 수익금, 기부금

(5) 관리(Leadership, governance)

보건의료체계에서 정책과 관리가 어떠한 모습으로 나타나는지 또한, 역사적 경험 · 문화 · 사회의 가치체계 등 국가별로 상이하게 관리방법이 나타난다. 보건의료관리는 조직의 궁극적인 문제를 해결하고, 변화를 도모하여 목적달성을 위한 실행을 수립하는 과정으로 이해할 수 있다.

효과적인 관리 감독과 연계적 기관 간의 효율적 네트워크 등을 위해서는 지도력, 의사결정, 법규 및 규정 등이 중요한 요인이 된다. 이와 관련하여 구체적인 내용은 제5부 인적자원관리 파트를 참고할 수 있다.

① 지도력

조직 내의 문제와 구성원 간의 갈등을 해결하고 올바른 의사결정을 내리기 위해서 사람에 대한 지휘 · 동기부여 · 동원을 바람직한 방향으로 이끌어 나가야 하는데, 이를 지도력, 즉 리더십이라고 한다. 여기에는 전통적인 방식의 독재적 리더십을 비롯하여 민주적인 리더십, 참여적인 리더십, 감성 리더십 등 다양한 리더십이 등장하고 있다.

② 의사결정

보건의료체계 내에서의 의사결정은 보건의료자원을 배치하고 조직화하는 방법이나 재정을 조달하고 효과적으로 서비스를 제공하는 일련의 과정에서 의사결정에 대한 책임과 한계가 따른다. 의사결정 과정은 계획, 집행과 실행, 모니터링과 평가 등의 전 과정에서 다양하게 나타난다.

③ 법규 및 규정

보건의료는 시장의 원리에 맡겨 놓으면 정보의 비대칭성이나 의사집단의 지배력 등에 의해 형평성과 효율성에 어긋나는 여러 가지 문제점이 발생한다. 이를 해결하기 위해 필요한 규제를 한다. 예를 들면, 의료인력에 대한 면허 부여, 보건의료기관 인가, 의약품 통제, 의료서비스 접근에 대한 접근권의 제약 등이 있다.

지금까지 살펴본 보건의료체계의 구성요소들은 보건의료체계를 탐구하고, 중재의 효과를 이해하기 위한 요소들이다. 그러나 각각의 요소들만으로는 시스템을 구성하는 데 한계가 있다. 하나 이상의 요소들이 맞물려 작동해야 시스템을 구성할 수 있다.[39] 이것은 구성요소 간의 다중 관계 및 상호작용(다른 요소에 영향을 미치고 영향을 받는 요소)을 통해 시스템으로 변환하는 방식이며 과정이다.

39) WHO (2009), System Thinking for Health Systems Strengthening 보고서
전통적인 미국의 의료보장제도는 자유시장경제 하에 주로 민간보험사가 의료보장을 행하는 체계를 유지하여 왔고, Medicare(65세 이상의 노인)와 Medicaid(저소득층 및 장애인) 등 일부 사람들에게만 한정적으로 공적 의료보장제도를 제공한다. 일반적으로 민간의료보험은 건강유지기구(HMO. Health Maintenance Organization)나 선호제공자조직(Preferred Provider Organization, PPO) 등 관리 의료방식의 민간의료보험이 오랜 기간에 걸쳐 발전되었으며 주로 고용주 지원 건강보험과 개인 및 중소기업을 대상으로 하는 개인의료보험으로 구성된다.
미국의 민간보험 중심 의료체계는 자유시장경제 특성에 따르고 양질의 의료시설을 이용할 수 있고 고도의 기술서비스를 제공받을 수 있다는 장점이 있으나 의료비가 비싸고 의료접근성이 낮으며, 따라서 소득에 따른 의료보장의 양극화가 심하고 무보험자 등 의료보장의 사각지대가 크다는 단점이 있다.

이처럼 보건의료체계는 해당 부분의 적절한 배치와 상호작용을 통해 목적을 달성하고, 이해할 수 있으며, 시스템을 어떻게 설계하느냐로 시스템의 목적 달성 여부에 영향을 미칠 수 있다.

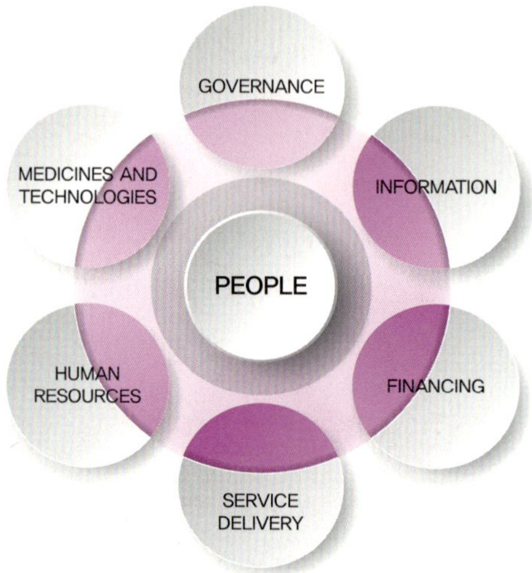

그림 2-3 보건의료체계의 구성요소 간 상호작용

3. 보건의료체계의 유형[40)]

(1) 로머의 분류(M. Roemer, 1976)

① 자유기업형

비교적 역사가 짧은 자본주의 국가이지만 고도로 산업화되어 있는 나라에서 주로 볼 수 있는 유형으로 의료비는 개인이 책임지며 정부의 개입은 최소화한다. 따라서 국민들은 질병이나 사고에 대한 대비책으로서 민간보험에 가입하게 된다. 자유기업형은 시장을 통한 이윤 동기가 효율성의 요인이 되기도 하지만, 지나친 이윤 추구가 소비자 현혹이나 불필요한 진료남용 등 많은 부작용을 유발하기도 한다. 대표적인 국가는 미국이다.

② 복지국가형

보건의료 서비스의 보편적 수혜를 기본요건으로 하며 보건의료 서비스의 배분은 사회

40) 문상식, 최만규, 소재진, 정민수, 정상진 저, "보건행정학(2019)", 보문각.

보험이나 조세를 통해 이루어진다. 보건의료 서비스 제공의 많은 부분이 민간에 의하지만, 질과 비용의 통제에 관해서는 정부가 개입된다. 병원은 주로 지방정부의 통제를 받는 경우가 많다.

복지국가형은 보건의료 서비스의 형평적인 배분을 강조하지만, 의료 서비스의 과잉진료에 따라 보건의료비가 상승하는 문제가 발생한다. 이 유형은 정부세출에서 보건의료비가 차지하는 비중이 크게 증가하는 현상을 보인다. 이 유형에 포함되는 국가는 프랑스, 독일, 영국, 일본, 이스라엘 등이 있다.

③ 저개발국형

경제적 낙후로 인해 인구의 대부분이 보건의료비 지출능력이 없는 동남아시아 및 아프리카 저개발국가가 이 유형에 속한다. 이들은 보건의료 인력과 시설이 부족한 편이며, 지역 간 편차가 크게 나타난다. 보건의료는 공적부조차원에서 다루어지며 국민들의 의료접근성이 낮다. 그러므로 사각지대의 범위가 넓고, 건강불평등이 높다.

④ 개발도상국형

경제개발이 성공적으로 이루어져 국민의 소득증가와 더불어 의료에 대한 관심이 높은 국가로 아시아와 남미의 개발도상국들이 여기에 속한다. 이 유형은 국가의 정치체계에 따라 자본주의 형태의 변이형 보건의료제도인 자유기업형과 복지국가형의 혼합형으로 나타나거나 사회주의 국가형태의 보건의료제도를 가진다. 경제개발이 진행되면서 보건의료자원에 대한 개발이 활발하고 투자도 증가한다. 대부분 근로자 중심의 사회보험제도를 운영하고 있으며 보험조직이 보건의료자원의 개발을 담당하는 경우가 많다.

⑤ 사회주의국형

다른 사회복지 서비스와 마찬가지로 보건의료 서비스도 국가가 모든 책임을 지고 제공하는 사회주의 국가, 즉 구소련 등 쿠바나 북한 등이 포함된다. 사유재산을 인정하지 않는 체제이므로 사회 전체 구성원에게 일정한 원칙에 따라 분배한다. 또한, 모든 보건의료인은 국가에 고용되며 보건의료시설 역시 국유화되어 있다. 보건의료의 형평성 측면에서는 장점이 있으나, 보건의료 서비스의 수준이 낮고 보건의료 생산의 효율성이 낮다는 문제점이 단점으로 지적된다.

(2) 테리스의 분류(M. Terris, 1980)

① 공적 부조형

아시아, 아프리카, 남미 제국에서 볼 수 있는데, 낮고 열악한 경제에서 완전한 자본주의 경제로 전환되기 이전의 상태에 있는 국가들이다. 국민들이 보건의료비를 조달할 능력이 없기 때문에 보건의료 서비스를 위한 재원은 정부의 조세에 의존하며, 재정의 부담으로 정부가 제공하는 서비스는 1차 보건의료 중심으로 이루어진다. 또한, 모든 국민들이 의료이용을 하는 데 한계가 있어 의료접근성이 낮고 필요한 서비스를 이용하지 못하는 보장의 사각지대의 범위가 넓게 발생한다.

② 의료보험형

주로 국민들의 소득수준이 높은 국가로 의료비를 조달할 수 있는 제도, 즉 의료보험(건강보험)을 통해 서비스가 제공된다. 전 국민 의료보험을 실시하는 독일, 프랑스, 일본, 한국 등이 포함된다. 미국은 전 국민 의료보험이 아닌 민간의료보험 위주의 시장지향적 특성이 있으나, 공적인 서비스인 Medicare나 Medicaid 제도를 운영하여 저소득층이나 장애인의 의료 서비스를 지원한다.

③ 국민보건 서비스형

건강권을 국민의 생존권적 기본권 중의 하나로 생각하고 건강권의 개념이 보편화하여 국가에서 채택하고 있는 유형이다. 대표적으로 영국, 쿠바 등이 이 유형에 속한다. 이 유형에서 보건의료 서비스 수혜자는 전 국민이며, 원칙적으로 모든 보건의료 서비스는 무상으로 제공된다. 재원은 조세로 조달하며, 보건의료자원은 국유화되어 있다.

2. 보건의료자원

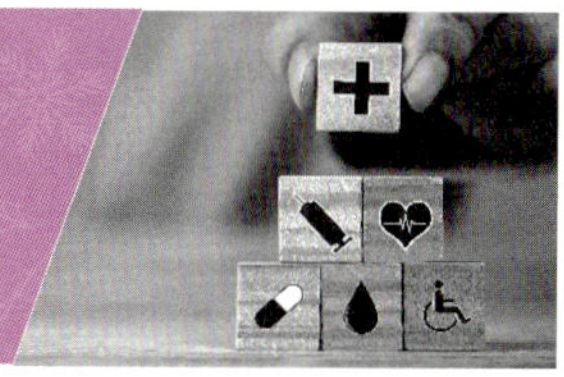

Check Point

보건의료자원에 관한 인적자원과 물적자원의 내용을 심층 파악한 후 특히, 정보자원에서 의료 정보와 관련된 보존기간 내용을 정확히 기억해 두어야 한다.
인적자원에서는 자원의 구체적 현황을 파악하고, 물적자원에서는 보건의료시설과 근거법은 물론 의료장비에 관한 내용도 구체적으로 숙지해 두어야 한다.

1. 보건의료자원의 개념

앞서 살펴본 보건의료체계에서 우리는 보건의료자원의 개발과 조직화에 대하여 살펴보았다. 보건의료자원이란 국민에게 보건의료서비스를 제공하기 위해 이용되는 노동력이나 기술 등이라 할 수 있다.

2. 보건의료자원의 분류

앞에서 살펴본 보건의료자원을 인적자원, 물적자원, 정보자원으로 구분하고 이를 구체적으로 정리하면 다음과 같다.

① **인적자원** : 보건의료인력

② **물적자원** : 보건의료시설, 보건의료장비 및 물품

③ **정보자원** : 보건의료자료, 보건의료정보, 보건의료지식, 보건의료기술

3. 보건의료 인적자원

1. 보건의료 인력의 정의

"보건의료인"이란 보건의료 관계 법령[41)42)43)44)45)46)47)48)49)]에서 정하는 바에 따라 자격·면허 등을 취득하거나 보건의료 서비스에 종사하는 것이 허용된 자를 말한다.

① 우리나라의 보건의료 인력은 보건복지부장관의 면허를 받은 의사, 치과의사, 한의사, 조산사, 간호사 등 의료인과 약사법에 의한 약사와 한약사, 의료기사 등에 관한 법률에 의한 의료기사(임상병리사, 방사선사, 물리치료사, 작업치료사, 치과기공사, 치과위생사)와 보건의료정보관리사 및 안경사, 응급의료에 관한 법률에 의한 응급구조사, 의료법에 근거한 간호조무사 등이 포함된다. 보건의료 인력은 국민의 건강과 생명을 다루는 특수한 직업인이므로 국가가 법으로 그 자격을 엄격하게 규정하고 면허 또는 자격 소지자가 아니면 보건의료관계 행위를 할 수 없도록 규제한다.

② 우리나라는 그 동안 경제성장과 더불어 국민소득과 교육수준 및 생활수준이 향상됨에 따라 국민의 건강에 대한 관심 고조, 인구의 지속적인 증가와 평균수명 연장으로 인한 고령인구의 증가, 전 국민 의료보험 실시 등으로 인해 의료수요가 계속해서 증가하고 있다. 그 동안 정부의 보건의료인력 정책은 수요에 대응하여 적정인력을 양성하는 양적 관리에 치중해 왔으나, 최근 의료 인력의 질적 수준 제고 및 효율적인 활용방안에 관심이 높아지고 있다.

③ OECD 국가별로 비교해보면, 우리나라 보건의료 인력은 지속적으로 증가추세에 있으며 기술적 수준도 많이 향상되었다. 하지만 국가에 따라 의료인 종별에 대한 정의와 자격 인정 방법 및 업무내용이 조금씩 다르기 때문에 그 비교가 정확하다고 판단할 수 없으나[50)], 우리나라는 2000년 대비 2017년에 인구 1천 명당 의사 수가

41) 보건의료기본법[시행 2020. 6. 4.] [법률 제16729호, 2019. 12. 3., 일부개정] 제3조제3호
42) 공중위생관리법[시행 2020. 3. 24.] [법률 제17091호, 2020. 3. 24., 타법개정], 위생사
43) 국민건강증진법[시행 2020. 1. 1.] [법률 제16719호, 2019. 12. 3., 일부개정], 보건교육사
44) 국민영양관리법[시행 2019. 6. 12.] [법률 제15877호, 2018. 12. 11., 일부개정], 영양사
45) 약사법[시행 2020. 10. 8.] [법률 제17208호, 2020. 4. 7., 일부개정], 약사, 한약사
46) 의료법[시행 2020. 9. 5.] [법률 제17069호, 2020. 3. 4., 일부개정], 의료인, 간호조무사, 의료유사업자, 안마사
47) 응급의료에 관한 법률[시행 2020. 7. 8.] [법률 제17210호, 2020. 4. 7., 일부개정], 응급구조사
48) 사회복지사업법[시행 2020. 12. 12.] [법률 제15887호, 2018. 12. 11., 일부개정], 사회복지사
49) 식품위생법[시행 2020. 3. 24.] [법률 제17091호, 2020. 3. 24., 타법개정], 조리사
50) 한국은 의사 수에 한의사 수 포함, 간호사 수에 간호조무사가 포함됨

2.3명으로 상당히 증가하였으나, OECD 평균인 인구 1천 명당 3.5명에 비해 여전히 낮은 수준이다.

④ 앞으로 의사인력의 수급은 노인장기요양보험제도 등 보건의료정책 및 국민 의료이용 행태의 변화에 따라 많은 영향을 받게 될 것이므로, 이러한 요인들을 고려하여 의사인력의 적정 공급 수준을 유지해 나가야 한다. 아울러 의사국가시험 및 면허제도 개선 등을 통한 의사인력의 질적 수준 제고 및 효율적 활용방안을 중점적으로 강구해 나가야 할 것이다.

2. 의사, 치과의사, 한의사 현황

① 우리나라의 의사, 치과의사, 한의사의 수는 지속적으로 증가하고 있다. 일반의, 인턴, 레지던트, 전문의, 일반수련의, 전문수련의 등은 다음 표 2-2와 같다.

표 2-2 의사, 치과의사, 한의사 현황

구분	의사					치과의사	한의사				
	소계	일반의	인턴[51]	레지던트[52]	전문의	소계	소계	일반의	일반수련의[53]	전문수련의[54]	전문의
2010	78,325	5,217	2,649	11,737	58,722	19,678	14,931	13,049	223	371	1,288
2011	84,544	5,646	2,890	11,547	64,461	21,410	16,826	14,649	292	358	1,527
2012	86,761	4,934	2,745	11,508	67,574	21,888	17,353	15,120	253	389	1,591
2013	90,710	4,899	2,864	12,338	70,609	22,482	18,199	15,614	242	393	1,950
2014	92,927	4,854	2,734	12,229	73,110	22,952	18,767	16,108	187	374	2,098
2015	95,076	4,790	2,829	11,907	75,550	23,540	19,246	16,451	224	369	2,202
2016	97,713	5,061	2,766	11,604	78,282	24,150	19,737	16,850	244	341	2,302
2017	100,241	5,246	2,743	11,211	81,041	25,300	20,389	17,333	233	359	2,464
2018	102,471	5,557	2,777	10,990	83,147	25,792	20,759	17,570	290	354	2,545

51) **"인턴"**이란 의사 면허를 받은 사람으로서 일정한 수련병원에 전속(專屬)되어 임상 각 과목의 실기를 수련하는 사람을 말한다.

52) **"레지던트"**란 인턴과정을 이수한 사람(가정의학과의 경우에는 의사 면허를 받은 사람) 또는 보건복지부장관이 이와 동등하다고 인정한 사람으로서 일정한 수련병원 또는 수련기관에 전속되어 전문과목 중 1과목을 전공으로 수련하는 사람을 말한다.

53) **"일반수련의"**란 한의사의 면허를 받은 사람으로서 일정한 수련한방병원에 소속되어 임상 각 과목의 실기를 수련하는 사람을 말한다.

54) **"전문수련의"**란 일반수련의 과정을 마친 사람으로서 일정한 수련한방병원에 소속되어 전문과목 중 1과목을 전문적으로 수련하는 사람을 말한다.

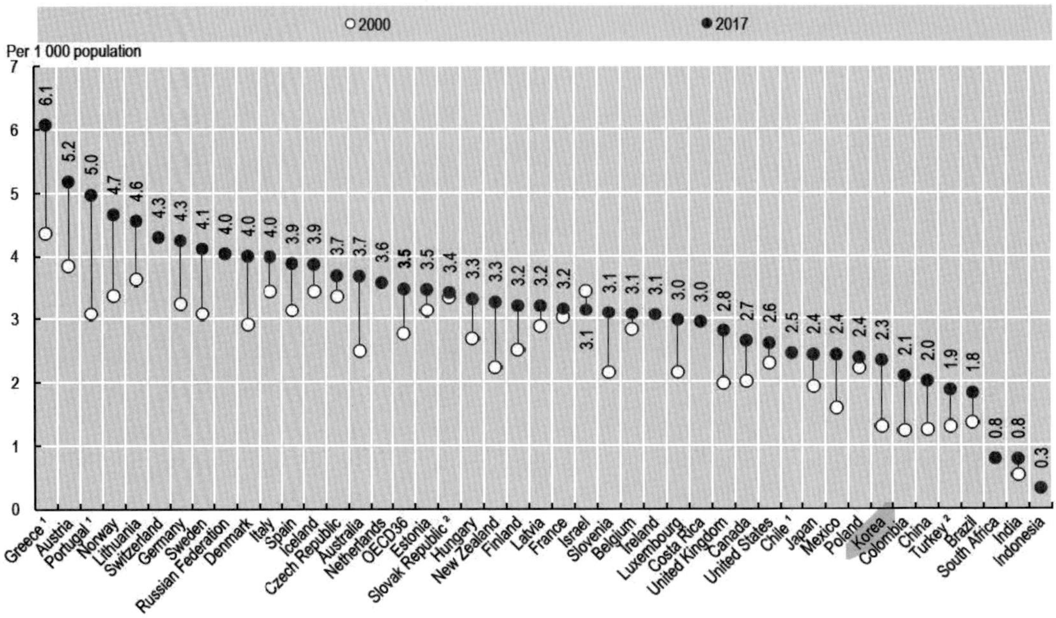

그림 2-4　2000년과 2017년 인구 1천 명당 의사 수

② 간호 인력은 조산사, 간호사, 간호조무사로 나눌 수 있다. 조산사가 되고자 하는 자는 간호사 면허를 가지고 보건복지부장관이 인정하는 의료기관에서 1년 동안 조산의 수습과정을 마친 자 또는 보건복지부장관이 인정하는 외국 조산사의 면허를 받

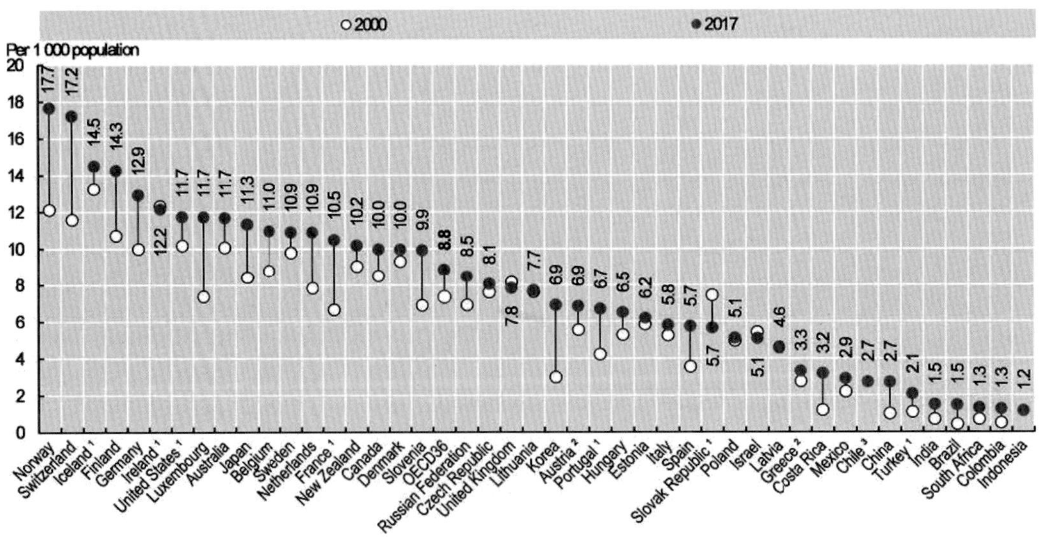

그림 2-5　2000년과 2017년 인구 1천 명당 간호사 수[55]

55) Health at a Glance 2019, OECD indicators (2019)

은 자로서 조산사 국가시험에 합격한 후 보건복지부장관의 면허를 받아야 한다. 2017년도 말 현재, 우리나라 간호사 수는 인구 1천 명당 6.9명으로 OECD 평균인 인구 1천 명당 8.8명에 비해 조금 낮은 수준이다.

3. 요양기관 종별 전문의 인력 현황

표 2-3 요양기관 종별 전문의 인력 현황

구분	계	상급 종합 병원	종합병원	병원	요양병원	의원	치과 병원	한방 병원	보건 의료 원	보건 소	보건 지소
계	83,147	11,993	15,765	10,399	5,216	38,640	21	196	128	419	370
내과	15,527	3,035	3,532	1,347	846	6,686	1	9	14	38	19
신경과	1,814	440	564	179	273	302	0	2	4	20	30
정신건강의학과	3,506	321	363	784	546	1,484	0	4	3	1	0
외과	6,023	988	1,195	574	718	2,497	0	15	9	19	8
정형외과	6,117	558	1,253	1,694	228	2,347	0	22	6	5	4
신경외과	2,750	460	746	735	201	590	0	3	7	4	4
흉부외과	1,088	333	296	43	62	343	0	1	0	9	1
성형외과	1,922	214	166	89	21	1,350	0	5	9	15	53
마취통증의학과	4,463	691	881	809	77	1,896	19	15	11	30	34
산부인과	5,692	402	713	1,107	326	3,029	0	24	12	67	12
소아청소년과	5,670	582	707	871	106	3,257	0	16	17	69	45
안과	3,340	398	298	261	13	2,306	0	1	5	13	45
이비인후과	3,835	342	359	102	35	2,973	0	2	3	11	8
피부과	2,157	173	144	48	8	1,773	0	0	0	2	9
비뇨의학과	2,551	308	427	61	47	1,673	0	5	4	12	14
영상의학과	3,640	988	1,142	758	13	691	0	26	3	9	10
방사선종양학과	294	160	96	5	4	19	0	0	0	3	7
병리과	835	333	297	14	5	185	0	0	0	0	1
진단검사의학과	841	244	371	28	8	177	0	0	0	11	2
결핵과	60	0	0	9	5	45	0	0	0	1	0
재활의학과	2,025	209	297	356	586	506	0	12	9	16	34
핵의학과	233	117	79	7	3	14	0	0	1	2	10
가정의학과	6,441	223	516	379	1,067	4,161	1	33	1	55	5
응급의학과	1,633	351	1,057	85	13	108	0	0	10	3	6
직업환경의학과	509	69	222	42	2	168	0	0	0	0	6
예방의학과	181	54	44	12	3	60	0	1	0	4	3

※ 자료출처 : 건강보험심사평가원

4. 요양기관 종별 보건의료인력 수

표 2-4 요양기관 종별 보건의료인력 수

2018.12.31. 현재 (단위: 명)

구 분	계	상급종합병원	종합병원	병원	요양병원	의원	치과병원	치과의원	조산원	한방병원	한의원	보건의료원	보건소	보건지소	보건진료소	약국
계	510,317	60,476	95,022	69,664	72,585	123,337	4,793	50,215	31	5,628	17,154	428	5,673	3,434	1,873	4
조산사	75	0	13	15	0	25	0	0	21	0	0	0	1	0	0	0
간호사 소계	195,314	47,623	65,682	31,041	27,021	15,149	135	410	0	1,866	967	222	2,656	680	1,862	0
간호사	193,909	47,398	65,446	30,657	26,842	14,914	130	405	0	1,861	960	208	2,569	675	1,844	0
가정전문	586	146	176	47	56	126	0	3	0	4	4	7	1	0	16	0
보건전문	121	8	6	72	0	19	0	2	0	0	0	0	13	0	1	0
마취전문	211	18	31	127	1	28	5	0	0	0	0	0	1	0	0	0
정신전문	487	53	23	138	122	62	0	0	0	1	3	7	72	5	1	0
간호조무사	178,287	2,080	11,050	19,962	31,821	74,146	350	17,569	10	2,219	16,147	81	1,086	1,756	10	0
임상병리사	22,877	4,668	6,615	3,164	718	6,856	27	8	0	54	1	38	686	42	0	0
방사선사	24,940	4,035	5,787	4,305	1,366	8,563	77	24	0	281	2	38	429	33	0	0
치과기공사	2,582	60	60	20	0	0	360	2,080	0	0	0	0	2	0	0	0
치과위생사	36,402	344	887	150	27	21	3,814	30,002	0	2	0	24	434	696	1	0
의무기록사	5,018	717	1,290	897	1,398	431	27	120	0	82	35	4	12	1	0	4
물리치료사	38,015	667	2,874	7,814	7,023	17,963	3	2	0	1,061	2	21	366	219	0	0
작업치료사	6,807	282	764	2,296	3,211	183	0	0	0	63	0	0	1	7	0	0

※ 자료출처 : 건강보험심사평가원

4. 보건의료 물적자원

1. 보건의료시설

보건의료시설은 곧 보건의료기관을 뜻한다. 보건의료기관이란, 보건의료인이 공중(公衆) 또는 특정 다수인을 위하여 보건의료 서비스를 행하는 보건기관, 의료기관, 약국, 그 밖에 대통령령으로 정하는 기관을 말한다[56].

① **보건기관** : 보건소, 보건지소, 보건의료원, 보건진료소 등

② **의료기관** : 종합병원, 병원, 치과병원, 한방병원, 요양병원, 정신병원, 의원, 치과의원, 한의원, 조산원 등

③ **약국 및 한국희귀 · 필수의약품센터**[57]

근거법으로는 의료법, 약사법, 지역보건법, 농어촌 등 보건의료를 위한 특별조치법 등이 있다[표 2–5 참조].

표 2–5 우리나라 보건의료시설과 근거법

법명	기관명
의료법	종합병원, 병원, 치과병원, 한방병원, 요양병원, 정신병원, 의원, 치과의원, 한의원
약사법	약국, 한국희귀 · 필수의약품센터
지역보건법	보건소, 보건의료원, 보건지소
농어촌 등 보건의료를 위한 특별조치법	보건진료소

56) 보건의료기본법 [법률 제16729호, 2019. 12. 3., 일부개정] 제3조제4호[시행 2020. 6. 4.]

57) 한국희귀 · 필수의약품센터(Korea Orphan & Essential Drug Center)는 사회에서 소외되기 쉬운 희귀질환자에게 진단 및 치료에 필요한 의약품을 원활하게 공급함으로써 희귀질병치료의 기회를 확충하고 나아가 삶의 질 향상을 위하여 약사법에 의거 1999년 9월에 설립된 공익법인으로 식품의약품안전처 유관기관이다.

(1) 전국 의료기관 수[58)]

전국 의료기관은 약 1,000~1,500 병상씩 매년 증가하고 있다. 상급종합병원은 3년에 1번씩 평가를 받아 40여 개 정도를 유지하고 있으며, 종합병원은 약소한 차이로 매년 증가하고 있다. 병원은 매년 증가하다가 2018년에는 격감했으며, 치과병원은 조금씩 증가하고 있다. 한방병원은 매년 증가하다가 2018년에 감소하였으며, 의원 · 치과의원 · 한의원은 매년 증가하고 있는 반면에, 조산원은 매년 감소하고 있다.

표 2-6 전국 의료기관 수

년	상급종합병원	종합병원	병원	치과병원	한방병원	요양병원	의원	치과의원	한의원	조산원	합계
2010	44	274	2,182	191	168	–	27,469	14,681	12,061	46	57,116
2011	44	275	2,363	199	184	–	27,837	15,058	12,401	40	58,401
2012	44	278	2,524	201	201	–	28,033	15,365	12,705	33	59,384
2013	43	281	2,683	203	212	–	28,328	15,727	13,100	34	60,611
2014	43	287	2,811	205	231	–	28,883	16,172	13,423	35	62,090
2015	43	294	2,868	213	260	–	29,488	16,609	13,613	31	63,419
2016	43	298	2,942	223	282	–	30,292	17,023	13,868	28	64,999
2017	43	301	2,995	231	312	–	30,938	17,376	14,111	26	66,333
2018	42	311	1,465	237	307	1,560	31,718	17,668	14,295	21	67,624

58) KOSIS, 자료갱신일: 2019-11-15

(2) 인구 천 명당 의료기관병상수[59)]

의료기관병상수는 인구수 비율로 살펴보면, 세종특별자치시를 제외하고는 전체적으로 소폭 증가하고 있다.

표 2-7 인구 천 명당 의료기관병상수

행정구역별	2010	2011	2012	2013	2014	2015	2016	2017	2018
전국	10.4	11.3	11.8	12.3	13.1	13.1	13.4	13.6	13.6
서울특별시	7.4	7.9	8.1	8.3	8.8	8.5	8.7	8.8	8.9
부산광역시	14.3	15.9	16.7	17.7	19.2	19.5	20.3	20.4	20.5
대구광역시	11.4	12.0	12.9	13.6	14.3	14.6	14.8	14.7	15.0
인천광역시	8.7	9.7	10.1	10.3	11.0	10.8	10.9	11.3	11.5
광주광역시	14.6	17.2	19.1	21.1	23.6	25.5	26.7	28.2	27.9
대전광역시	13.3	13.5	14.1	14.6	15.4	15.5	15.5	16.0	16.0
울산광역시	10.2	10.6	11.4	11.7	12.5	12.2	13.1	13.3	13.4
세종특별자치시	-	-	9.1	8.7	8.1	5.8	5.1	4.8	4.0
경기도	8.1	9.0	9.3	9.7	10.2	10.1	10.2	10.2	10.2
강원도	11.1	11.9	11.9	11.8	12.2	12.1	11.9	11.6	11.6
충청북도	10.9	12.0	12.2	12.5	12.8	12.8	13.4	13.5	14.1
충청남도	11.1	11.4	11.9	12.4	13.1	13.2	13.2	13.6	13.4
전라북도	14.9	16.3	17.5	19.0	20.2	20.5	21.0	21.6	21.9
전라남도	15.3	16.8	18.0	19.3	20.4	21.0	21.5	21.5	22.1
경상북도	12.4	13.0	13.7	14.5	15.4	15.9	16.3	16.7	16.6
경상남도	14.5	15.4	15.8	16.3	16.9	17.0	18.0	18.3	19.1
제주특별자치도	7.4	7.2	7.3	7.8	8.0	7.8	7.9	7.4	7.4

59) KOSIS, 자료갱신일: 2020-04-17

OECD 국가별로 비교해보면, 그림 2-6에서 보듯이 2017년 말 기준, 우리나라 총 병원 병상수는 OECD 국가 중 두 번째로 높고 인구 천 명당 12.3병상으로 OECD 평균 인구 천 명당 4.7병상 보다 약 2.6배 높은 수준이다.

OECD 회원국 중 가장 많은 병원의 병상수를 보유한 국가는 일본(13.1병상)이지만, 2000년 대비 일본의 병상수는 감소하였으나 우리나라는 지난 7년간 병상수가 급격하게 증가한 것을 알 수 있다. 다만, 우리나라는 공공병원의 병상수가 약 10% 수준 밖에 되지 않아 최근 메르스, 코로나19 감염병 등으로 인해 공공병상 확보에 대한 논의가 지속되고 있다.

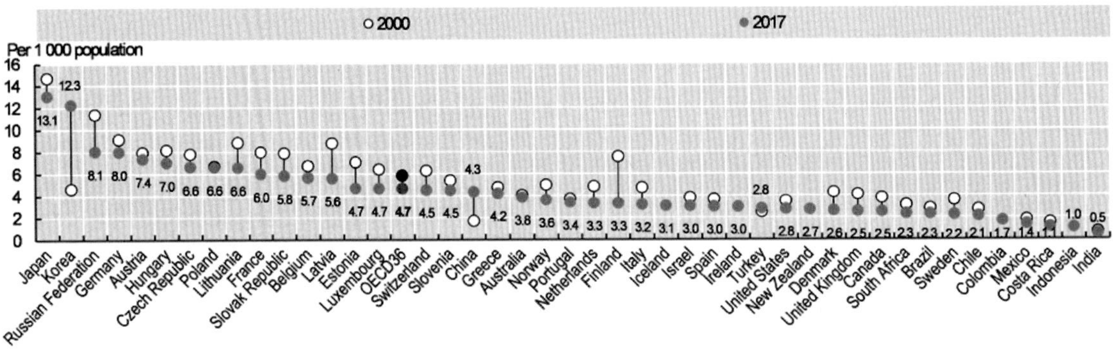

그림 2-6 2000년 및 2017년 인구 1천 명당 병상수[60]

60) Health at a Glance 2019, OECD indicators (2019) 참고

(3) 요양기관 종별 입원실 현황

입원실의 기준은 의료기관을 개설할 때 신고한 병상을 요건으로 하였다. 단, 응급병상, 수술병상, 회복병상, 이동병상 등은 포함되지 않았다.

표 2-8 요양기관 종별 입원실 현황

구분			계	의료기관										보건기관
				상급종합	종합병원	병원	요양병원	의원	치과병원	치과의원	조산원	한방병원	한의원	보건의료원
총계		병실	175,839	12,463	29,092	42,846	58,743	24,834	138	68	27	6,206	1,320	102
		병상	699,033	45,024	107,851	161,756	300,722	57,940	491	94	30	21,018	3,772	335
일반입원실	병실	소계	162,655	11,329	27,226	37,507	54,354	24,416	107	68	27	6,201	1,320	100
		상급	42,341	2,577	6,009	9,820	10,329	12,528	50	50	27	502	411	38
		일반	120,285	8,752	21,190	27,687	44,025	11,886	57	18	0	5,699	909	62
		외국인	29	0	27	0	0	2	0	0	0	0	0	0
	병상	소계	620,566	39,166	97,404	127,760	274,947	55,812	281	94	30	20,975	3,772	325
		상급	57,723	2,577	6,009	9,820	20,542	17,284	76	73	27	502	755	58
		일반	562,629	36,589	91,185	117,940	254,405	38,524	205	21	3	20,473	3,017	267
		외국인	214	0	210	0	0	4	0	0	0	0	0	0
입원병실 정신과폐쇄	병실	소계	10,404	253	559	5,028	4,114	414	31	0	0	5	0	0
		상급	184	39	8	44	49	44	0	0	0	0	0	0
		일반	10,220	214	551	4,984	4,065	370	31	0	0	5	0	0
	병상	소계	64,658	866	3,337	33,011	25,072	2,119	210	0	0	43	0	0
		상급	238	39	8	44	49	98	0	0	0	0	0	0
		일반	64,420	827	3,329	32,967	25,023	2,021	210	0	0	43	0	0
중환자실	병실	소계	942	326	565	51	0	0	0	0	0	0	0	0
		성인	776	244	488	44	0	0	0	0	0	0	0	0
		소아	15	11	4	0	0	0	0	0	0	0	0	0
		신생아	151	71	73	7	0	0	0	0	0	0	0	0
	병상	소계	10,385	4,091	5,984	310	0	0	0	0	0	0	0	0
		성인	8,384	2,831	5,290	263	0	0	0	0	0	0	0	0
		소아	142	131	11	0	0	0	0	0	0	0	0	0
		신생아	1,859	1,129	683	47	0	0	0	0	0	0	0	0
격리병실		병실	1,601	366	694	260	275	4	0	0	0	0	0	2
		병상	3,053	593	1,063	675	703	9	0	0	0	0	0	10
무균치료실		병실	237	189	48	0	0	0	0	0	0	0	0	0
		병상	371	308	63	0	0	0	0	0	0	0	0	0

주) 입원실에는 입원치료를 목적으로 하는 입원실 중 특수입원진료실(신생아실, 옥소치료실 등)은 제외됨

주) 개정(2018.06.29.)된 국민건강보험요양급여의 기준에 관한 규칙 제9조제1항 [별표2] 4.가목에 따라 기존 4인실 이상이었던 일반입원실 기준이 상급종합병원, 종합병원에 한해서 2018.07.01일부로 2인실 이상 입원실로 변경됨(일반입원실, 정신과폐쇄)

주) 개정(2019.07.01.적용)된 국민건강보험요양급여의 기준에 관한 규칙 제9조제1항 [별표2] 4.가, 나목에 따라 병원, 한방병원과 요양병원 중 정신병원 및 의료재활시설의 일반병상 기준이 기존 4인실 이상에서 2인실 이상으로 변경됨(일반입원실, 정신과폐쇄)

주) 외국인 : 외국인전용

2. 보건의료장비

질병의 예방, 진단, 치료 및 재활을 위해서는 다양한 장비 및 공급물품이 필요하다. 수많은 의약품, 질병의 치료와 진단에 사용되는 시약, 방사선필름, 붕대와 같은 의료 물자 그리고 다양한 병을 진단하고 치료하기 위해 개발되는 의료장비들이 포함된다.

또한, 수송 · 냉장 · 화학분석 등에 필요한 장비와 안경, 보청기, 의수족 등 보철기구도 포함된다. 최근 기술의 발달과 함께 국민의료 수요의 증가로 관심이 증대되면서 고가의 의료장비가 빠른 속도로 확대 보급되고 있다. 보건의료장비는 아래와 같이 세 가지로 구분된다.

(1) 의료장비

의료장비는 사람이나 동물에게 단독 또는 조합하여 사용되는 기구 · 기계 · 장치 · 재료 · 소프트웨어 또는 이와 유사한 제품으로서 다음에 해당하는 제품을 말한다. 구체적인 내용은 아래와 같다.

① 질병을 진단 · 치료 · 경감 · 처치 또는 예방할 목적으로 사용되는 제품

② 상해(傷害) 또는 장애를 진단 · 치료 · 경감 또는 보정할 목적으로 사용되는 제품

③ 구조 또는 기능을 검사 · 대체 또는 변형할 목적으로 사용되는 제품

④ 임신을 조절할 목적으로 사용되는 제품

(2) 의료기기

의료기기란 사람이나 동물에게 단독 또는 조합하여 사용되는 기구 · 기계 · 장치 · 재료 · 소프트웨어 또는 이와 유사한 제품으로서 다음의 어느 하나에 해당하는 제품을 말한다. 다만, 의약품과 의약외품 및 장애인보조기구 중 의지(義肢) · 보조기(補助器)는 제외한다.

① 질병을 진단 · 치료 · 경감 · 처치 또는 예방할 목적으로 사용되는 제품

② 상해(傷害) 또는 장애를 진단 · 치료 · 경감 또는 보정할 목적으로 사용되는 제품

③ 구조 또는 기능을 검사 · 대체 또는 변형할 목적으로 사용되는 제품

④ 임신을 조절할 목적으로 사용되는 제품

(3) 의료소모품

우리나라의 CT(computerized tomography)의 보유현황을 살펴보면, 2017년 말 기준으로 인구 백만 명당 38대로 OECD 평균 보유 대수인 인구 백만 명당 27대 보다 높은 수준이다. 자기공명영상인 MRI(magnetic reasonance imaging)의 보유 수는 인구 백만 명당 29대로 OECD 평균 보유 대수인 인구 백만 명당 17대보다 역시 높은 수준이다[그림 2-7].

최신 의료기술은 CT, MRI 등의 확산은 전 세계적으로 의료비 증가의 주요 원인으로 꼽히고 있다. 우리나라는 국민경제 수준에 비해 고가의 의료장비 보유대수가 지나치게 많은 편인 것을 고려하여 국민의료비 상승의 해소를 위한 방안을 마련할 필요가 있다.

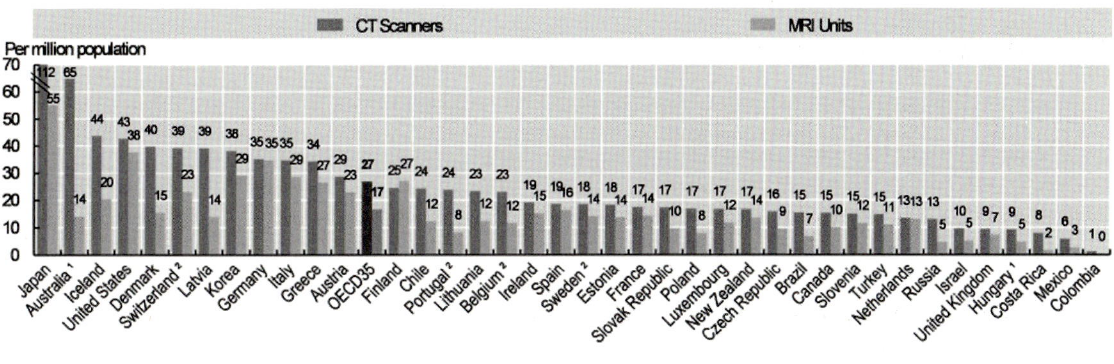

그림 2-7 2017년 CT & MRI 수[61]

5. 보건의료 정보자원

1. 의료정보

의료정보를 수집 및 기록하는 자는 의료인이며 의료인들이 기록하는 의무기록지의 종류 및 보존 기간은 다음과 같다[62].

① 환자 명부 : 5년

② 진료기록부 : 10년

61) Health at a Glance 2019, OECD indicators (2019) 참고

62) 의료법 시행규칙[보건복지부령 제721호, 2020. 4. 24., 일부개정] 제15조(진료기록부 등의 보존)

③ 처방전 : 2년

④ 수술기록 : 10년

⑤ 검사내용 및 검사소견기록 : 5년

⑥ 방사선 사진 및 그 소견서 : 5년

⑦ 간호기록부 : 5년

⑧ 조산기록부: 5년

⑨ 진단서 등의 부본 : 3년

2. 시스템

(1) 처방전달 시스템(OCS, Ordering Communication System)[63)]

보건의료기관에서 컴퓨터망을 통해 주치의의 처방을 각종 진료 지원부에 전달함으로써 진료 및 처방에 드는 시간을 대폭 줄이고, 처방 내역을 PC에 저장해 두고 환자 진단 시에 이를 손쉽게 조회할 수 있어 진료의 질을 높일 수 있는 시스템이다.

(2) 전자의무기록(Electronic Medical Record)[64)]

전자의무기록이 효율적이고 통일적으로 관리 · 활용될 수 있도록 기록의 작성 · 관리 및 보존에 필요한 전산정보 시스템이다. 국내 의료기관의 92.1%가 전자의무기록 시스템을 도입하고 있으며, 의료기관에 따라 전자의무기록 시스템의 사용범위와 도입형태에 차이가 있다.

도입형태는 대체로 의료기관 규모에 따라 다르다. ① 상급종합병원은 자체개발 또는 위탁개발, ② 종합병원은 상용솔루션을 구매하거나 위탁개발, ③ 병 · 의원은 대부분 상용 솔루션을 구매하여 사용하고 있다.

(3) 의료영상저장전송 시스템(PACS, Picture Archiving and Communication System)[65)]

디지털 의료영상 이미지를 DICOM(Digital Imaging and Communications in Medicine)이라는 국제표준규약에 맞게 저장, 가공, 전송하는 시스템이다.

63) 한국정보통신기술협회, 2016.08.08.

64) 보건복지부 보도자료 "전자의무기록시스템(EMR) 인증제 도입 추진한다!", 등록일 : 2019-06-21[최종수정일 : 2019-06-24]

65) 대한의료영상정보관리학회, 대한의학영상정보학회, 대한영상의학회

CT[66], MRI[67] 같은 디지털 의료영상 장비를 사용하여 획득된 의료영상 이미지는 DICOM 형식으로 저장되게 되며 판독결과와 진료기록이 추가될 수 있다. 또한, 네트워크를 통해서 병원 내 · 외의 단말로 전송이 가능하다.

디지털 의료영상장비는 이전에 사용했던 엑스레이 필름 대신에 저장소(Storage)가 있어서 촬영한 의료영상 이미지를 파일형식으로 저장하게 된다. 이 이미지는 DICOM 규격을 지원하는 뷰어를 통해서 볼 수 있다.

---

66) 컴퓨터 단층 촬영(CT, Computer tomography)은 컴퓨터 처리가 만들어내는 단층 촬영을 이용하는 의학 화상 처리 방식의 하나이다.

67) 자기공명영상(MRI, Magnetic Resonance Imaging)은 영상기술 중 하나로 핵자기공명 원리를 사용한다.

핵심문제 및 해설

01 "보건의료자원의 효과적 연계를 통해 환자나 지역주민에게 연결하는 역할 수행"은 다섯 가지 보건의료체계의 하부구조 중에서 어디에 해당하는가?

① 보건의료자원 개발 ② 자원의 조직화
③ 보건의료 제공 ④ 경제적 지원
⑤ 관리

02 로머(M. Roemer)의 보건의료전달체계 분류에서 국가가 국민건강에 책임을 가지며, 서비스 이용의 형평성을 강조한 시장주도의 유형은?

① 자유기업형 ② 복지지향형
③ 저개발국가형 ④ 개발도상국형
⑤ 사회주의형

03 보건의료체계에서 말하는 최종 목표 또는 결과물에 해당하지 <u>않는</u> 것은?

① 건강증진 ② 환자 및 환자가족의 반응성
③ 재정보호 ④ 효율성 향상
⑤ 인력과 자원 개발

04 보건의료체계에 따라 분류할 때 국민보건서비스형에 해당하는 국가는?

① 영국 ② 한국
③ 일본 ④ 독일
⑤ 미국

Check point

▶ **보건의료체계의 다섯 가지 하부구조 중 자원의 조직화**란 개발된 보건의료자원의 효과적 연계를 통해 환자나 지역주민에게 연결하는 역할을 수행하기 위한 자원의 조직화 과정이다.

▶ **로머의 보건의료전달체계 분류** 중 사회주의형은 국가가 보건의료 서비스의 모든 책임을 지고 제공하는 사회주의 국가, 즉 구소련 등 쿠바나 북한 등이 포함되며, 사유재산을 인정하지 않는 체제이므로 사회 전체 구성원에서 일정한 원칙에 따라 분배하는 보건의료의 형평성을 강조한다. 다만, 보건의료 서비스의 수준이 낮고 보건의료 생산의 효율성이 낮다는 단점이 있다.

▶ **보건의료체계에서 최종 결과물**은 국민의 건강증진, 환자 및 환자가족의 반응성, 재정의 안정성, 효율성 향상 등이 있다. 인력과 자원의 개발은 보건의료체계의 하부 구조의 요소라고 볼 수 있다.

▶ **국민보건서비스형**은 건강권을 국민의 생존권적 기본권 중의 하나로 생각하는 유형으로 대표적으로 영국이나 쿠바 등이 이 유형에 속한다.

Answer

01 ② 02 ⑤ 03 ⑤ 04 ①

05 다음 중 보건의료자원의 내용에 해당하지 않는 것은?

① 보건인력 ② 보건의료
③ 보건시설 ④ 보건지식
⑤ 의료장비

06 테리스의 보건의료체계 분류에서 공적부조형의 특징으로 옳은 설명은?

① 보건의료 서비스를 위한 재원은 정부의 조세에 의존한다.
② 독일, 프랑스, 일본, 한국 등이 포함된다.
③ 주로 국민들의 소득수준이 높은 국가로 의료비를 조달할 수 있는 제도이다.
④ 건강권을 국민의 생존권적 기본권 중의 하나로 가정한다.
⑤ 모든 보건의료 서비스는 무상으로 제공된다.

07 우리나라 보건의료산업의 특징에 대한 설명으로 옳은 것은?

① 환자의 외래 및 입원 의료이용 정도는 OECD 평균 수준이다.
② 의료비는 지속적으로 증가하다가 최근 정체되어 있다.
③ 병상 등 보건의료자원은 양적으로 더욱 보완되어야 한다.
④ 최근 자살률은 낮아지는 추세로 OECD 평균 이하 수준이다.
⑤ 총 기대수명은 높으나, 주관적 건강수준은 낮은 편이다.

08 현재 우리나라 보건자원에 관한 내용으로 옳지 않은 것은?

① 의료자원의 비효율성이 크다.
② MRI와 같은 고급 진단장비의 보유율이 선진국에 비해 높은 편이다.
③ 보건의료시설 중 공공부문이 차지하는 비중이 낮다.
④ 종별에 따른 의료기관의 기능이 잘 분화되어 있다.
⑤ OECD 국가 중 지난 십여 년 간 인구 천 명당 병상 수의 증가율이 가장 높다.

Check point

▶ **보건의료**는 자원의 조직화와 배치화에 해당한다.

▶ 국민들이 보건의료비를 조달할 능력이 없기 때문에 보건의료 서비스를 위한 재원은 정부의 조세에 의존하며, 재정의 부담으로 정부가 제공하는 서비스는 1차 보건의료 중심으로 이루어진다.

▶ 우리나라의 기대수명은 OECD 평균 이상이나, 주관적 건강수준은 가장 낮다.

▶ 우리나라는 1, 2, 3차 의료기관 간 비효율적인 의료전달체계에 대한 지적이 되고 있다.

Answer

05 ② 06 ① 07 ⑤ 08 ④

09 의료 정보 자원관리에서 의무기록지의 보존 기간에 대한 연결이 바르게 된 것은?

① 환자명부 – 1년
② 진료기록부 – 10년
③ 수술기록 – 5년
④ 처방전 – 1년
⑤ 간호기록부 –10년

10 경제협력개발기구(OECD)에서 제시한 보건의료체계의 분류방식으로 가장 타당한 것은?

① 선진국형 – 개발도상국형 – 저개발국형
② 자유기업형 – 복지국가형 – 사회보험형
③ 공적부조형 – 의료보험형 – 국민보건서비스형
④ 저개발국형 – 개방도상국형 – 사회주의 국가형
⑤ 소비자주권형 – 사회보험형 – 국민보건서비스형

11 보건의료체계의 유형에서 로머(M.Roemer)의 분류에 대한 설명으로 적절하지 않은 것은?

① 사회주의국형 – 모든 보건 의료인은 국가 고용이나 보건의료시설은 사유화되어 있다.
② 개발도상국형 – 경제 개발이 진행되면서 보건의료자원에 대한 개발이 활발하고 투자도 증가한다.
③ 자유기업형 – 역사가 짧은 자본주의 국가지만 고도로 산업화되어 있는 나라에서 볼 수 있는 유형이다.
④ 복지국가형 – 보건 의료 서비스의 보편적 수혜를 기본 요건으로 하며 보건의료 서비스의 배분은 보험이나 조세를 통해 이루어진다.
⑤ 저개발국형 – 경제적 낙후로 인해 인구의 대부분이 보건의료 지출 능력이 없는 동남아시아 및 아프리카 저개발국이 속한다.

Check point

▶ ① 환자명부 – 5년, ② 진료기록부 – 10년, ③ 처방전 – 2년, ④ 수술기록 – 10년 ⑤검 사내용 및 검사소견 기록– 5년 ⑥ 방사선 사진 및 소견서 – 5년 ⑦ 간호기록부 – 5년 ⑧ 조산기록부 – 5년 ⑨ 진단서 등의 부본 – 3년

▶ OECD에서 분류한 보건의료제도의 종류
① NHI– 국민건강보험형
② NHS – 국가보건서비스형
③ CSM– 민간의료보험형 또는 소비자주관형

Answer

09 ② 10 ⑤ 11 ①

12 보건의료인력과 관련된 설명으로 가장 적절한 것은?

① 보건의료는 필수적으로 단기 계획이 중요하다

② 보건의료는 질이 중요하므로 인력의 질이 최우선시 된다.

③ 보건의료는 다양한 인력이 필요하므로 팀 접근이 전제된다.

④ 보건의료는 최첨단 기술을 필요로 하므로 기술집약적이다.

⑤ 보건의료는 인력정책이 필요에 의해 산출되므로 국가 간의 차이가 없다.

13 보건의료조직의 기능적인 특성에 해당하지 않는 것은?

① 다양한 사업목적 ② 복잡한 전환과정

③ 다양한 전문직종의 집합 ④ 단일화된 지휘체계

⑤ 높은 자본 비중

14 보건의료사업의 1차 예방에 대한 설명으로 올바른 것은?

① 물리치료와 작업치료 운동이 포함된다.

② 장애의 초기 증상이나 발달지연을 조기에 치료한다.

③ 병리적 과정을 확인하기 위한 조기진단이 포함된다.

④ 질병이나 불구상태에서 최적의 건강상태로 회복하도록 돕는다.

⑤ 건강증진과 질병에 대한 구체적인 예방과 유기체 대처능력을 강화시키는 노력을 말한다.

15 우리나라 보건의료시설과 해당 근거법의 연결이 바르지 않은 것은?

① 약사법 – 약국, 한국희귀의약품센터

② 건강보험법 – 도서 벽지 등 순회 진료시설

Check point

▶ 보건의료 인력은 무엇보다 인력의 질적 요소가 중요하다.

▶ ① 다양한 사업목적 ② 복잡한 전환과정 ③ 다양한 전문직종의 집합 ④ 업무의 연속성과 응급성 ⑤ 이중화된 지휘 체계 ⑥ 의료전문직의 특수성 ⑦ 높은 자본비중

▶ 질병에 대한 사전 예방이 중시된다.

▶ 건강보험법은 건강 보험에 관련된 법으로 의료 시설과는 관련이 없다.

Answer

12 ② 13 ④ 14 ⑤ 15 ②

③ 지역보건법 – 보건소, 보건의료원, 보건지소

④ 의료법 – 종합병원, 병원, 치과병원, 한방병원 등

⑤ 농어촌 등 보건의료를 위한 특별조치법 – 보건진료소

16 보건의료장비에 대한 설명으로 적절한 것은?

① 보건의료장비는 질병의 치료에 필요한 의료장비이다.

② 수송, 냉장, 화학분석에 필요한 장비는 해당되지 않는다.

③ 의료기기는 사전 검사를 위한 목적으로 사용되는 기구를 말한다.

④ 의약품과 의약외품 및 장애인 보조기구 중 의지, 보조기는 의료기기에서 제외한다.

⑤ 구조 또는 기능을 검사, 대체 또는 변형할 목적으로 사용되는 제품은 의료소모품이다.

17 국가 의료보건체계의 5가지 하부구조에 대한 설명으로 적절하지 않은 것은?

① 보건의료 서비스 제공은 건강예방, 진료, 재활 등이 해당된다.

② 보건의료자원개발은 인력, 시설, 장비 및 보급품, 지식 등이다.

③ 자원의 조직화에 해당되는 것은 보건 당국, 의료보험당국, 정부기관 등이다.

④ 경제적 지원은 공적자원 조달, 산업장, 민간자원조직, 지역사회 노력 등이다.

⑤ 관리영역은 의료비 수급 및 보상 등 의료 관리 영역에서 일어나는 불가역적 상황 대처 능력이다.

Check point

▶ 의료기기중 의약품과 의약외품 및 장애인 보조기구 중 의지, 보조기는 의료기기에서 제외하는 목록이다.

▶ 관리영역은 지도력, 의사결정, 법규와 규정 등이 해당된다.

Answer

16 ④ 17 ⑤

18 WHO의 국가 보건의료체계의 모형 중 그림의 빈칸에 해당하는 내용으로 적절하지 않은 것은?

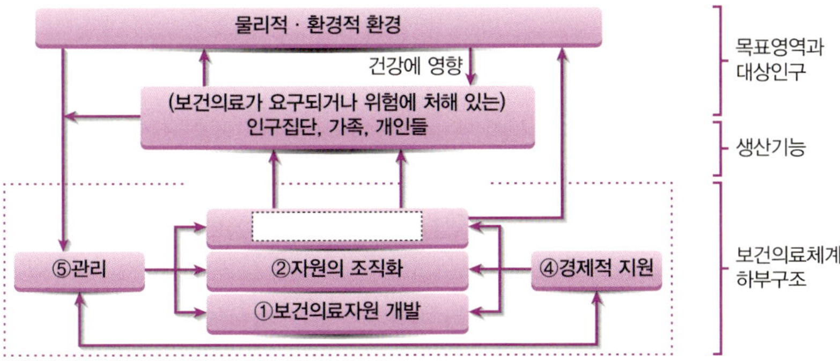

① 건강증진 ② 질병진료
③ 질병예방 ④ 재활
⑤ 의료장비

19 WHO의 보건의료체계 다섯 가지 하부구조 중 관리 부문에 해당하는 내용으로 적절하지 않은 것은?

① 지도력 ② 의사결정
③ 법규 ④ 재원조달
⑤ 규정

20 WHO가 제시한 보건의료체계 하부구조 중 보건의료기관의 병상 수는 어디에 해당하는가?

① 보건서비스 제공 ② 자원의 조직화
③ 보건의료자원 개발 ④ 보건자원 관리
⑤ 경제적 지원

21 로머의 보건의료체계 유형 중 자유기업형에 해당하는 국가는?

① 미국 ② 독일
③ 남미 ④ 한국
⑤ 아프리카

Check point

▶ 빈칸의 적절한 내용은 '보건의료서비스 제공'으로 질병예방, 진료, 재활, 그리고 건강증진을 포함한 의료서비스를 제공한다.

▶ 보건의료의 관리는 조직의 궁극적인 문제를 해결하고, 변화를 도모하여 목적달성을 위한 실행을 수립하는 과정이다. 효과적인 관리 감독과 연계적 기관 간의 효율적 네트워크 등을 위해 지도력, 의사결정, 법규 및 규정 등이 중요한 요인이 된다.

▶ 보건의료자원 개발에 해당하는 대표적인 요소로 보건의료기관의 병상 수가 있다.

▶ 자유기업형은 고도로 산업화되어 있는 나라에서 주로 볼 수 있는 유형으로 의료비는 개인이 책임지며 정부의 개입은 최소화한다. 국민들은 질병이나 사고에 대한 대비책으로서 민간보험에 가입하게 된다. 대표적인 국가는 미국이다.

Answer

18 ⑤ 19 ④ 20 ③ 21 ①

22 다음 중 보건의료 관계 법령에 의거한 보건의료인력에 해당하지 <u>않는</u> 집단은?

① 의사 ② 약사
③ 영양사 ④ 조산사
⑤ 의료기사

▶ 의사, 치과의사, 한의사, 조산사, 간호사, 약사와 한약사, 의료기사(임상병리사, 방사선사, 물리치료사, 작업치료사, 치과기공사, 치과위생사), 의무기록사 및 안경사, 응급구조사, 간호조무사

23 보건의료시설 중 의료기관에 해당하지 <u>않는</u> 기관은?

① 종합병원 ② 병원
③ 보건소 ④ 한의원
⑤ 조산원

▶ 보건소, 보건지소, 보건의료원, 보건진료소 등은 보건기관으로 분류한다.

24 다음 중 우리나라 보건의료시설과 관련 근거법으로 올바르게 짝지어진 것은?

① 병원 – 지역보건법 ② 의원 – 지역보건법
③ 보건소 – 의료법 ④ 조산원 – 의료법
⑤ 약국 – 의료법

▶ 병원, 의원, 조산원은 의료법에 근거하며, 보건소는 지역보건법, 약국은 약사법에 근거한다.

25 최근 대부분의 의료기관에서 사용하고 있는 시스템으로 컴퓨터를 사용하여 환자 질병에 관한 기록을 작성 · 관리 · 보존하여 효율적이고 통일적으로 환자의 의학 정보를 관리 · 활용하는 전산정보시스템을 무엇이라고 하는가?

① 전자의무기록 (EMR)
② 처방전달시스템 (OCS)
③ 개인건강기록 (PHR)
④ 전자건강기록 (EHR)
⑤ 의료영상저장전송시스템(PACS)

▶ 전자의무기록은 의료기관에서 효율적이고 통일적으로 관리 · 활용될 수 있도록 기록의 작성 · 관리 및 보존에 필요한 전산정보시스템이며, 국내 의료기관의 92.1%가 전자의무기록시스템을 도입하고 있다.

Answer

22 ③ 23 ③ 24 ④ 25 ①

26 보건자원 중 보건의료계획이 가장 어려운 부분은?

① 장비 ② 지식
③ 정보 ④ 자원
⑤ 인력

27 병원재무 관리의 필요성에 대한 설명으로 적절하지 않은 것은?

① 의료의 전문화에 의한 과학적 관리기법이 대두되었다.
② 조직의 목적을 달성하기 위해 필요한 우수한 인력자원을 확보하기 위해 필요하다.
③ 병원도 경영조직의 하나이므로 일반 기업의 경영이론 원칙을 어느 정도 적용 가능하다.
④ 정부가 의료보험수가를 통제하고 의료시장이 개방됨에 따라 병원들은 내적 경영 합리화에 관심을 가지게 되었다.
⑤ 전국민 의료보험 실시 이후 의료서비스가 판매자 중심 시장에서 제 3자가 개입하는 구매자 중심 시장으로 바뀌었다.

28 보건자원 중 가장 중요한 의미를 갖는 것은?

① 인력 ② 장비
③ 시설 ④ 지식
⑤ 물자

29 다음은 A의료법인이 설립 · 운영하는 B 병원의 현황이다. (내과, 외과, 산부인과, 소아과 전임의 상주) 이 병원의 형태는?

① 종합병원 단기개방형 ② 종합병원 장기폐쇄형
③ 병원단기 개방형 ④ 병원장기 폐쇄형
⑤ 병원단기 폐쇄형

Check point

▶ 인력과 시설은 수요와 공급이 불일치하므로 계획을 세우기 어렵다.

▶ 인력자원은 병원인사관리 분야이다.

▶ 보건의료부문이 노동집약적인 특성을 가지고 있기 때문이다.

▶ ① 병원: 30병상 이상 ② 종합병원: 100병상 이상 ③ 장기병원: 평균재원 기간 90일 이상 ④ 폐쇄병원: 전임의 상주

Answer

26 ⑤ 27 ② 28 ① 29 ⑤

30 과학적 관리론과 인간관계론의 공통점이 아닌 것은?

① 인간의 피동성
② 폐쇄적 입장
③ 노동자 계층 연구
④ 동기 부여의 내재성
⑤ 생산성과 능률성 중시

▶ 동기부여가 외부에서 유입되는 것이 공통점이다.

31 보건 인적자원의 양과 개발, 조정을 담당하는 정부 부처는?

① 환경부
② 교육부
③ 건설교통부
④ 보건복지부
④ 질병관리청

▶ 교육부 – 학교 정원조정(양→수)
보건복지부 – 인 · 허가→질

32 다음 항목에서 우리나라 보건 개발 전략에 포함되지 않은 것은?

(가) 보건행정기능을 강화한다.
(나) 보건진료 전달체계를 확립한다.
(다) 보건인력의 해외진출을 촉진한다.
(라) 보건사업개발, 기술개발, 인력개발로 구분하여 추진한다.

① (가)
② (나), (다)
③ (다)
④ (다), (라)
⑤ (나), (다), (라)

▶ 해외진출 촉진이 아닌 인적활용이 개발전략이다.

33 병원의 분류에 대한 설명으로 옳지 않은 것은?

① 우리나라 병원은 법적으로 비영리기관이다.
② 종합병원은 100병상 이상을 갖추어야 한다.
③ 우리나라는 대부분 폐쇄형 병원이다.
④ 2단계 기관은 전문요양병원이다.
⑤ 상급종합병원은 20개 이상의 진료과목에 전속하는 전문의를 두어야 한다.

▶ 2단계 기관은 종합전문 요양기관이다.

Answer
30 ④ 31 ② 32 ③ 33 ④

34 병원 조직만이 갖는 의사결정의 어려움에 관한 설명으로 옳은 것은?

(가) 의료진의 의견과 관리진의 의견이 엇갈리기 쉽다.
(나) 동료나 직원들의 내부압력에 의해 영향을 받는다.
(다) 인간의 생명과 직결되어 있어 응급을 요하는 결정이 많다.
(라) 업무가 고도로 분화되어 있어서 각 전문분야를 고려해서 결정해야 한다.

① (가), (나)
② (가), (나), (다)
③ (가), (다), (라)
④ (나), (다), (라)
⑤ (가), (나), (다), (라)

35 우리나라 공공보건의료 체계상 보건조직의 관리 원칙 중 가장 지켜지지 않는 원리는?

① 명령 통일
② 규칙준수
③ 권한과 책임일치
④ 계층적 구조
⑤ 전문화의 원리

36 우리나라 보건의료 조직에 관한 설명으로 적절한 것은?

① 보건 정책의 형성 및 평가가 개방적
② 약품은 의료이용도 접근도 향상에 큰 기여
③ 각 의료기관은 기능적 측면에서 상호 보완관계
④ 전통의학(한방)이 우리나라 의료인력의 대체 자원으로서 크게 기여
⑤ 예방의료서비스는 대체로 민간 부문에 맡겨져 있어 질적 수준 저하됨

Check point

▶ 병원 조직의 의사결정은 내부 압력과 무관하다.

▶ ① 권한(인사, 예산)－행정 안전부, ② 책임(관리 · 감독) → 보건부

▶ 약품 및 약국이용이 접근도 향상에 기여하고 있다.

Answer

34 ③ 35 ④ 36 ②

37

보건소의 보건 전문 인력의 자질을 향상하기 위해 필요한 교육 인력 사업자는?

(가) 보건복지부 장관	(나) 행안부 장관
(다) 시·도지사	(라) 보건소장

① (가), (나)
② (가), (다)
③ (나), (다)
④ (나), (라)
⑤ (다), (라)

38

불확실한 환경에 대한 조직의 대응 전략 중 지방 자치 단체가 시 · 도립병원을 공사로 전환하여 자율 경영토록 하는 정책과 관련이 있는 것은?

① 경쟁
② 갈등조정
③ 형평화
④ 분류
⑤ 효능

39

병원의 기능으로 적절하지 않은 것은?

① 질병의 치료
② 증상의 경감
③ 환자의 교육
④ 질병의 예방
⑤ 실험 및 연구기능

40

의료이용에 영향을 미치는 요인에 대한 설명으로 적절치 않은 것은?

① 여성의 의료 이용률은 남성에 비해 높다.
② 연령에 따른 의료이용은 U자형으로 나타난다.
③ 도시지역에 거주하는 사람이 농촌에 비해 의료의 접근성이 낮다.
④ 입원진료는 외래에 비해 소득이나 교육수준 등 사회 경제적 변수의 영향을 덜 받는다.

Check point

▶ 보건복지부 장관과 시 · 도지사가 교육을 시행한다.

▶ W. Scott가 제시한 경영전략에 해당되며 조직은 경쟁을 통하여 조직의 능력과 질 향상을 이룰 수 있다.

▶ 환자 교육이 아닌 의사 교육을 담당한다.

▶ 연령별 의료이용은 U자형이며 도시 지역에서 의료이용 접근도가 높다.

Answer

37 ② 38 ① 39 ③ 40 ③

⑤ 치료서비스에 비해 예방 서비스는 건강상태보다도 사회 경제적 상태, 단골의사 유무, 의료 공급자에 대한 보수 지불 장식 등에 의해 결정된다.

Check point

41 병원 행정의 목적 중 가장 중요하게 고려되어야 하는 것은?

① 의사와의 협조　② 간호사의 권익신장

③ 직원과의 인화　④ 환자의 안위

⑤ 병원관리자의 권한 확립

▶ 가장 우선적인 요소는 환자를 보살피는 일이다.

42 의료의 질 향상을 위한 접근법 중 과정 측면에 대한 접근 방법이 아닌 것은?

① 의료감시　② 자격부여제도

③ 임상진료 지침　④ 자료 이용도 조사

⑤ 의료전문인의 상호 감시

▶ 자격 부여 및 인·허가: 구조 측면에 대한 접근 방법

43 의사 인력 적정성에 대한 견해 가운데 목적소득가설(Target Income Hypothesis) 과 가장 관련이 깊은 내용은?

① Say's Law　② 가속의 법칙

③ 재원의 법칙　④ 스넬의 버칙

⑤ Faraday's Law

▶ 목적소득가설(Target Income Hypothesis): 의사의 증가가 의료비의 감소를 초래하지 않는다.
- Say's Law : 공급이 수요를 창출

44 흔히 Marketing Mix라 하면 4P를 일컫는데 다음 중 이에 해당하지 않는 것은?

① 제품(Product)　② 촉진(Promotion)

③ 경로(Place)　④ 포장(Package)

⑤ 가격(Price)

▶ 4P– Product, Promotion, Place, Price

Answer

41 ④ 42 ② 43 ① 44 ④

45 대학 병원의 외래 집중 완화를 위한 조치로 적절하지 않은 것은?

(가) 3차 의료기관 확충
(나) 1차 의료기관 수준의 향상
(다) 본인 부담률 차등제도 폐지
(라) 환자 후송 의뢰서 발급 조건 엄격 적용

① (가), (나)　② (나), (다)
③ (가), (다)　④ (가), (나), (다)
⑤ (가), (나), (다), (라)

Check point

▶ 본인 부담률을 강화하고 3차 의료기관의 수를 줄여야 한다.

46 적정진료 보장(QA)과 비교할 때 총체적 질 관리(TQM)의 특징은?

① 환자 진료의 질적 향상이 목표이다.
② 임상 각 과별로 수직적인 검토를 거쳐 서비스를 평가한다.
③ 특정 결과를 초래하는 특정인이나 원인을 규명한다.
④ 의료 서비스 평가위원회의 위원들이 TQM 과정에 참여한다.
⑤ 과정 및 결과에 영향을 주는 모든 진행 과정과 사람들의 질적 향상에 중점을 둔다.

▶ TQM은 결과는 물론 과정에도 관리하며 여기에 모든 구성원들이 참여한다.

47 다음 중 의료 접근성(accessibility)의 성격을 잘 설명한 것은?

① 지리적, 심리적, 정치적
② 지리적, 시간적, 환경적
③ 경제적, 시간적, 문화적
④ 사회적, 문화적, 지리적
⑤ 경제적, 지리적, 심리적

▶ 접근도는 경제적, 지정학적, 심리적 정서를 의미한다.

Answer

45 ③ 46 ⑤ 47 ⑤

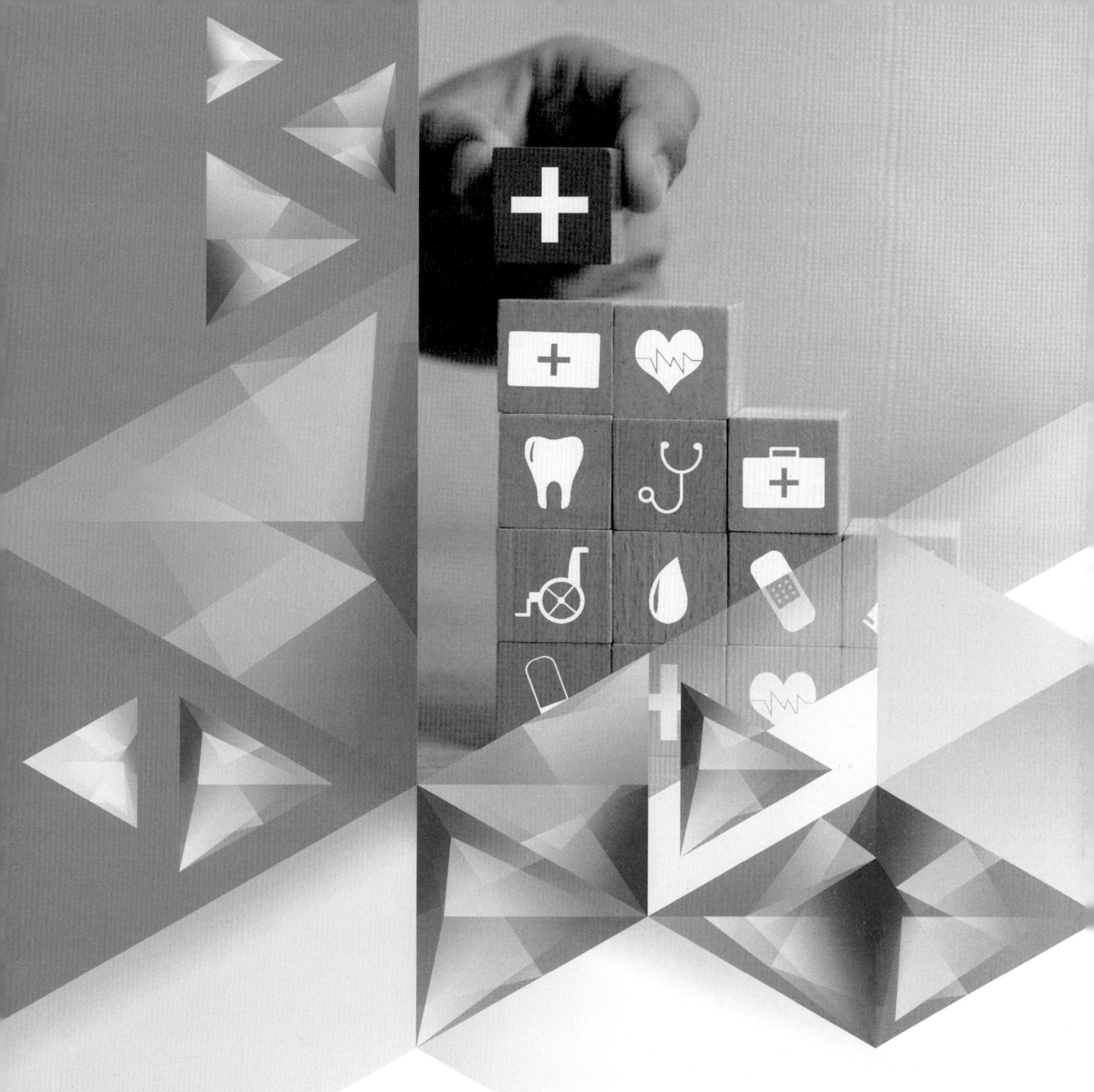

제3부

의료보장과 의료제도

1. 사회보장
2. 의료보장과 소득보장
3. 우리나라의 건강보험제도
4. 각국의 보건의료제도

1. 사회보장

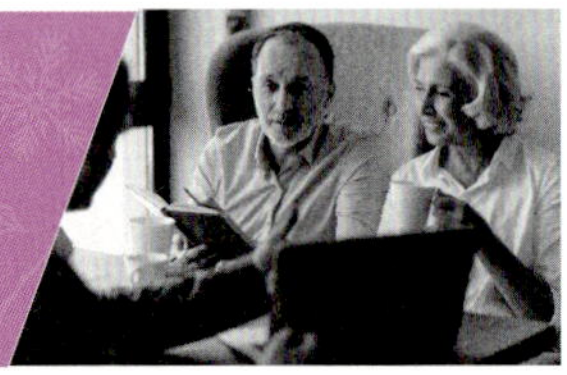

Check Point

의료의 사회보장과 관련된 정의, 비버리지 보고서의 주요 내용, 그리고 사회보험과 공공부조와의 차이점 등을 구체적으로 파악한 후 현금과 현물급여 형태로 지급되는 사회서비스의 내용을 공부해 두어야 한다.

1. 사회보장의 목적[68)]

사회보장에 관한 국민의 권리와 국가 및 지방자치단체의 책임을 정하고 사회보장정책의 수립 · 추진과 관련 제도에 관한 기본적인 사항을 규정함으로써 국민의 복지증진에 이바지하는 것이다.

2. 기본 이념[69)]

사회보장은 모든 국민이 다양한 사회적 위험에서 벗어나 행복하고 인간다운 생활을 향유할 수 있도록 자립을 지원하며, 사회참여 · 자아실현에 필요한 제도와 여건을 조성하여 사회통합과 행복한 복지사회를 실현하는 것이다.

3. 사회보장의 정의

1. 용어[70)]

사회보장의 정의는 유럽에서 실시하고 있던 사회보험의 '사회(Social)'와 미국의 대공황 시기에 등장한 긴급경제보장위원회(Emergency Economic Security Committee)의

68) 사회보장기본법[시행 2020. 7. 8.] [법률 제17202호, 2020. 4. 7., 일부개정] 제1조
69) 사회보장기본법[시행 2020. 7. 8.] [법률 제17202호, 2020. 4. 7., 일부개정] 제2조
70) 국민건강보험공단 홈 > 제도소개 > 한국의 사회보장 > 사회보장의 정의

'보장(security)'이란 용어가 합쳐져서 탄생한 것으로 알려져 있다. 1935년에 미국이 「사회보장법(Social Security Act)」을 제정하면서 법률명으로서 처음으로 사용되었고, 이후 사회보장이라는 용어는 전 세계적으로 통용되기 시작하였다.

① 제2차 세계대전 후 국제노동기구(ILO)의 「사회보장의 길(Approach to Social Security)」과 영국의 비버리지(W. H. Beveridge)[71]가 작성한 보고서 「사회보험과 관련 서비스(Social Insurance and Allied Services)」 및 프랑스의 라로크(Pierre Laroque)가 책정한 「사회보장계획(Le plan français de sécuritésociale)」의 영향으로 각국에서 구체적인 사회정책으로 제도화되기 시작하였다.

② 우리나라는 1962년 제5차 개정헌법 제30조제2항에서 처음으로 '국가는 사회보장의 증진에 노력하여야 한다.'라고 규정하여 국가적 의무로서 '사회보장'을 천명하였고, 이에 따라 1963년 11월 5일 법률 제1437호로 전문 7개조의 「사회보장에 관한 법률」을 제정하였다. 그 후 1980년 제8차 개정헌법에서는 '사회보장'이라는 용어와 '사회복지'라는 용어를 병기하였다.

2. 비버리지 보고서(Beveridge Report)

① 궁핍(want) · 질병(disease) · 무지(ignorance) · 불결(squalor) · 나태(idleness)를 '다섯 가지 악'으로 명명하여 국가가 사회보험 제도를 정비하여 이에 대항해야 하며, 불가능할 경우에는 공공부조를 설계해야 한다고 주장[72]했다. 또한, 사회보험에 대해서 6가지의 원칙을 제시하였는데, 이는 각각 생존수준의 정액급여(Flat rate of subsistence benefit) · 정액기여(Flat rate of contribution) · 행정책임의 단일화(Unification of administrative responsibility) · 급여의 적절성(Adequacy of benefit) · 포괄성(Comprehensiveness), 그리고 대상분류(Classification)를 말한다[73].

---

71) 윌리엄 비버리지 남작(William Henry Beveridge, 1st Baron Beveridge, KCB, 1879년 3월 5일~1963년 3월 16일)은 영국의 경제학자이다. 옥스퍼드 대학교에서 공부하였으며, 모교의 법학 강사를 지냈다. 1919년 런던 정치경제대학교 학장, 1926년부터 1928년까지 런던 대학교 부총장을 역임하였다. 왕립 경제학회의 회장을 맡기도 하였다. 〈모닝 포스트〉지의 논설위원도 지낸 그는 실업 보험 문제의 권위자로서 직업소개소 창설에 참여하였다.
제1차 세계대전 중에는 군수성과 식량성에 근무하였고, 제2차 세계대전 중에는 처칠 수상 밑에서 노동차관이 되었으며, 사회보험 및 연합국 전시근로위원회 의장에 임명되어 비버리지 보고서를 작성하여 "비버리지 제도"를 세웠다.

72) 平岡公一 (2011년 12월 16일). "社會福祉學" [사회복지학] (일본어). 有斐閣. 113~119쪽.

73) 지은정 (2006). "비버리지 보고서의 사회보장 원칙과 가정에 대한 비판의 타당성 검토" (학위논문). 한국사회복지학. 175~207쪽.

② 실업 · 질병 · 재해 등으로 인하여 소득이 중단된 경우에 대처하기 위해, 노령에 의한 퇴직이나 자신 이외 가족의 사망에 의한 부양의 상실에 대비하기 위해, 출생 · 사망 · 혼인 등과 관련된 특별한 지출을 감당하기 위해 소득을 보장하는 제도이다.

③ 사회구성원에게 생활의 위험이 발생했을 경우에 사회적으로 보호하는 대응체계를 가리키는 포괄적인 의미로 쓰는 말이다. 인력으로 감당할 수 없어 발생한 소득의 상실이나 감소 등의 경제적 빈곤에서 초래하는 불안을 제거함으로써 사회적 안정을 이루려는 제도이다.

3. 사회보장의 개념

'사회보장(Social Security)'이라는 용어가 처음으로 사용된 시기에 대해서는 대체로 의견이 일치하고 있으며 해당 용어가 전 세계적으로 파급되어 사용하고 있음에도 불구하고, '사회보장'의 개념에 대해서는 개인적 · 국가적 · 시대적 · 학문적 관점에 따라 매우 다양하게 인식되고 있다.

국제노동기구는 「사회보장의 길」에서 '사회보장'은 '사회구성원들에게 발생하는 일정한 위험에 대해서 사회가 적절하게 부여하는 보장'이라고 정의하면서, 그 구성요소로 ① 전체 국민을 대상으로 해야 하고 ② 최저생활이 보장되어야 하며 ③ 모든 위험과 사고가 보호되어야 할 뿐만 아니라 ④ 공공의 기관을 통해서 보호나 보장이 이루어져야 한다고 하였다.

4. 사회보장기본법[74)]

① **사회보장**(社會保障, social security) : 출산 · 양육 · 실업 · 노령 · 장애 · 질병 · 빈곤 및 사망 등의 사회적 위험으로부터 모든 국민을 보호하고 국민 삶의 질을 향상하는 데 필요한 소득 · 서비스를 보장하는 사회보험, 공공부조, 사회 서비스이다.

② **사회보험**(社會保險, social insurance) : 국민에게 발생하는 사회적 위험을 보험의 방식으로 대처함으로써 국민의 건강과 소득을 보장하는 제도이다.

③ **공공부조**(公共扶助, public assistance) : 국가와 지방자치단체의 책임 하에 생활 유지 능력이 없거나 생활이 어려운 국민의 최저생활을 보장하고 자립을 지원하는 제도이다.

74) 사회보장기본법[시행 2020. 7. 8.] [법률 제17202호, 2020. 4. 7., 일부개정] 제3조

④ **사회 서비스**(社會, social service) : 국가 · 지방자치단체 및 민간부문의 도움이 필요한 모든 국민에게 복지 · 보건의료 · 교육 · 고용 · 주거 · 문화 · 환경 등의 분야에서 인간다운 생활을 보장하고, 상담 · 재활 · 돌봄 · 정보의 제공 · 관련 시설의 이용 · 역량 개발 · 사회참여 지원 등을 통하여 국민의 삶의 질이 향상되도록 지원하는 제도이다.

⑤ **평생사회안전망**(平生社會安全網, lifetime social safety net) : 생애주기에 걸쳐 보편적으로 충족되어야 하는 기본욕구와 특정한 사회위험에 의하여 발생하는 특수욕구를 동시에 고려하여 소득 · 서비스를 보장하는 맞춤형 사회보장제도이다.

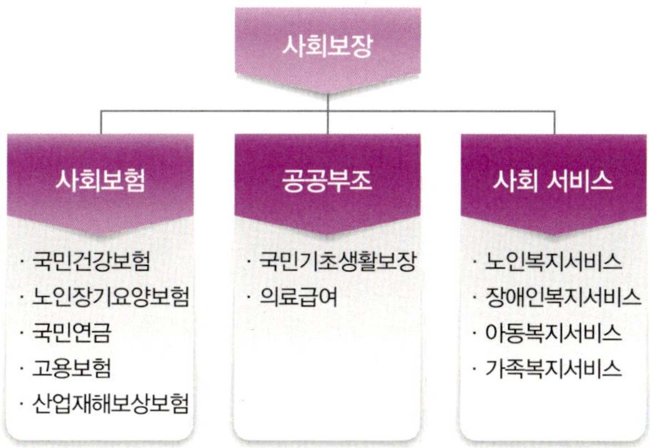

그림 3-8 사회보장

5. 사회보험[75)]

'사회보험'은 기본적으로 미래에 직면할 수 있는 사회적 위험에 대비하여 평소 경제활동을 통하여 소득이 있을 때 그 소득의 일부를 강제로 갹출하여 사전에 대비하는 제도를 말한다. '사회보험'은 '민간보험'과 마찬가지로 가입자의 기여금(보험료)을 재원으로 가입자에게 발생하는 위험(보험사고)을 분산하는 보험원리를 이용하고 있지만, 영리를 목적으로 하는 '민간보험'과는 다른 성격을 가지게 된다.

75) 국민건강보험공단 홈페이지 > 제도소개 > 한국의 사회보장 > 사회보험

표 3-1 사회보험과 민간보험의 비교

구분	사회보험	민간보험
책임주체	국가	개인
원칙	사회연대성	계약성
법적근거	사회보험법	상법(보험법)
가입	의무	임의
운영 · 관리체계	국가 또는 공법인(공단)	사기업(회사)
보험료의 분담	소득수준에 따른 능력비례부담	위험크기에 따른 부담
보험급여	균등급여	계약에 따라 급여
급여형태	현금 또는 현물	현금

6. 공공부조[76)]

'공공부조'는 사회보장제도 중 사회보험 다음으로 큰 비중을 차지하고 있는 비기여(非寄與), 소득 · 자산조사 프로그램으로, 스스로 생활유지 능력이 없거나 생활이 어려운 사람들에게 국가가 대한민국 헌법 제34조제1항이 보장하는 인간다운 생활을 영위할 수 있도록 하는 제도이다. '공공부조'는 기여금을 지불하지 않는다는 측면에서 가입자들이 지불한 기여금에 의한 소득 · 서비스를 보장하는 제도인 '사회보험'과는 구별되며, '공공부조'가 사후적으로 빈곤의 문제를 해결하는 '사회안전망(Social Safety Net)'인 반면, '사회보험'은 사람들이 빈곤으로 떨어지지 않도록 미리 예방하는 제도이다.

표 3-2 공공부조와 사회보험의 비교

구분	공공부조	사회보험
제도내용	저소득층의 최저생활 보장	사회위험에 대한 연대적 대응
지급대상	선별주의	보편주의
적용원리	무차별 평등주의	비례원리에 따른 형평주의
자격요건	소득 및 자산 조사	기여금의 납부
재원	일반조세	보험료 및 국고
급여수준	최저생활 보장	사회적 적정성
수급권의 성격	희박한 권리성	강한 권리성

76) 국민건강보험공단 홈페이지 > 제도소개 > 한국의 사회보장 > 공공부조

7. 사회 서비스[77)]

'사회 서비스'는 현금급여와 더불어 현물급여의 형태로 지급되며 개별차원의 서비스를 제공한다는 점에서 공공부조와 구분된다. 즉, 기여금을 지불하지 않았으나 일정한 소득 및 자산조사를 거쳐 그 조건에 해당하는 사람들에게 급여를 제공하거나 일정한 인구학적 기준만 충족되면(아동, 장애인, 노인 등) 기여금은 물론이고 소득 및 자산 조사 없이도 급여를 제공하는 제도이다. '사회 서비스'의 재원은 주로 국가의 일반조세에 의해 충당되나 일부는 본인부담에 의해 충당되는 경우도 있다.

8. 소득보장[78)]

① 국가와 지방자치단체는 다양한 사회적 위험 아래에서도 모든 국민들이 인간다운 생활을 할 수 있도록 소득을 보장하는 제도를 마련하여야 한다.

② 국가와 지방자치단체는 공공부문과 민간부문의 소득보장제도가 효과적으로 연계되도록 하여야 한다.

77) 국민건강보험공단 홈페이지 > 제도소개 > 한국의 사회보장 > 사회서비스

78) 사회보장기본법[시행 2020. 7. 8.] [법률 제17202호, 2020. 4. 7., 일부개정] 제24조

2. 의료보장과 소득보장

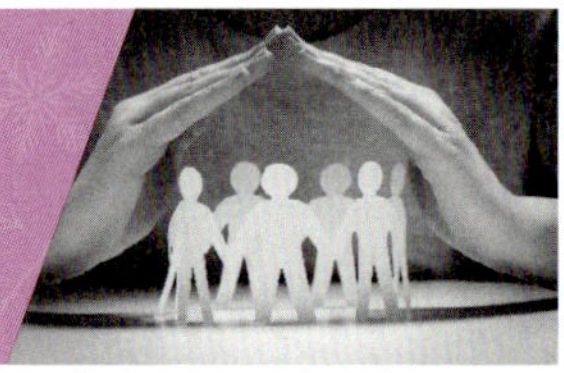

Check Point

최근 의료보장과 관련된 주요 출제문제의 유형은 산재보험급여의 종류와 산정기준, 그리고 건강보험의 수급권자 및 급여의 내용과 관련된 문제를 비중 있게 다루고 있다.
반면, 소득보장과 관련해서는 고용보험의 정의, 실업급여의 종류, 휴직·휴가급여 및 국민연금과 관련된 급여의 종류, 그리고 기초생활보장과 관련하여 수급권자 및 급여의 내용 등에 관한 문제에 초점을 두고 있다.

1. 의료보장

1. 산업재해보상보험[79]

(1) 산업재해보상보험의 목적

고용노동부장관이 관장하는 산업재해보상보험법은 산업재해보상보험 사업을 시행하여 근로자의 업무상의 재해를 신속하고 공정하게 보상하며, 재해근로자의 재활 및 사회복귀 촉진을 위하여 이에 필요한 보험시설을 설치 · 운영하고, 재해 예방과 그밖에 근로자의 복지증진을 위한 사업을 시행하여 근로자 보호에 이바지하는 것을 목적으로 한다.

(2) 산업재해보상보험의 정의

① **"업무상의 재해"**란 업무상의 사유에 따른 근로자의 부상 · 질병 · 장해 또는 사망을 말한다.

② **"근로자" · "임금" · "평균임금" · "통상임금"**이란 각각 「근로기준법」에 따른 "근로자" · "임금" · "평균임금" · "통상임금"을 말한다. 다만, 「근로기준법」에 따라 "임금" 또는 "평균임금"을 결정하기 어렵다고 인정되면 고용노동부장관이 정하여 고시하는 금액을 해당 "임금" 또는 "평균임금"으로 한다.

③ **"유족"**이란 사망한 자의 배우자(사실상 혼인 관계에 있는 자를 포함한다. 이하 같다) · 자녀 · 부모 · 손자녀 · 조부모 또는 형제자매를 말한다.

④ **"치유"**란 부상 또는 질병이 완치되거나 치료의 효과를 더 이상 기대할 수 없고 그 증상이 고정된 상태에 이르게 된 것을 말한다.

---

79) 산업재해보상보험법[시행 2020. 1. 16.] [법률 제16272호, 2019. 1. 15., 타법개정]

⑤ **"장해"**란 부상 또는 질병이 치유되었으나 정신적 또는 육체적 훼손으로 인하여 노동능력이 상실되거나 감소된 상태를 말한다.

⑥ **"중증요양상태"**란 업무상의 부상 또는 질병에 따른 정신적 또는 육체적 훼손으로 노동능력이 상실되거나 감소된 상태로서 그 부상 또는 질병이 치유되지 아니한 상태를 말한다.

⑦ **"진폐"**(塵肺)란 분진을 흡입하여 폐에 생기는 섬유증식성(纖維增殖性) 변화를 주된 증상으로 하는 질병을 말한다.

⑧ **"출퇴근"**이란 취업과 관련하여 주거와 취업장소 사이의 이동 또는 한 취업장소에서 다른 취업장소로의 이동을 말한다.

(3) 산재보험급여의 종류와 산정 기준 등

① **요양급여** : 진찰 및 검사, 약제 또는 진료재료와 의지(義肢) 그 밖의 보조기의 지급, 처치, 수술, 그 밖의 치료, 재활치료, 입원, 간호 및 간병, 이송, 고용노동부령으로 정하는 사항

② **휴업급여** : 업무상 사유로 부상을 당하거나 질병에 걸린 근로자에게 요양으로 취업하지 못한 기간에 대하여 지급하되, 1일당 지급액은 평균임금의 100분의 70에 상당하는 금액으로 한다. 다만, 취업하지 못한 기간이 3일 이내이면 지급하지 아니한다.

③ **장해급여** : 근로자가 업무상의 사유로 부상을 당하거나 질병에 걸려 치유된 후 신체 등에 장해가 있는 경우에 그 근로자에게 지급한다. 장해등급에 따라 장해보상연금 또는 장해보상일시금으로 하되, 그 장해등급의 기준은 대통령령으로 정한다.

④ **간병급여** : 요양급여를 받은 자 중 치유 후 의학적으로 상시 또는 수시로 간병이 필요하여 실제로 간병을 받는 자에게 지급한다.

⑤ **유족급여** : 근로자가 업무상의 사유로 사망한 경우에 유족에게 지급한다. 유족급여는 유족보상연금이나 유족보상일시금으로 하되, 유족보상일시금은 근로자가 사망할 당시 유족보상연금을 받을 수 있는 자격이 있는 자가 없는 경우에 지급한다.

유족보상연금을 받을 수 있는 자격이 있는 자가 원하면 유족보상일시금의 100분의 50에 상당하는 금액을 일시금으로 지급하고 유족보상연금은 100분의 50을 감액하여 지급한다.

⑥ **상병(傷病)보상연금** : 요양급여를 받는 근로자가 요양을 시작한 지 2년이 지난 날 이후에 부상이나 질병이 치유되지 아니한 상태이고, 부상이나 질병에 따른 중증요양상태의 정도가 대통령령으로 정하는 중증요양상태등급 기준에 해당하고, 요양으로 인하여 취업하지 못하는 상태가 계속되면 휴업급여 대신으로 상병보상연금을 그 근로자에게 지급한다.

⑦ **장례비(葬禮費)** : 근로자가 업무상의 사유로 사망한 경우에 지급하되, 평균임금의 120일분에 상당하는 금액을 그 장례(葬禮)를 지낸 유족에게 지급한다. 다만, 장례를 지낼 유족이 없거나 그 밖에 부득이한 사유로 유족이 아닌 자가 장례를 지낸 경우에는 평균임금의 120일분에 상당하는 금액의 범위에서 실제 드는 비용을 그 장례를 지낸 자에게 지급한다.

⑧ **직업재활급여**

- 장해급여자(장해급여 또는 진폐보상연금을 받은 자) 중 취업을 위하여 직업훈련이 필요한 자에 대하여 실시하는 직업훈련에 드는 비용 및 직업훈련수당을 지급한다.
- 업무상의 재해가 발생할 당시의 사업에 복귀한 장해급여자에 대하여 사업주가 고용을 유지하거나 직장적응훈련 또는 재활운동을 실시하는 경우에 각각 지급하는 직장복귀지원금과 직장적응훈련비 및 재활운동비를 지급한다.

2. 건강보험[80)]

(1) 국민건강보험의 목적

국민건강보험은 국민의 질병 · 부상에 대한 예방 · 진단 · 치료 · 재활과 출산 · 사망 및 건강증진에 대하여 보험급여를 실시함으로써 국민보건 향상과 사회보장 증진에 이바지함을 목적으로 한다.

(2) 국민건강보험의 정의

① **"근로자"**란 직업의 종류와 관계없이 근로의 대가로 보수를 받아 생활하는 사람으로서 공무원 및 교직원을 제외한 사람을 말한다.

② **"사용자"**란 다음 각 목의 어느 하나에 해당하는 자를 말한다.

80) 국민건강보험법[시행 2022. 7. 1.] [법률 제16728호, 2019. 12. 3., 일부개정]

- 근로자가 소속되어 있는 사업장의 사업주
- 공무원이 소속되어 있는 기관의 장으로서 대통령령으로 정하는 사람
- 교직원이 소속되어 있는 사립학교를 설립 · 운영하는 자

③ “사업장”이란 사업소나 사무소를 말한다.

④ “공무원”이란 국가나 지방자치단체에서 상시 공무에 종사하는 사람을 말한다.

⑤ “교직원”이란 사립학교나 사립학교의 경영기관에서 근무하는 교원과 직원을 말한다.

(3) 보험급여

① **요양급여** : 가입자와 피부양자의 질병 · 부상 · 출산 등에 대하여 진찰 · 검사, 약제(藥劑) · 치료재료의 지급, 처치 · 수술 및 그 밖의 치료, 예방 · 재활, 입원, 간호, 이송(移送)의 요양급여를 실시한다.

② **요양비** : 공단은 가입자나 피부양자가 보건복지부령으로 정하는 긴급하거나 그 밖의 부득이한 사유로 요양기관과 비슷한 기능을 하는 기관으로서 보건복지부령으로 정하는 기관에서 질병 · 부상 · 출산 등에 대하여 요양을 받거나 요양기관이 아닌 장소에서 출산한 경우에는 그 요양급여에 상당하는 금액을 보건복지부령으로 정하는 바에 따라 가입자나 피부양자에게 요양비로 지급한다.

③ **부가급여** : 공단은 이 법에서 정한 요양급여 외에 대통령령으로 정하는 바에 따라 임신 · 출산 진료비, 장제비, 상병수당, 그 밖의 급여를 실시할 수 있다.

④ **장애인에 대한 특례** : 공단은 장애인인 가입자 및 피부양자에게는 보조기기에 대하여 보험급여를 할 수 있다.

⑤ **건강검진**

- 공단은 가입자와 피부양자에 대하여 질병의 조기 발견과 그에 따른 요양급여를 하기 위하여 건강검진을 실시한다.
- 건강검진의 종류 및 대상은 다음 각 호와 같다.
- 일반건강검진: 직장가입자, 세대주인 지역가입자, 20세 이상인 지역가입자 및 피부양자
- 암검진: 암의 종류별 검진주기와 연령 기준 등에 해당하는 사람
- 영유아건강검진: 6세 미만의 가입자 및 피부양자

3. 의료급여[81)]

(1) 의료급여의 목적 : 생활이 어려운 사람에게 의료급여를 함으로써 국민보건의 향상과 사회복지의 증진에 이바지함을 목적으로 한다.

(2) 의료급여의 정의

① **"수급권자"**란 이 법에 따라 의료급여를 받을 수 있는 자격을 가진 사람을 말한다.

② **"의료급여기관"**이란 수급권자에 대한 진료 · 조제 또는 투약 등을 담당하는 의료기관 및 약국 등을 말한다.

③ **"부양의무자"**란 수급권자를 부양할 책임이 있는 사람으로서 수급권자의 1촌 직계혈족 및 그 배우자를 말한다.

(3) 수급권자

① 「국민기초생활 보장법」에 따른 의료급여 수급자

② 「재해구호법」에 따른 이재민으로서 보건복지부장관이 의료급여가 필요하다고 인정한 사람

③ 「의사상자 등 예우 및 지원에 관한 법률」에 따라 의료급여를 받는 사람

④ 「입양특례법」에 따라 국내에 입양된 18세 미만의 아동

⑤ 「독립유공자예우에 관한 법률」과 「국가유공자 등 예우 및 지원에 관한 법률」 및 「보훈보상대상자 지원에 관한 법률」의 적용을 받고 있는 사람과 그 가족으로서 국가보훈처장이 의료급여가 필요하다고 추천한 사람 중에서 보건복지부장관이 의료급여가 필요하다고 인정한 사람

⑥ 「무형문화재 보전 및 진흥에 관한 법률」에 따라 지정된 국가무형문화재의 보유자(명예보유자를 포함한다)와 그 가족으로서 문화재청장이 의료급여가 필요하다고 추천한 사람 중에서 보건복지부장관이 의료급여가 필요하다고 인정한 사람

⑦ 「북한이탈주민의 보호 및 정착지원에 관한 법률」의 적용을 받고 있는 사람과 그 가족으로서 보건복지부장관이 의료급여가 필요하다고 인정한 사람

⑧ 「5 · 18 민주화운동 관련자 보상 등에 관한 법률」 제8조에 따라 보상금등을 받은 사람과 그 가족으로서 보건복지부장관이 의료급여가 필요하다고 인정한 사람

---

81) 의료급여법[시행 2019. 10. 24.] [법률 제16374호, 2019. 4. 23., 일부개정]

⑨「노숙인 등의 복지 및 자립지원에 관한 법률」에 따른 노숙인 등으로서 보건복지부 장관이 의료급여가 필요하다고 인정한 사람
⑩ 그 밖에 생활유지 능력이 없거나 생활이 어려운 사람으로서 대통령령으로 정하는 사람

(4) 난민에 대한 특례

: 「난민법」에 따른 난민인정자로서 「국민기초생활 보장법」 제12조의3제2항에 따른 의료급여 수급권자의 범위에 해당하는 사람은 수급권자로 본다.

(5) 수급권자의 인정 절차

① 수급권자가 되려는 사람은 보건복지부령으로 정하는 바에 따라 특별자치시장 · 특별자치도지사 · 시장 · 군수 · 구청장에게 수급권자 인정 신청을 하여야 한다.
② 시장 · 군수 · 구청장은 신청인을 수급권자로 인정하는 것이 타당한지를 확인하기 위하여 필요한 경우 그 신청인에게 자료 또는 정보의 제공에 동의한다는 서면을 제출하게 할 수 있다.
③ 조사, 확인조사, 금융정보 등의 제공 등에 관하여는 「국민기초생활 보장법」 제22조, 제23조 및 제23조의2를 준용한다.

(6) 보장기관

① 의료급여에 관한 업무는 수급권자의 거주지를 관할하는 특별시장 · 광역시장 · 도지사와 시장 · 군수 · 구청장이 한다.
② 주거가 일정하지 아니한 수급권자에 대한 의료급여 업무는 그가 실제 거주하는 지역을 관할하는 시장 · 군수 · 구청장이 한다.
③ 특별시장 · 광역시장 · 도지사 및 시장 · 군수 · 구청장은 수급권자의 건강 유지 및 증진을 위하여 필요한 사업을 실시하여야 한다.

(7) 의료급여의 내용

① 수급권자의 질병 · 부상 · 출산 등에 대한 의료급여의 내용은 다음 각 호와 같다.

- 진찰 · 검사

• 약제(藥劑) · 치료재료의 지급
• 처치 · 수술과 그 밖의 치료
• 예방 · 재활
• 입원
• 간호
• 이송과 그 밖의 의료목적 달성을 위한 조치

② 의료급여의 방법 · 절차 · 범위 · 한도 등 의료급여의 기준에 관하여는 보건복지부령으로 정하고, 의료수가기준과 그 계산방법 등에 관하여는 보건복지부장관이 정한다.

③ 보건복지부장관은 의료급여의 기준을 정할 때에는 업무 또는 일상생활에 지장이 없는 질환 등 보건복지부령으로 정하는 사항은 의료급여 대상에서 제외할 수 있다.

2. 소득보장

1. 고용보험[82)]

(1) 고용보험의 목적

고용보험법은 고용보험의 시행을 통하여 실업의 예방과 고용의 촉진 및 근로자의 직업능력의 개발과 향상을 꾀하고, 국가의 직업지도와 직업소개 기능을 강화하며, 근로자가 실업한 경우에 생활에 필요한 급여를 실시하여 근로자의 생활안정과 구직 활동을 촉진함으로써 경제 · 사회 발전에 이바지하는 것을 목적으로 한다.

(2) 고용보험의 정의

① **피보험자** : 고용보험에 가입되거나 가입된 것으로 보는 근로자 또는 고용보험[83)]에 가입하거나 가입된 것으로 보는 자영업자.

② **이직**(離職) : 피보험자와 사업주 사이의 고용관계가 끝나게 되는 것.

③ **실업** : 근로의 의사와 능력이 있음에도 불구하고 취업하지 못한 상태.

---

82) 고용보험법[시행 2020. 8. 28.] [법률 제16557호, 2019. 8. 27., 일부개정]

83) 보험료징수법 제49조의2제1항 · 제2항

④ **실업의 인정** : 직업안정기관의 장이 수급자격자가 실업한 상태에서 적극적으로 직업을 구하기 위하여 노력하고 있다고 인정하는 것.

⑤ **보수** : 근로소득에서 대통령령으로 정하는 금품을 뺀 금액. 다만, 휴직이나 그 밖에 이와 비슷한 상태에 있는 기간 중에 사업주 외의 자로부터 지급받는 금품 중 고용노동부장관이 정하여 고시하는 금품은 보수.

⑥ **일용근로자** : 1개월 미만 동안 고용되는 자.

(3) 실업급여의 종류 : 실업급여는 구직급여와 취업촉진 수당으로 구분한다.

1) 구직급여 : 이직한 피보험자가 다음의 요건을 모두 갖춘 경우에 지급한다.

① 기준기간 동안의 피보험 단위기간이 통산(通算)하여 180일 이상일 것

② 근로의 의사와 능력이 있음에도 불구하고 취업(영리를 목적으로 사업을 영위하는 경우에 포함)하지 못한 상태에 있을 것

③ 이직사유가 수급자격의 제한 사유에 해당하지 아니할 것

④ 재취업을 위한 노력을 적극적으로 할 것

⑤ 다음 각 목의 어느 하나에 해당할 것(최종 이직 당시 일용근로자였던 자만 해당)

⑥ 수급자격 인정신청일 이전 1개월 동안의 근로일수가 10일 미만일 것

⑦ 건설일용근로자로서 수급자격 인정신청일 이전 14일 동안 연속하여 근로내역이 없을 것

⑧ 최종 이직 당시의 기준기간 동안의 피보험 단위기간 중 다른 사업에서 수급자격의 제한 사유에 해당하는 사유로 이직한 사실이 있는 경우에는 그 피보험 단위기간 중 90일 이상을 일용근로자로 근로하였을 것(최종 이직 당시 일용근로자였던 자만 해당)

⑨ 기준기간은 이직일 이전 18개월로 하되, 피보험자가 다음 각 호의 어느 하나에 해당하는 경우에는 다음의 구분에 따른 기간을 기준기간으로 한다.

⑩ 이직일 이전 18개월 동안에 질병 · 부상, 그 밖에 대통령령으로 정하는 사유로 계속하여 30일 이상 보수의 지급을 받을 수 없었던 경우: 18개월에 그 사유로 보수를 지급 받을 수 없었던 일수를 가산한 기간(3년을 초과할 때에는 3년으로 한다)

⑪ 다음 각 목의 요건에 모두 해당하는 경우: 이직일 이전 24개월

- 이직 당시 1주 소정근로시간이 15시간 미만이고, 1주 소정근로일수가 2일 이하

인 근로자로 근로하였을 것

- 이직일 이전 24개월 동안의 피보험 단위기간 중 90일 이상을 가목의 요건에 해당하는 근로자로 근로하였을 것

2) 취업촉진 수당의 종류

① 조기(早期) 재취업 수당

② 직업능력개발 수당

③ 광역 구직활동비

④ 이주비

(4) 육아휴직 급여

① 고용노동부장관은 육아휴직을 30일 이상 부여받은 피보험자 중 육아휴직을 시작한 날 이전에 피보험 단위기간이 통산하여 180일 이상인 피보험자에게 육아휴직 급여를 지급한다.

② 육아휴직 급여를 지급받으려는 사람은 육아휴직을 시작한 날 이후 1개월부터 육아휴직이 끝난 날 이후 12개월 이내에 신청하여야 한다.

③ 피보험자가 육아휴직 급여 지급신청을 하는 경우 육아휴직 기간 중에 이직하거나 고용노동부령으로 정하는 기준에 해당하는 취업을 한 사실이 있는 경우에는 해당 신청서에 그 사실을 기재하여야 한다.

(5) 출산전후 휴가 급여 등

고용노동부장관은 피보험자가 출산전후 휴가 또는 유산 · 사산휴가를 받은 경우와 배우자 출산휴가를 받은 경우로서 다음 각 호의 요건을 모두 갖춘 경우에 출산전후휴가 급여 등을 지급한다.

① 휴가가 끝난 날 이전에 피보험 단위기간이 통산하여 180일 이상일 것.

② 휴가를 시작한 날 이후 1개월부터 휴가가 끝난 날 이후 12개월 이내에 신청할 것. 다만, 그 기간에 대통령령으로 정하는 사유로 출산전후휴가 급여 등을 신청할 수 없었던 자는 그 사유가 끝난 후 30일 이내에 신청하여야 한다.

2. 국민연금[84)]

(1) 국민연금의 목적 : 국민연금법은 국민의 노령, 장애 또는 사망에 대하여 연금급여를 실시함으로써 국민의 생활 안정과 복지 증진에 이바지하는 것을 목적으로 한다.

(2) 국민연금 용어의 정의

① **근로자** : 직업의 종류가 무엇이든 사업장에서 노무를 제공하고 그 대가로 임금을 받아 생활하는 자를 말한다.

② **사용자(使用者)** : 해당 근로자가 소속되어 있는 사업장의 사업주.

③ **소득** : 일정한 기간 근로를 제공하여 얻은 수입에서 대통령령으로 정하는 비과세소득을 제외한 금액 또는 사업 및 자산을 운영하여 얻는 수입에서 필요경비를 제외한 금액.

④ **평균소득월액** : 매년 사업장가입자 및 지역가입자 전원(全員)의 기준소득월액을 평균한 금액.

⑤ **기준소득월액** : 연금보험료와 급여를 산정하기 위하여 국민연금가입자의 소득월액을 기준으로 하여 정하는 금액.

⑥ **사업장가입자** : 사업장에 고용된 근로자 및 사용자로서 국민연금에 가입된 자.

⑦ **지역가입자** : 사업장가입자가 아닌 자로서 국민연금에 가입된 자.

⑧ **임의가입자** : 사업장가입자 및 지역가입자 외의 자로서 국민연금에 가입된 자.

⑨ **임의계속가입자** : 국민연금 가입자 또는 가입자였던 자가 65세가 될 때까지 국민연금공단에 가입을 신청하여 가입자로 된 자.

⑩ **연금보험료** : 국민연금사업에 필요한 비용으로서 사업장가입자의 경우에는 부담금 및 기여금의 합계액을, 지역가입자 · 임의가입자 및 임의계속가입자의 경우에는 본인이 내는 금액.

(3) 가입 대상 : 국내에 거주하는 국민으로서 18세 이상 60세 미만인 자는 국민연금 가입 대상이 된다. 다만, 「공무원연금법」, 「군인연금법」, 「사립학교교직원 연금법」 및 「별정우체국법」을 적용받는 공무원, 군인, 교직원 및 별정우체국 직원, 그

84) 국민연금법[시행 2020. 7. 22.] [법률 제16867호, 2020. 1. 21., 일부개정]

밖에 대통령령으로 정하는 자는 제외한다.

(4) 급여의 종류

① **노령연금** : 가입기간이 10년 이상인 가입자 또는 가입자였던 자에 대하여는 60세(특수직종근로자는 55세)가 된 때부터 그가 생존하는 동안 노령연금을 지급한다. 단, 가입기간이 10년 이상인 가입자 또는 가입자였던 자로서 55세 이상인 자가 대통령령으로 정하는 소득이 있는 업무에 종사하지 아니하는 경우에 본인이 희망하면 60세가 되기 전이라도 본인이 청구한 때부터 그가 생존하는 동안 일정한 금액의 연금(조기노령연금)을 받을 수 있다.

② **장애연금** : 가입자 또는 가입자였던 자가 질병이나 부상으로 신체상 또는 정신상의 장애가 있고 일정요건을 모두 충족하는 경우에는 장애 정도를 결정하는 기준이 되는 날부터 그 장애가 계속되는 기간 동안 장애 정도에 따라 장애연금을 지급한다.

③ **유족연금** : 노령연금 수급권자의 유족에게 유족연금을 지급한다.

④ **반환일시금** : 유족연금이 지급되는 경우를 제외하고, 가입자 또는 가입자였던 자가 사망한 때 유족의 청구에 의하여 반환일시금을 지급받을 수 있다.

3. 기초생활보장[85)]

(1) 목적 : 생활이 어려운 사람에게 필요한 급여를 실시하여 이들의 최저생활을 보장하고 자활을 돕는 것을 목적으로 한다.

(2) 정의 : “수급권자”란 국민기초생활 보장법에 따른 급여를 받을 수 있는 자격을 가진 사람을 말한다.

1) 1종 수급권자

① 「국민기초생활보장법」에 의한 수급자 중 다음에 해당하는 자

② 18세 미만인 자, 65세 이상인 자, 중증장애인, 질병, 부상 또는 그 후유증으로 치료나 요양이 필요한 사람 중에서 근로능력평가를 통하여 시장 · 군수 · 구청장이 근로능력이 없다고 판정한 사람, 임신 중에 있거나 분만 후 6개월 미만의 여자, 병역의무를 이행중인 자 또는 근로능력이 없거나 근로가 곤란하다고 인정하여 보건복지부장관이 정하는 자만으로 구성된 세대의 구성원

85) 국민기초생활보장법[시행 2020. 6. 4.] [법률 제16734호, 2019. 12. 3., 일부개정]

③ 보장시설에서 급여를 받고 있는 자

④ 보건복지부장관이 정하여 고시하는 결핵질환, 희귀난치성질환 또는 중증질환을 가진 사람

⑤ 「재해구호법」에 따른 이재민으로서 보건복지부장관이 의료급여가 필요하다고 인정한 사람

⑥ 「의사상자 등 예우 및 지원에 관한 법률」에 따라 의료급여를 받는 사람

⑦ 「입양특례법」에 따라 국내에 입양된 18세 미만의 아동

⑧ 「독립유공자예우에 관한 법률」, 「국가유공자 등 예우 및 지원에 관한 법률」 및 「보훈보상대상자 지원에 관한 법률」의 적용을 받고 있는 사람과 그 가족으로서 국가보훈처장이 의료급여가 필요하다고 추천한 사람 중에서 보건복지부장관이 의료급여가 필요하다고 인정한 사람

⑨ 「무형문화재 보전 및 진흥에 관한 법률」에 따라 지정된 국가무형문화재의 보유자와 그 가족으로서 문화재청장이 의료급여가 필요하다고 추천한 사람 중에서 보건복지부장관이 의료급여가 필요하다고 인정한 사람

⑩ 「북한이탈주민의 보호 및 정착지원에 관한 법률」의 적용을 받고 있는 사람과 그 가족으로서 보건복지부장관이 의료급여가 필요하다고 인정한 사람

⑪ 「5 · 18 민주화운동 관련자 보상 등에 관한 법률」 제8조에 따라 보상금등을 받은 사람과 그 가족으로서 보건복지부장관이 의료급여가 필요하다고 인정한 사람

⑫ 「노숙인 등의 복지 및 자립지원에 관한 법률」에 따른 노숙인 등으로서 보건복지부장관이 의료급여가 필요하다고 인정한 사람

2) 2종 수급권자

① 「국민기초생활보장법」에 따른 의료급여 수급자 중 무연고자가 아닌자

② 보건복지부장관이 2종 의료급여가 필요하다고 인정하는 자

- **"수급자"**란 의료급여법에 따른 급여를 받는 사람을 말한다.
- **"수급품"**이란 의료급여법에 따라 수급자에게 지급하거나 대여하는 금전 또는 물품을 말한다.
- **"보장기관"**이란 의료급여법에 따른 급여를 실시하는 국가 또는 지방자치단체를 말한다.

- **"부양의무자"**란 수급권자를 부양할 책임이 있는 사람으로서 수급권자의 1촌의 직계혈족 및 그 배우자를 말한다. 다만, 사망한 1촌의 직계혈족의 배우자는 제외한다.
- **"최저보장수준"**이란 국민의 소득 · 지출 수준과 수급권자의 가구 유형 등 생활실태나 물가상승률 등을 고려하여 급여의 종류별로 공표하는 금액이나 보장수준을 말한다.
- **"최저생계비"**란 국민이 건강하고 문화적인 생활을 유지하기 위하여 필요한 최소한의 비용으로서 보건복지부장관이 계측하는 금액을 말한다.
- **"개별가구"**란 이 법에 따른 급여를 받거나 이 법에 따른 자격요건에 부합하는지에 관한 조사를 받는 기본단위로서 수급자 또는 수급권자로 구성된 가구를 말한다. 이 경우 개별가구의 범위 등 구체적인 사항은 대통령령으로 정한다.
- **"소득인정액"**이란 보장기관이 급여의 결정 및 실시 등에 사용하기 위하여 산출한 개별가구의 소득평가액과 재산의 소득환산액을 합산한 금액을 말한다.
- **"차상위계층"**이란 수급권자에 해당하지 아니하는 계층으로서 소득인정액이 대통령령으로 정하는 기준 이하인 계층을 말한다.
- **"기준 중위소득"**이란 보건복지부장관이 급여의 기준 등에 활용하기 위하여 중앙생활보장위원회의 심의 · 의결을 거쳐 고시하는 국민 가구소득의 중위값을 말한다.

4. 급여의 종류

① **생계급여** : 생계급여는 수급자에게 의복, 음식물 및 연료비와 그 밖에 일상생활에 기본적으로 필요한 금품을 지급하여 그 생계를 유지하게 하는 것으로 한다.

② **주거급여** : 주거급여는 수급자에게 주거 안정에 필요한 임차료, 수선유지비, 그 밖의 수급품을 지급하는 것으로 한다.

③ **의료급여** : 의료급여는 수급자에게 건강한 생활을 유지하는 데 필요한 각종 검사 및 치료 등을 지급하는 것으로 한다.

④ **교육급여** : 교육급여는 수급자에게 입학금 · 수업료 · 학용품비 및 그 밖의 수급품을 지급하는 것으로 하되, 학교의 종류 · 범위 등에 관하여 필요한 사항은 대통령령으로 정한다.

⑤ **해산급여**(解産給與) : 해산급여는 생계급여, 주거급여, 의료급여 중 하나 이상의 급여를 받는 수급자에게 다음 각 호의 급여를 실시하는 것으로 한다.

⑥ **장제급여(葬祭給與)** : 장제급여는 생계급여 · 주거급여 · 의료급여 중 하나 이상의 급여를 받는 수급자가 사망한 경우에 사체의 검안(檢案) · 운반 · 화장 또는 매장, 그 밖의 장제조치를 하는 것으로 한다.

⑦ **자활급여** : 자활급여는 수급자의 자활을 돕기 위하여 다음 각 호의 급여를 실시하는 것으로 한다.

- 자활에 필요한 금품의 지급 또는 대여
- 자활에 필요한 근로능력의 향상 및 기능습득의 지원
- 취업알선 등 정보의 제공
- 자활을 위한 근로기회의 제공
- 자활에 필요한 시설 및 장비의 대여
- 창업교육, 기능훈련 및 기술 · 경영 지도 등 창업지원
- 자활에 필요한 자산형성 지원
- 그 밖에 대통령령으로 정하는 자활을 위한 각종 지원

3. 우리나라의 건강보험제도

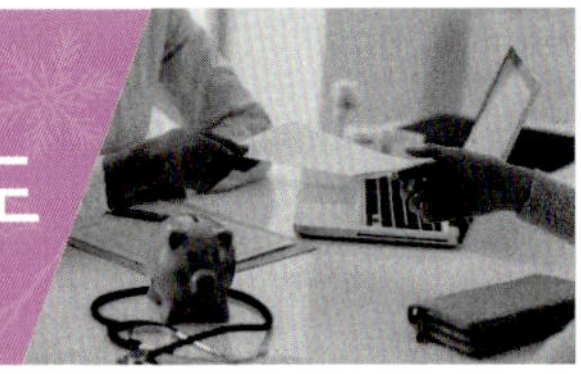

Check Point

본 장에서는 우리나라 건강보험제도의 특징과 기능을 숙지하고, 기본적인 보건의료제도의 구분을 숙지해야 한다. 특히, 미국의 보건의료제도에 있어서 공공제도로 운용되는 Medicare와 Medicaid의 차이점을 파악하고 민간의료제도에 관한 주요 내용에 역점을 두어 공부해 둔다.

1. 연혁 및 개요

1. 연혁[86)]

- 1963.12 – 의료보험법 제정
- 1977.07 – 500인 이상 사업장 근로자 의료보험 실시 (486개 조합 설립)
- 1979.01 – 공무원 및 사립학교교직원 의료보험 실시
- 1981.01 – 100인 이상 사업장 의료보험 적용 확대
- 1988.01 – 농어촌 지역의료보험 확대실시
- 1988.07 – 5인 이상 사업장 의료보험적용확대
- 1989.07 – 도시지역의료보험 실시→ 전 국민 의료보험 실현
- 1997.12 – 국민의료보험법 제정
- 1998.10 – 지역의료보험조합(227개 조합)과 공 · 교 의료보험관리공단 통합, 국민의료보험관리공단 출범
- 1999.02 – 국민건강보험법 제정
- 2000.07 – 국민의료보험관리공단과 직장의료보험조합(139개) 통합, 국민건강보험공단 출범 (의료보험 완전통합). 건강보험심사평가원 출범. 의약분업 시작.
- 2001.07 – 5인 미만 사업장 근로자 직장가입자 편입
- 2002.01 – 국민건강보험재정건전화특별법 제정
- 2003.07 – 직장재정과 지역재정 통합 (실질적인 건강보험 통합)
- 2005.07 – 노인장기요양보험 시범사업실시

86) 국민건강보험공단 홈페이지 > 제도소개 > 국민건강보험 > 건강보험제도 개요 > 연혁

• 2007.04 – 노인장기요양보험법 제정(법률 제8403호)
• 2008.07 – 노인장기요양보험 실시
• 2011.01 – 사회보험 징수통합(건강보험, 국민연금, 고용보험, 산재보험)
• 2012.07 – 포괄수가제 병 · 의원급 의료기관 당연적용(7개 질병군 입원환자)
• 2013.08 – 중증질환 재난적 의료비 지원사업 실시
• 2014.04 – 건보공단, 담배회사 상대로 손해배상청구소송 제기
• 2015.01 – 간호 · 간병통합서비스 보험급여 적용(2015.12.「의료법」 개정으로 기존 포괄간호 서비스에서 간호 · 간병통합 서비스로 명칭 변경)
• 2019.07 – 외국인 지역가입자 당연적용 실시

2. 개요 및 특징[87)]

(1) 개요

건강보험제도는 질병이나 부상으로 인해 발생한 고액의 진료비로 가계에 과도한 부담이 되는 것을 방지하기 위하여, 국민들이 평소에 보험료를 내고 보험자인 국민건강보험공단이 이를 관리 · 운영하다가 필요하면 보험급여를 제공함으로써 국민 상호 간 위험을 분담하고 필요한 의료 서비스를 받을 수 있도록 하는 사회보장제도이다.

(2) 특징

① 보험가입 및 보험료 납부의 의무

보험가입을 기피할 수 있도록 제도화될 경우는 질병위험이 큰 사람만 보험에 가입하여 국민 상호 간 위험분담 및 의료비 공동해결이라는 건강보험제도의 목적을 실현할 수 없기 때문에 일정한 법적 요건이 충족되면 본인의 의사와 관계없이 건강보험가입이 강제되며 보험료 납부의무가 부여된다.

② 부담능력에 따른 보험료 부과

민간보험은 보장의 범위, 질병위험의 정도, 계약의 내용 등에 따라 보험료를 부담하는데 비해, 사회보험방식으로 운영되는 국민건강보험은 사회적 연대를 기초로 의료비 문제를 해결하는 것을 목적으로 하므로 소득수준 등 보험료 부담능력에 따라서 보험료를 부과한다.

87) 국민건강보험공단 홈페이지 > 제도소개 > 국민건강보험 > 건강보험제도 개요

③ 균등한 보장

민간보험은 보험료 수준과 계약 내용에 따라 개인별로 다르게 보장되지만, 사회보험인 국민건강보험은 보험료 부담수준과 관계없이 관계법령에 의하여 균등하게 보험급여가 이루어진다.

2. 기능 및 역할

(1) 의료보장 기능

건강보험은 피보험대상자 모두에게 필요한 기본적 의료를 적정한 수준까지 보장함으로써 그들의 의료문제를 해결하고 누구에게나 균등하게 적정수준의 급여를 제공한다.

(2) 사회연대 기능

건강보험은 사회보험으로서 건강에 대한 사회공동의 책임을 강조하여 비용(보험료)부담은 소득과 능력에 따라 부담하고 가입자 모두에게 균등한 급여를 제공함으로써 사회적 연대를 강화하고 사회통합을 이루는 기능을 가지고 있다.

(3) 소득재분배 기능

질병은 개인의 경제활동에 지장을 주어 소득을 떨어뜨리고 다시 건강을 악화시키는 악순환을 초래하기 때문에 각 개인의 경제적 능력에 따른 일정한 부담으로 재원을 조성하고 개별부담과 관계없이 필요에 따라 균등한 급여를 제공하여 질병의 치료부담을 경감시키는 건강 보험은 소득재분배 기능을 수행한다.

4. 각국의 보건의료제도

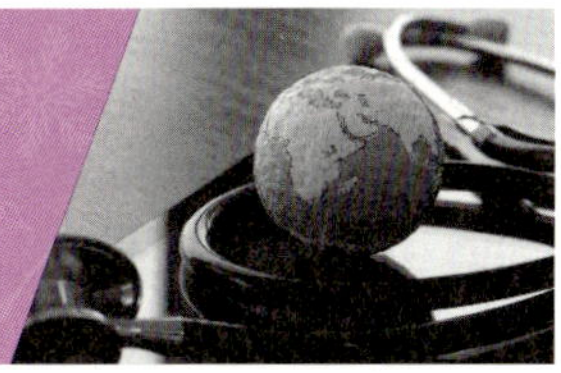

Check Point 세계의 주요 국가는 구성원인 국민의 건강권을 보장하기 위해 국가 및 민간부담 혹은 의료서비스의 수혜자 부담 등의 방법으로 보건의료보험제도를 운영하고 있다.

1. 보건의료제도의 구분

의료보장제도는 각국의 고유한 문화와 전통을 배경으로 하는 역사적 산물로서 단순 분류에는 어려움이 있다. 일반적으로 사회보험(SHI, Social Health Insurance), 국민건강보험(NHI, National Health Insurance), 국민보건 서비스(NHS, National Health Service), 민간의료보험(CSM, Consumer Sovereignty Model) 등 4가지로 대별된다 88). 하지만, 모든 국가가 꼭 이 범주 안에 있다고 할 수는 없다.

(1) 사회보험(SHI)

사회보험은 국가가 기본적으로 의료보장에 대한 책임을 지지만, 의료비에 대한 국민의 자기 책임을 일정 부분 인정하는 체계이다.

① 정부기관이 아닌 보험자가 보험료를 통해 재원을 마련하여 의료를 보장하는 방식으로, 정부에 대해 상대적으로 자율성을 지닌 기구를 통한 자치적 운영을 근간으로 하며 의료공급자가 국민과 보험자간에서 보험급여를 대행하는 방식이다.

② 독일이나 프랑스 등이 사회보험 방식으로 의료보장을 제공하는 대표적인 국가이다.

(2) 국민건강보험(NHI)

① 국민건강보험은 사회보험과 마찬가지로 사회연대성을 기반으로 보험의 원리를 도입한 의료보장체계이지만 다수 보험자를 통해 운영되는 전통적인 사회보험 방식과 달리 단일한 보험자가 국가 전체의 건강보험을 관리 · 운영한다.

② 이러한 NHI 방식 의료보장체계를 채택한 대표적인 국가는 한국과 대만을 들 수 있다.

---

88) 국민건강보험공단 홈페이지 > 제도소개 > 국민건강보험 > 건강보험제도 개요 > 유형

(3) 국민보건 서비스(NHS)

① 국민보건서비스는 국민의 의료문제는 국가가 모두 책임져야 한다는 관점에서 정부가 일반조세로 재원을 마련하고 모든 국민에게 무상으로 의료를 제공하여 국가가 직접적으로 의료를 관장하는 방식이다.

② 이 경우 의료기관의 상당부분이 사회화나 국유화되어 있으며, 영국의 비버리지가 제안한 이래 영국 · 스웨덴 · 이탈리아 등의 유럽에 확산되었다.

(4) 민간의료보험(CSM)

① 민간의료보험은 국민의 의료문제는 개인이 책임져야 한다는 관점에서 정부가 최소한으로 개입을 하고, 기본적인 사회보장제도만 관리하는 방식이다.

② 이 경우에 의료기관의 상당부분이 민간에 사유화되어 있으며, 미국이 대표적으로 이 제도를 채택하고 있다.

2. 영국

1. 개요[89)]

영국 및 영국 연방[90)]의 국가보건 서비스(NHS, National Health Service)는 엘리자베스 1세의 구빈법과 산업혁명이 한창이던 1850년대 가난한 지역에서 만들어진 질병 클럽(Sick club)이 근원이 되었다. 관련된 현행법은 2012년 보건과 사회적 돌봄법(Health and Social Care Act 2012)이고, 최초의 법은 1946년 국가보건서비스법(National Health Service Act 1946)에 근거한다.

2. 특징

영국은 보건부(Department of Health)에서 보건의료 서비스와 사회복지 서비스를 관

---

89) 국민건강보험공단 홈페이지 > 제도소개 > 외국의 건강보험제도 > 영국

90) 영국 연방(Commonwealth of Nations, The Commonwealth)은 영국 본국과 함께 캐나다, 오스트레일리아, 뉴질랜드 등 옛날 영국의 식민지였던 52개의 국가로 구성된 국제기구이다.

장하며 국가보건의료 서비스(NHS)를 통해 보건의료 서비스가 전달된다.

1948년 시작된 국가보건 서비스(NHS)는 세금을 통해 재원이 조달되며, 국민들이 무료 또는 저비용[91]으로 임상적인 수요에 따라 포괄적으로 보건의료 서비스를 이용할 수 있도록 하는 제도이다. 잉글랜드, 스코틀랜드, 웨일스, 북아일랜드로 나누어 서비스를 관장하고 있다[92].

영국의 보건의료체계는 조세에 의한 재원 조달, 공공의료 서비스 제공, 구매와 의료서비스 공급 분리 등을 특징으로 한다. 잉글랜드 국가보건 서비스(NHS)의 경우는 보건부가 정책 수립이나 재원 조달 등의 총괄적인 업무를 담당하며, 국가보건 서비스(NHS)가 1차 보건의료 서비스(의사, 치과의사, 약사 등)와 일부 전문 진료의 커미셔너 역할을 한다. 정리하면 다음과 같다.

(1) 보건의료공급은 국가이고 경비의 대부분은 국비에서 제공된다.
(2) 의사 등 의료인을 비롯한 보건의료 인력은 대부분 국가가 고용한다.
(3) 예방, 진단, 치료, 재활 등을 모두 포함한 포괄적인 의료보장제도이다.
(4) 중앙정부가 의료공급을 계획적이고 평등하게 보급하기 위해 상당한 통제를 하고 있다.
(5) 전 국민을 대상으로 하고 1차 진료는 무상이며, 2차 진료는 사전에 결정한 수가를 지불하도록 하고 있다.

3. 보건의료제도

1차 진료를 하는 일반개업의와 2차 진료를 하는 병원급 전문의의 업무가 정확하게 나뉘어져 있다.

(1) 1차 진료(개업의)

1차 진료는 대부분 관리주체가 고용한 의사, 치과의사, 약사 등에 의해 수행되며 일부 개업의가 포함된다. 업무는 의사, 가정간호사, 조산사 및 보건방문요원 등으로 구성된 팀으로 이루어져 있다.

91) 처방의약품, 안과 진료, 치과 진료 등에 대해서는 비용을 지불해야 함
92) '최영준(2012). 한국보건사회연구원(2012). 주요국의 사회보장제도-영국, 한국보건사회연구원'과 'NHS 홈페이지(http://www. nhs.uk)'에서 발췌한 내용을 중심으로 정리함.

(2) 2차 진료(병원급)

1차 보건의료를 담당하고 있는 일반의로부터 전원되어 온 환자의 진료를 담당한다. 2차 진료는 NHS제도 안의 전문의에 의하여 의료 서비스가 공급된다.

4. 재원과 혁명

(1) 재원

NHS의 재원은 조세와 사회보험이 90% 이상을 차지하고 있어 공공재원이 대부분 점유하고 있다. 공공부문 지출은 병원 서비스 60%, 약제 서비스 20%, 지역보건 서비스 10%, 건강증진 서비스 10%로 지출하고 있다. 예산은 보건부와 다른 부처의 협의에 의해 결정되며 보건부는 이를 지역보건당국에 분배한다. 예산의 배정기준은 인구, 성별, 연령, 사망률에 근거한다.

(2) 개혁

NHS에 대한 불평은 민간보험(Private Health Insurance)의 발달을 가져왔다. 사회보험의 결여된 영역을 민간보험이 충족하게 되었다. 대표적인 민간보험은 BUPA[93]와 PPP[94]가 있다.

5. 관리기구[95]

(1) 보건부(Department of Health)와 NHS England : 국가보건의료 서비스(NHS)를 통한 의료급여에 대한 관리를 책임진다.

(2) 근로연금부(Department for Work and Pensions) : 근로자들의 복리에 대한 관리 책임, 질병 및 분만, 현금급여는 영국고용안정센터(Jobcentre Plus)에서 지불을 관리한다.

93) The British United Provident Association Limited: a company which provides private medical insurance.

94) Polluter Pays Principle.

95) 국민건강보험공단 홈페이지 > 제도소개 > 외국의 건강보험제도 > 영국

3. 독일

1. 개요[96)]

독일의 사회보험(SHI, Social Health Insurance)은 1883년 비스마르크의 질병보험(Sick Insurance)의 근원이 되었다. 관련된 현행법은 사회법전 제5편 법정건강보험(Sozialgesetzbuch V, SGB V)이고, 최초의 법은 1883년 사회복지법의 법정의료보장(Gesetzliche Krankenversicherung, GKV) 제도와 1994년 장기요양보험법(Pflegeversicherungsgesetz)에 근거한다.

2. 특징

독일 국민의 약 91%가 임금에 따른 고용주 및 고용인의 부담금으로 재원을 충당하는 독일 사회보험 제도의 혜택을 받고 있다. 민간의료보험과 그 밖에 제도들이 나머지 9%를 충당한다.

① 독일에는 1,000개 이상의 질병금고가 다양하게 존재하고 있으며, 국민 모두 NHI에 가입해야 하고 보충적으로 민간의료보험에 가입할 수 있다. NHI에 대한 급여세(payroll taxes)가 피보험자 및 피부양자(배우자, 자녀)의 개인적 · 의학적 · 사회적 위험과는 별개이기 때문에 높은 수준의 적용 범위가 전 국민의 평등한 보건의료 이용의 기반이 되고 있다[97)]. 피부양자나 교육, 훈련 또는 연구에 종사하는 자녀는 25세까지 공동 가입된다. 학생들은 제한 연령에 도달할 때까지 의무적으로 보험에 가입되어 부담액의 절반만 내고 나머지는 정부에서 부담한다.

② 2004년부터 모든 연금수령자를 동등하게 대우하기 시작하면서 현재 연금수령자들은 직장연금과 비법정 연금을 포함한 모든 연금 지불액에 따라 보험료율 전액을 납부해야 한다. 피부양자와 학생 및 저임금 근로자를 위한 특별제도는 보건의료 제도의 사회적 속성의 한 측면을 보여준다.

96) 국민건강보험공단 홈페이지 > 제도소개 > 외국의 건강보험제도 > 독일
97) 홍석표, "독일의 보건의료제도 분석", 보건복지포럼, 2010.06.

3. 보건의료제도

보건의료공급의 통제와 감독은 정부가 책임을 진다. 정부는 병원의 자본지출에 대한 자금을 담당하고 보건의료체계에 대한 감독책임을 지고 있다. 또한, 보건의료재원조달에 대한 규제는 연방정부기관이 담당하고 있으며, 사회보험에 대한 책임은 보건부(The Ministry of Health)에서 관장하고 있다.

4. 재원

노사가 50%씩 부담하는 보험료와 연금수혜 및 실업자의 보험료로 보충한다.

① 농업자질병보험의 경우는 연금수혜자분을 포함한 피보험자보험료가 국고에서 지원되고,

② 노령자질병보험의 경우는 은퇴자에 대한 국고보조가 이루어지고 있다.

③ 병원의 재원은 질병금고와 정부에 의해 조달되는데, 질병금고는 의료이용에 대한 비용에 사용되고, 정부에 의해 조달되는 국고는 시설에 대한 비용에 사용된다.

5. 관리기구

표 3-3 독일의 관리기구

조직명		주요업무
연방보건부	Bundesministerium für Gesundheit, BMG	건강제도, 장기요양제도에 대한 총괄 및 기획, 정책수립, 집행, 감독기능
주(州)보건부	State Ministries of Health	구체적인 법령제정, 병원기획, 질병등록 관리, 예방, 전염병 관리 등
연방공동위원회	Gemeinsamer Bundesausschuss, G-BA	건강보험 급여(의료 서비스, 의약품 등)에 관한 결정을 통해 지침 제시, 의료의 질 보장 및 관리
연방보험청	Bundesversicherungsamt	연방 사회보험제도(건강보험, 연금보험, 고용보험, 장기요양보험)의 관리 · 감독 기구

4. 일본

1. 개요[98)]

일본의 의료보험은 사회보험(SHI, Social Health Insurance)으로 직장건강보험과 지역건강보험으로 이원화되어 있다.

① 현행법은 2013년(직장건강보험), 2013년(지역건강보험) (환율 : US 1$당 110.92엔, 2020.02기준)이고,

② 최초의 법은 1922년(직장건강보험: 1927년 시행) 및 1938년(지역건강보험)에 근거한다.

2. 재원

(1) 건강보험

① 보험료

- 보험료율 = 14.6%(사회법전 제5편 제241조(일반보험료율))
- 고용주 7.3%, 근로자 7.3% 부담
- 상병수당 및 의치/틀니를 위한 특별 보험료 0.9%는 2015년 1월부터 폐지
- 부과소득 : (근로자)근로소득 (자영업자)자영업 수입 외 자본수입, 부동산소득, 연금소득 포함
- 부과상한선 : 2015년 기준 연 49,500유로

② 연방보조금

- 부족한 건강보험 재정을 충당하기 위해 조세를 재원으로 함
- 건강기금 재원의 약 5.2%를 구성 (2014년 기준)

③ 추가보험료

- 건강보험조합별로 재정 상태에 따라 자율적으로 부과, 건강보험조합으로 직접 납부
- 정률제(소득에 연계시켜 각각의 조합이 부과)
- 정부에서 매년 평균추가보험료를 심사해 공지 (강제력은 없음)

98) 국민건강보험공단 홈페이지 > 제도소개 > 외국의 건강보험제도 > 일본

(2) 장기요양보험 보험료로 모든 재원을 충당

① 보험료율 2.05% (무자녀인 경우 2.3%)

② 근로자와 고용주가 50:50

③ 부과 상한선 : 건강보험과 동일

3. 적용대상

(1) 건강보험 = 전 국민 의무적 건강보험 가입

① 공적건강보험 의무가입 한도 이하의 소득을 가진 사람은 공적건강보험 강제 가입(약 85% 인구 가입, 2013년 기준), 공적건강보험 의무가입 한도액은 연 53,550유로(2014년 기준)

② 연금수급자, 가족가입자

③ 의무가입 한도 초과 소득자는 공적건강보험 가입의무가 없으며, 대부분 민간건강보험에 가입, 그러나 초과 소득자도 공적건강보험에 자발적 가입 가능

④ 공공부조 대상자, 보훈대상자, 특수직 공무원(체신, 철도, 국방, 경찰 등)은 별도 건강보험 가입

(2) 장기요양보험 = 전 국민

① 공적건강보험 가입자는 공적 장기요양보험 자동 가입

② 민간건강보험 가입자는 민간 장기요양보험 자동 가입

4. 보건의료제도

(1) 근로자를 위한 건강보험

1922년 근로자 의료보험을 제정하였지만, 1911년에 도입된 공장법(=근로기준법)상 고용주의 피해보상의무 조항을 이유로 노동자는 보험료를 납부하는 의료보험을 거부 및 1923년 관동대지진의 영향으로 1927년에 도입하였다.

(2) 일반 국민을 위한 국민건강보험

1) **도입 :** 중일전쟁 중 건병건민(乾病健民)을 위한 건강한 농민(=군인) 확보를 위한 전시입법으로 1938년에 도입하였다.

2) 특징[99]

① 보험자는 시정촌이 아닌 조합이며 조합은 두 종류

- 지구 내의 세대주를 조합원으로 하는 "보통 국민건강보험조합"
- 동일 사업 또는 동종의 업무에 종사하는 자를 조합원으로 하여 조직되는 "특별 국민건강보험조합" → 現) 의사 국민건강보험조합과 변호사 국민건강보험조합의 원형

② 조합설립과 조합에의 가입은 임의주의 원칙[현재와 같은 공영(公營)이 아님]

- 보험자는 조합임(현재와 같은 시정촌이 아님)

③ 조합의 폭넓은 자치권과 재량권

- 적용제외자 등도 조합규약에 의해 결정될 수 있었음
- 급여율과 본인부담금의 설정도 조합 자치에 위임되어 있었음
- 조합은 조합채 발행권한도 가졌었음

④ 1942/43년 전체 시정촌의 약 95%에 "보통 국민건강보험조합"이 성립됨

⑤ 국민건강보험의 급여 수준은 건강보험보다 낮음

(3) 국민건강보험의 강제보험화

① 1945년 직후 상황

- 생활고에 따른 보험료 납부의 어려움 및 의료 서비스 가격/사무비 증가
- 보통 국민건강보험조합 수의 감소
- 전 국민 건강보험 가입률이 1943년 70% 이상에서 1948년 60% 미만으로 감소

② 1948년 개혁

- 국민건강보험의 재정 안정화를 위하여 보험자를 조합주의에서 공영(公營)주의로 전환함
- 국민건강보험이 도입된 시정촌 거주민에 대한 강제가입 원칙의 도입
- 국민건강보험에 대한 국가개입의 강화
- 하지만, 적용대상 제외자 인정
- 국민보험의 달성은 이루어지지 못함

---

99) 일본의 지방자치제도의 기초 자치단체인 시(市), 정(町), 촌(村)을 통틀어 이르는 말.

(4) 전 국민 건강보험 가입의 강제화

① 필요성

- 1956년 약 3,000만 명 정도의 국민이 보험 미적용 상태임
- 일본 경제가 급속한 성장기를 맞아 제2차 세계대전 전후의 전쟁고아 대책을 비롯한 아동복지, 최저생활을 보장하는 생활보호, 신체장애자복지 등의 구빈대책으로부터 연금보험과 의료보험을 두 축으로 하는 방빈대책을 강구할 여력이 발생했음

② 새로운 국민건강보험체계의 성립

- 1955년 6월 「사회보장심의회」는 '직장근로자 이외의 일반 국민에 대해서 국민건강보험제도를 설립할 것을 제언한 1955년 10월의 7인 위원회의 제안'을 심의한 후 정부에 권고함
- 1956년 1월 정부는 전체 국민을 포괄하는 종합적인 의료보장 달성을 목표로 계획을 추진할 것을 표명함
- 1957년 후생성은 국민개보험추진본부를 설치하여 국가보안법의 전면 개정에 착수하여 1958년 말에 신 국민건강보험법 제정, 시행은 1959년 → 1961년 국민보험 달성

(5) 일본 의료보험제도의 종류

일본 의료보험제도의 종류로 피용자보험에는 건강보험, 선원보험, 각종공제(국가공무원 공제조합, 지방공무원 공제조합, 사립학교교직원 공제조합)가 있고, 지역보험에는 국민건강보험이 있다.

(6) 관리기구[100)]

① 중앙정부

- 관련 법령, 급여비용 결정, 시설 · 인력기준 마련, 보험료율 결정, 개호보험비용 중 일부 국고 부담
- 요양시설(특별양호노인홈) : 설립 비용 중 도도부현 부담비용의 1/2 지원

② 도도부현[101)]

- 서비스 제공기관 지정, 개호서비스 기관 관리, 시정촌에 대한 재정 지원
- 요양시설(특별양호노인홈) : 설립 비용의 1/4 지원

100) 국민건강보험공단 홈페이지 〉 제도소개 〉 외국의 건강보험제도 〉 일본

101) 도도부현(都道府縣, とどうふけん)은 일본의 광역자치단체인 도(都), 도(道), 부(府), 현(縣)을 묶어 이르는 말이다.

③ 시정촌

• 개호보험의 관리운영주체(보험자)

5. 프랑스

1. 연혁

1928년에 최초로 법제화하였고, 현행법은 2019년에 기인한다.

2. 제도유형

사회보험(SHI, Social Health Insurance)(국가주도형)이다.

3. 재원

(1) 보험료

① 사용자 : 근로소득(임금총액) ×13.0%(7.0%), 2019년 최저임금의 2.5배 이하 사업장의 사용자 건강보험 부담률은 7.0%임

② 근로자 : 근로소득(임금총액) ×0.00%

(2) 일반사회보장분담금(2019)

① 근로소득 : 9.2%

② 실업수당 : 6.2%

③ 자본소득(재산소득, 투자 상품, 유산 등) : 9.2%

④ 놀이상품(도박 이익 등) : 8.6%

⑤ 연금소득 : 8.3%

(3) 사회보장충당특별목적세

① 자동차보험세 : 15%

② 담배소비세 : 담배 도매가의 10%

③ 의약품 광고세 : 광고선전비의 5%

④ 전문약품 판매이익 갹출금 : 매상의 2.5%

⑤ 누적채무 변제갹출금 : 총 수입의 0.5%

⑥ 사회연대부담금 : 법인기업 연간 매출액의 1.3%

4. 관리기구

(1) 보건부(Ministère des Affaires sociales et de la Santé)

전반적인 관리, 감독, 조정

(2) 전국건강보험공단(CNAM)

① 일반제도 보험자(기존에 별도로 운영되던 자영업 제도를 통합하여 운영)

② 여타 제도의 보험자 기구들의 조정, 견인

③ 지역본부(CRAM)와 지사(CPAM)의 조정, 관리

(3) 사회보험료징수연합(URSSAF) : 건강보험, 가족수당, 노령수당 등 사회보장 부문의 모든 보험료와 조세까지 총괄 징수

6. 타이완[102)]

1. 연혁

1950년에 최초로 법제화하였고, 현행법은 1958년, 1988년(현금급여), 1994년(국민건강보험, 1995년 3월 시행), 2001년(개정) (환율: US 1$당 30.66NT$), 2011년(개정)에 기인한다.

2. 제도유형

단일보험자이며, 국민건강보험(NHI, National Health Insurance)이다.

102) 국민건강보험공단 홈페이지 > 제도소개 > 외국의 건강보험제도 > 일본

3. 재원

(1) 보험료(2018년 기준)

① 표준보험료 : 등급별 표준소득월액 × 4.69% ×보험료 분담률 × (1 + 피부양자수)

② 추가보험료 : 월급의 4배를 초과하는 보너스 수입, 이자소득, 배당수익, 임대수익, Second Job, 전문 서비스 수입에 대해 1.91%

③ 표준보험료의 보험료 분담률은 가입자 구분(6개 카테고리별)에 따라 가입자/사용자/정부의 분담비율이 상이하게 규정되어 있음(정부는 군인, 저소득계층, 퇴역군인의 보험료 전액 부담)

④ 피부양자수는 최대 3인까지 인정

⑤ 정부는 국민건강보험법 제3조에 따라 전체 보험료 수입의 최소 36%를 부담해야 함

⑥ 2017년 기준, 국고지원 비중은 약 26%(정부의 고용주 부담분 포함)

(2) 기타 재원 : 대부분 복권수입과 담배 부담금(기타 재원의 84.9% 점유, 2016), 그 외 보험료 연체수수료, 투자수입 등

4. 관리기구

(1) 상병 및 분만수당

① 노동보험부(Department of Labor Insurance) : 전반적인 감독

② 노동보험국(Bureau of Labor Insurance) : 제도 운영

(2) 전 국민건강보험

① 위생복리부(Ministry of Health and Welfare) : 전반적 관리 감독

② 중앙건강보험서(National Health Insurance Adminstration) : 제도운영

7. 미국

1. 개요

(1) 미국의 보건의료제도는 자유경쟁체제에 의한 민간의료기관이 주도하고 있다.

(2) 의료보험은 임의가입 형태이며, 보험급여는 현물급여이다.

(3) 정부의 보건의료에 대한 역할은 보조적인 역할에 불과하다.
(4) 외래진료, 입원진료, 응급진료 등 모든 의료 서비스는 민간의료기관에서 이루어진다.
(5) 관리주체가 다양하고 의료제도도 획일적이지도 않다.

2. 특징[103)]

미국에서 의료행위는 많은 법적 실체들에 의해 제공된다.

① 의료기관들은 대부분 사설기관에 의해 소유되고 운영된다. 의료보험제도 또한 마찬가지인데, 노인의료보험이나 국민의료보조 · 소아의료보험과 노병건강관리국을 제외한 대부분의 의료보험을 사설기관이 제공한다. 적어도 인구의 15%는 전혀 보장되지 않고 있으며, 그 밖에 상당수의 인구도 의료혜택을 알맞게 받지 못하고 있다.

② 미국은 그 어떤 나라보다도 개인이 의료에 쓰는 소비가 크며 투발루[104)]를 제외한 UN 가입국 중 어느 나라보다도 의료에 소비하는 국가의 전체 수입이 더 많다.

③ 의료채무는 미국인들이 파산하는 주요인이기도 하다. 다양한 국제약품 거래단체들에 의해 수집된 자료들에 따르면, 미국은 생물의학 연구와 개발의 선두주자이고 새로운 생물의학 상품들을 도입하는 데도 세계적으로 선도하고 있다. 약품거래기구들이 주장하기를 미국의 비싼 의료비는 위와 같은 연구와 개발에 방대한 재투자를 조장한다고 한다. 미국에서 현재 이루어지고 있는 의료보험개혁에 관한 활발한 토론들은 의료, 접근성, 공정성, 효율성, 가격, 그리고 평등성을 갖는 권리에 대해 논의한다.

④ 많은 사람은 이러한 시스템이 소비되는 돈 만큼의 값어치를 갖지 못한다고 주장하기도 한다. 미국은 유아 사망과 수명에 관한 정책들에 관해서 다른 선진국들보다 두 배 정도 뒤처진 것이 사실이다. 최근 미국은 다른 산업국가들 대부분보다 더 높은 유아 사망률을 보이고 있다.

⑤ 미국의 수명은 세계에서 42번째로 뒤처지고 있으며, G5 국인 일본 · 프랑스 · 독일 · 영국 · 미국 중 마지막이며, 35위인 칠레와 37위인 쿠바보다 뒤처진다. WHO는 2000년에 미국의 의료제도가 가장 비싸고, 전체적인 수행 능력은 37위, 연구에 포함된 191개국 중 의료제도의 전반적 수준은 72위라고 평가했다.

103) 위키백과, 우리 모두의 백과사전, 2020년 5월 1일 (금) 07:22
104) 투발루(Tuvalu)는 폴리네시아에 있는 섬나라로, 키리바시, 나우루, 사모아, 피지와 가깝고 하와이와 오스트레일리아 사이의 중간쯤에 위치한다.

3. 보건의료제도

2008년, 연방기금(Commonwealth Fund)이 보고한 바에 따르면, 미국의 의료제도의 수준은 19개 비교된 다른 국가들 사이에서 마지막에 랭크되었다.

① 국가과학기관의 의학기관은, 미국은 오로지 부하고 산업화된 나라일 뿐, 모든 국민이 받을 수 있는 보장제도는 가지고 있지 않다고 말했다.

② 의학계의 같은 기관의 보고서는 부족한 의료보험제도가 미국에서 매년 18,000명의 불필요한 사망을 야기한다고 강조하고 동시에 하버드대학이 미국의 공공건강 저널에 발표한 연구 또한 미국의 부족한 의료보험제도가 매년 44,800명 이상의 사망을 야기한다는 것을 발표했다. 더 나아가서, 미국에서 보장을 받는 사람들과 받지 못하는 사람들의 전체 인구수는 1997년 평가에 따르면 매년 100,000명에 이르는 것으로 분석되고 있다.

③ 현재 미국 의료보장제도에 지출양은 국민총생산의 약 16% 정도이다. 2007년에는 2.26til.이 의료보장제도에 소비되었고, 1인당 약 8백만 원을 지출했다고 평가되었다. 의료비는 임금이나 물가폭등보다 더욱 더 빠르게 상승하고 있으며, GDP에서 소비되는 의료비용은 앞으로도 계속 증가할 것으로 보인다. 이러한 현상이 2017년에는 GDP의 19.5%가 의료비용으로 지출될 것이다.

④ 사실, 미국 정부가 의료제도에 투자하는 양은 캐나다보다 더 크며, 그 외에도 공공건강보험을 가지고 있는 일본이나 이탈리아, 영국보다도 더 많다. 그리고 민간보험기관이나 개인들은 더 많은 GDP의 일정 부분을 투자한다. 최근 연구가 보여준 것은 2007년 동안 미국의 개인 파산의 62%는 의료비용이 요인이라는 것이다.

⑤ 미국은 1인당 지출을 다른 UN 회원국 어느 나라보다도 더 많이 의료제도에 투자한다. 또한, 국가예산의 일부를 캐나다, 독일, 일본보다도 더 많이 의료제도에 투자한다. 2004년, 미국은 의료 시스템에 1인당 6백만 원 정도를 소비했다. 미국이 약 처방에 관한 보험제도를 2006년 발효했지만, 대부분의 처방전이 필요한 약들은 다른 나라들보다 더 비싸다. 이는 정부가 가격 제한을 두지 않은 부분에 책임이 있다. 또한, 일반 약 사용을 제한하는 지식재산권의 강화 등 여러 가지 요인이 작용한다. 어떤 미국 시민들은 좀 더 저렴하게 약을 사기 위해 외국에서 직 · 간접적으로 구매한다.

(1) 공공제도

① 노인의료보험제도(Medicare)

노인 · 장애인 · 중증질환자 등을 대상으로 양질의 보건의료를 제공하고, 이에 따른 경제적 부담을 경감시키는 데 주목적이 있는 사회보장제도이다. 입원보험과 보조의료보험으로 구분된다. 입원보험은 64세 미만자가 부담하는 사회보장세금으로 충당되고, 입원비용과 가정간호 서비스 등과 같은 요양 서비스의 비용을 급여한다. 보조의료보험에서는 외래환자의 진료비 등 입원보험에서 제외되는 비용이 급여된다.

② 저소득층의료보장제도(Medicaid)

1965년에 도입된 저소득층을 대상으로 하는 의료부조제도로 우리나라의 의료급여에 해당한다. 빈곤층 일부의 의료비를 조세로 정부가 부담하는 제도이다. 급여내용은 입원, 외래, 검사 등이 있다.

(2) 민간제도

우리나라와는 달리, 미국의 민간의료보험은 보험자와 계약된 요양기관(병원)에만 청구금액을 지급하는 변이형으로 실시한다.

① 건강유지기구(HMO, Health Maintenance Organization)

보건의료 서비스의 내용과 비용 및 환자의 수진행태 등을 감시하고, 약제 및 물품구매 또는 설비의 적정화 등 전문적으로 관리하고 있다.

② 청십자(Blue Cross)

입원진료를 제공하기 위하여 설립된 제도로, 일정 기간의 입원비용, 검사비용, 수술 및 투약 등 현물급여를 실시하고 있다. Blue Cross의 각 조직은 주로 계약병원을 통하여 가입자에게 입원 서비스를 제공한다. 만약, 진료보상한도제를 채택하여 사전에 약정된 비용을 초과하는 경우에는 가입자가 그 차액을 부담한다.

③ 비영리의료보험조합(Blue Shield)

외래진료를 제공하기 위하여 설립된 제도로, 현물급여 방식이다. 계약병원이나 계약의사에게 직접 보수를 지불한다.

핵심문제 및 해설

01 사회보장기본법에서 말하는 사회적 위험으로 옳지 않은 것은?

① 출산 ② 양육
③ 실업 ④ 도산
⑤ 빈곤

02 국가와 지방자치단체의 책임 하에 생활 유지 능력이 없거나 생활이 어려운 국민의 최저생활을 보장하고 자립을 지원하는 제도로 옳은 것은?

① 사회보장 ② 사회보험
③ 공공부조 ④ 사회 서비스
⑤ 평생사회안전망

03 사회보험 프로그램 중 의료보장과 소득보장 모두 지원해 주는 것으로 옳은 것은?

① 건강보험 ② 산재보험
③ 고용보험 ④ 국민연금
⑤ 의료급여

04 건강보험 중 임신 · 출산 진료비, 장제비, 상병수당, 그 밖의 급여를 실시할 수 있는 보험급여로 옳은 것은?

① 요양비 ② 요양급여
③ 부가급여 ④ 건강검진
⑤ 장애인에 대한 특례

Check point

▶ 사회보장기본법에서 **사회보장**(社會保障, social security)은 출산 · 양육 · 실업 · 노령 · 장애 · 질병 · 빈곤 및 사망 등의 사회적 위험으로부터 모든 국민을 보호하고 국민 삶의 질을 향상하는 데 필요한 소득 · 서비스를 보장하는 사회보험, 공공부조, 사회 서비스로 정의한다.

▶ **공공부조**(公共扶助, public assistance)는 국가와 지방자치단체의 책임 하에 생활 유지 능력이 없거나 생활이 어려운 국민의 최저생활을 보장하고 자립을 지원하는 제도로 정의한다.

▶ 산재보험에 가입된 근로자가 재해를 입게 되면, 요양급여(의료보장)와 휴업급여(소득보장)를 모두 지원받게 된다.

▶ **부가급여**는 보건시책 상 국민건강보험공단의 재정상태에 따라 적용되는 현금급여이다. 2013.5.22.부로 임신 · 출산 진료비만 시행되고 있는 중이다.

Answer

01 ④ 02 ③ 03 ② 04 ③

05 의료급여 수급권자가 될 수 있는 자로 옳지 않은 것은?

① 이재민으로서 보건복지부장관이 의료급여가 필요하다고 인정한 사람

② 입양된 18세 미만의 아동

③ 국가무형문화재의 보유자

④ 노숙인 등으로서 보건복지부장관이 의료급여가 필요하다고 인정한 사람

⑤ 우울증 등 정신적 문제로 자해를 시도한 자

06 의료급여에 관한 업무를 하는 자로 옳은 것은?

① 대통령 ② 보건소장

③ 질병관리청장 ④ 보건복지부장관

⑤ 시장·군수·구청장

07 고용보험의 목적으로 옳지 않은 것은?

① 실업의 예방

② 기업유지를 위한 구조조정의 촉진

③ 근로자의 직업능력의 개발과 향상

④ 국가의 직업지도와 직업소개 기능 강화

⑤ 근로자의 생활안정과 구직 활동 촉진

08 국민연금 가입대상으로 옳은 것은?

① 60세 미만인 국민 ② 공무원

③ 군인 ④ 교직원

⑤ 별정우체국 직원

Check point

▶ **자해**는 의료급여 수급권자 대상에 포함되지 않는다.

▶ **의료급여에 관한 업무**는 수급권자의 거주지를 관할하는 특별시장 · 광역시장 · 도지사와 시장 · 군수 · 구청장이 한다.

▶ **고용보험법**은 고용보험의 시행을 통하여 실업의 예방과 고용의 촉진 및 근로자의 직업능력의 개발과 향상을 꾀하고, 국가의 직업지도와 직업소개 기능을 강화하며, 근로자가 실업한 경우에 생활에 필요한 급여를 실시하여 근로자의 생활안정과 구직 활동을 촉진함으로써 경제 · 사회 발전에 이바지하는 것을 목적으로 한다.

▶ **국민연금 가입대상** : 국내에 거주하는 국민으로서 18세 이상 60세 미만인 자는 국민연금 가입 대상이 된다. 다만, 「공무원연금법」, 「군인연금법」, 「사립학교교직원 연금법」 및 「별정우체국법」을 적용받는 공무원, 군인, 교직원 및 별정우체국 직원, 그 밖에 대통령령으로 정하는 자는 제외한다.

Answer

05 ⑤ 06 ⑤ 07 ② 08 ①

09 1989년 7월 1일 도시지역의료보험을 실시함으로써 이루어 낸 성과로 옳은 것은?

① 전 국민 의료보험 실시
② 국민건강보험공단 통합
③ 의약분업 실시
④ 건강보험심사평가원 출범
⑤ 노인장기요양보험 실시

10 우리나라 건강보험제도에 관한 설명으로 옳은 것은?

① 의료인 배출 증가
② 사회적 위기감 고조
③ 의료기술의 발전 도모
④ 예방적 의료 제도 추진
⑤ 강제가입으로 소득재분배 강화

11 다음에 관련 있는 보건의료제도로 옳은 것은?

- 한국, 대만
- 단일 보험자
- 사회연대성 기반

① 사회보험(SHI)
② 국민건강보험(NHI)
③ 국민보건 서비스(NHS)
④ 민간의료보험(CSM)
⑤ 정해진 보험제도 없음

Check point

▶ 1989년 7월 1일부터 모든 국민은 의료보험혜택을 받게 되었다. ②③④는 2000년 7월 1일 동시에 일어난 사건이며, ⑤는 일본의 개호보험을 벤치마킹하여 실시하였다.

▶ **국민건강보험을 포함한 사회보험**은 위험분산을 꾀하기 위하여 모든 국민을 의무적으로 가입시켜, 사회적 불평등을 해소시키려는 목적이 강하므로 ⑤이 맞는 설명이라고 할 수 있다.

▶ **국민건강보험**은 사회보험과 마찬가지로 사회연대성을 기반으로 보험의 원리를 도입한 의료보장체계이지만 다수 보험자를 통해 운영되는 전통적인 사회보험방식과는 달리 단일한 보험자가 국가전체의 건강보험을 관리 · 운영한다. 이러한 NHI방식 의료보장체계를 채택한 대표적인 국가는 한국과 대만을 들 수 있다.

Answer

09 ① 10 ⑤ 11 ②

12 다음의 보건제도에 해당하는 나라로 옳은 것은?

- 보험료는 노사가 50%씩 부담
- 정부가 보건의료공급의 통제와 감독
- 다양한 1,000개 이상의 질병금고가 존재

① 대만 ② 일본 ③ 독일
④ 영국 ⑤ 프랑스

13 노인 · 장애인 · 중증질환자 등을 대상으로 양질의 보건의료를 제공하고, 이에 따른 경제적 부담을 경감시키는 데 주목적이 있는 미국의 사회보장제도로 옳은 것은?

① Medicare ② Medicaid
③ HMO ④ Blue Cross
⑤ Blue Shield

14 법정급여가 아닌 것은?

① 요양비 ② 건강검진
③ 요양급여 ④ 장애인보장구급여비
⑤ 상병수당

15 다음 내용에 해당하는 공통적인 급여 방법은?

- 의료 수요를 증가시킨다.
- 가장 보편적인 지불방법이다.
- 의료체계에 대한 통제를 가능하게 한다.

① 변이형 ② 현금배상형
③ 현금상환형 ④ 직접진료형
⑤ 제3자 지불형

Check point

▶ **독일의 건강보험제도**는 1883년 비스마르크의 질병보험을 시초로 다양한 보험자가 존재하고, 강제가입을 진행하여 국민의 사회적 안정을 유지하고 있다.

▶ Medicare는 우리나라의 사회보험, Medicaid는 우리나라의 공공부조와 가까운 제도이다. HMO, Blue Cross, Blue Shield는 민간의료보험 조직이다.

▶ 건강보험급여
① 법정급여 – 요양급여, 건강검진, 요양비, 장애인보장급여
② 부가급여 – 장제비, 상병수당, 본인부담보상금

▶ 제3자 지불형은 가장 보편적인 지불 방법으로 의료 수요를 증가시키는 요인이 되기도 한다.

Answer

12 ③ 13 ① 14 ⑤ 15 ⑤

16 다음 사항에 공통적으로 해당되는 사회 보장의 원칙은?

> • 포괄성　　　　　　　• 적정한 급여
> • 균일액의 보험료 갹출　• 행정책임의 통일

① 비버리지의 원칙　② 세계노동조합의 원칙
③ 국제노동기구의 원칙　④ 세계보건기구의 원칙
⑤ 알마아타 선언의 원칙

17 (　　) 안에 들어갈 적당한 용어가 순서대로 나열된 것은?

> "사회보장"이란 출산, 양육, ((ㄱ)), 노령, ((ㄴ)), ((ㄷ)), 빈곤, 및 사망 등의 사회적 위험으로부터 모든 국민을 보호하고 국민 삶의 질을 향상시키는데 필요한 소득 서비스를 보장하는 사회보험, ((ㄹ)), 사회서비스를 말한다.

	(ㄱ)	(ㄴ)	(ㄷ)	(ㄹ)
①	실업	장애	노동	사회부조
②	실업	장애	질병	공공부조
③	실직	기아	부상	사회부조
④	실직	장애	노동	공공부조
⑤	실업	기아	부상	공공부조

18 사회보장 기본법에 대한 설명으로 가장 적절한 것은?

① 사회보장이란 소득이 낮은 계층을 위한 정책이다.
② 사회보험이란 국민의 물적 재산권을 보호하기 위한 정책이다.
③ 공공부조란 생활유지 능력이 없는 어려운 국민의 최저 생활과 자립을 보장하는 정책이다.
④ 사회서비스란 국민건강 보호 차원에서 국가가 주도하여 평생 의료혜택을 보장하는 정책이다.

Check point

▶ 비버리지 사회보험 6대 원칙 –
① 균일한 생계급여의 원칙
② 균일갹출의 원칙
③ 행정책임통합의 원칙
④ 급여충분성의 원칙
⑤ 포괄성의 원칙
⑥ 대상계층화 원칙

▶ "사회보장"이란 출산, 양육, (실업), 노령, (장애), (질병), 빈곤, 및 사망 등의 사회적 위험으로부터 모든 국민을 보호하고 국민 삶의 질을 향상시키는데 필요한 소득 서비스를 보장하는 사회보험, (공공부조), 사회서비스를 말한다.

▶
- 사회보장 – 사회적 위험으로부터 모든 국민을 보호하고 국민 삶의 질을 향상하기 위한 사회보험, 공공부조, 사회서비스를 말한다.
- 사회보험 – 국민에게 발생하는 사회적 위험을 보험의 방식으로 대처하여 건강과 소득을 보장하는 제도
- 사회서비스 – 국가, 지방단체, 민간 부문의 도움이 필요한 모든 국민에게 인간다운 삶을 보장하고 삶의 질이 향상되도록 지원하는 제도
- 평생사회안전망 – 생애주기에 걸쳐 보편적으로 충족되어야 하는 기본욕구와 특수욕구의료비 상승 원인 ① 행위별수가제, ③ 고가의료장비, ④ 노인인구급증, ⑤ 보험제도 도입, ⑥ 정보의 비대칭, ⑦ 정액제 시행, ⑧ 선택진료제 도입, ⑨ 본인부담 보상금 지급

Answer

16 ① 17 ② 18 ③

⑤ 평생사회안전망이란 일자리를 찾지 못한 빈곤 청년 세대들에게 의료기회를 부여하는 일이다.

Check point

19 국민의료비 증가 요인에 해당하지 않는 것은?

① 노령화 현상 ② 소득의 증가

③ 정보의 비대칭성 ④ 고가의료장비 도입

⑤ 본인부담금제도의 강화

▶ 자원의 배분 시 상대적 가치가 문제된다.

20 우리나라 보건 의료시설과 근거법에 대한 설명으로 적절한 것은?

① 보건의료시설은 의료기관을 의미한다.

② 보건기관은 보건소와 보건지소를 말한다.

③ 보건소, 보건의료원, 보건지소는 지역보건법에 근거하고 있다.

④ 한국희귀필수의약품센터는 의료법과 약사법 등에 근거하고 있다.

⑤ 종합병원, 병원, 치과병원, 한방병원 등은 의료법에 근거하며 요양병원은 지역보건법에 근거한다.

▶ 보건의료시설: 보건기관, 의료기관, 약국, 그 밖에 대통령령으로 정하는 기관
보건기관: 보건소, 보건지소, 보건의료원, 보건진료소

우리나라 보건의료시설과 근거법

법명	기관명
의료법	종합병원, 병원, 치과병원, 한방병원, 요양병원, 정신병원, 의원, 치과의원, 한의원
약사법	약국, 한국희귀필수의약품센터
지역보건법	보건소, 보건의료원, 보건지소
농어촌 등 보건의료를 위한 특별조치법	보건진료소

21 다음 중 취업 촉진 수당에 해당되지 않는 것은?

① 직업능력 개발 수당

② 조기 재취업 수당

③ 자녀 장학금

④ 광역 구직활동비

⑤ 이주비

Answer

19 ⑤ 20 ③ 21 ③

Check point

22 우리나라 사회보장제도 가운데 사회보험방식으로 운영되지 않는 것은?

① 국민연금 ② 건강보험
③ 산재보험 ④ 고용보험
⑤ 의료급여

▶ 사회보장기본법 제3조 (정의) 참조

23 공공부조에 해당하는 것은?

① 산재보험 ② 의료급여
③ 국민연금 ④ 고용보험
⑤ 보건의료서비스

▶ 사회보장기본법 제3조 (정의) 참조

24 우리나라 산업재해보상보험의 내용으로 바르지 않은 것은?

① 강제가입
② 무과실 책임주의
③ 본인일부부담제이다.
④ 근로자를 사용하는 모든 사업 또는 사업장에 적용한다.
⑤ 근로자에게 지급하되, 부상 또는 질병이 3일 이내의 요양으로 치유될 수 있으면 요양급여를 지급하지 아니한다.

▶ 산업재해보상보험법 제40조 (요양급여): ① 요양급여는 근로자가 업무상의 사유로 부상을 당하거나 질병에 걸린 경우에 그 근로자에게 지급한다. ② 요양급여는 산재보험 의료기관에서 요양을 하게 한다. 다만, 부득이한 경우에는 요양을 갈음하여 요양비를 지급할 수 있다. ③ 부상 또는 질병이 3일 이내의 요양으로 치유될 수 있으면 요양급여를 지급하지 아니한다.

25 건강보험에서 법정급여가 아닌 것은?

① 상병수당 ② 건강검진
③ 요양급여 ④ 장애인보조기기
⑤ 요양비

▶ 건강보험급여

	법정급여	부가급여
현물급여	요양급여 건강검진	
현금급여	요양비 장애인보장구급여	장제비 상병수당 본인부담보상금 임신 출산 진료비

26 건강보험에서 부가급여로 옳은 것은?

① 장애인보조기기 ② 임신·출산 진료비
③ 건강검진 ④ 요양급여
⑤ 요양비

▶ 건강보험급여 25번 문항 참조

Answer

22 ⑤ 23 ② 24 ③ 25 ① 26 ②

27 우리나라 건강보험의 특징 중 관계가 없는 것은?

① 강제가입　　② 불완전자조체계
③ 장기보험　　④ 수익자 부담
⑤ 집단율

28 우리나라 건강보험에 대한 설명으로 바르지 않은 것은?

① 단기보험 방식이다.
② 보험료를 능력에 따라 부과한다.
③ 보험급여 제공에 있어서 균등하다.
④ 가입자는 지역가입자와 직장가입자로 분류한다.
⑤ 지역가입자와 직장가입자의 보험료 산정기준이 동일하다.

29 사회보험과 민간보험의 차이점으로 옳지 않은 것은?

① 사회보험은 국가의 사회부양성을 전제로 한다.
② 사회보험은 균등급여, 민간보험은 차등급여가 원칙이다.
③ 가입방식은 사회보험의 경우 강제적, 민간보험은 임의적이다.
④ 사회보험의 목적은 기본 의료보장이고, 민간보험은 개인적 필요의 보장이다.
⑤ 재원의 부담은 사회보험의 경우 능력과 무관하나 민간보험은 능력과 반비례한다.

30 의료제도 유형 중 보험자가 의료기관을 직접 소유함으로써 또는 의료기관이 보험자가 됨으로써 의료공급과 경영관리를 하나로 연결시키는 유형의 장점은?

① 질의 향상　　② 접근도 향상
③ 의료비상승 억제　　④ 행정절차 간편
⑤ 피보험자 관리 용이

Check point

▶ 장기보험은 민간보험의 특징이다.

▶ 지역가입자의 월별 보험료액은 세대단위로 산정하되, 지역가입자가 속한 세대의 월별 보험료액은 산정한 보험료 부과점수에 보험료부과점수당 금액을 곱한 금액으로 한다.

▶ 재원의 부담
사회보험–능력비례부담
민간보험–개인의 선택

▶ **변이형:** 보험자가 지정한 요양기관에서만이 요양급여가 되는 방식이다.
① 장점: 피보험자 관리가 용이하다. ② 단점: 서비스 이용자의 요양기관 자유선택성이 어렵다.

Answer

27 ③ 28 ⑤ 29 ⑤ 30 ⑤

31 의약분업에 관한 내용으로 바르지 않은 것은?

① 입원환자는 원내조제가 가능하다.

② 약사는 의사의 처방에 의해서 판매해야 한다.

③ 약사가 의사의 처방전 없이 일반의약품을 판매할 수 있다.

④ 약사가 의사의 처방전 없이 전문의약품을 판매할 수 있다.

⑤ 약사는 일반의약품만 조제 가능하고, 의사는 전문의약품과 일반의약품의 처방이 가능하다.

32 우리나라 의약분업제도 이후의 내용으로 알맞은 것은?

① 국민의료비 저하

② 약국의 의약품구비 미비

③ 약국과 병·의원은 보완재

④ 의약품 오용 및 남용 근절

⑤ 입원환자의 의약품의 유통체계화

33 의약분업제도에 대한 설명으로 적절하지 않은 것은?

① 2000년에 시행

② 강제분업 시행

③ 완전분업

④ 의약분업제도에 주사제도 포함

⑤ 원외처방이 원칙

34 NHS에 대한 설명으로 적절하지 않은 것은?

① 조세, 지방세로 충당한다.

② 의료비가 무료이다.

③ 일본, 한국이 이에 속한다.

④ 초기진료가 증가하는 제도이다.

⑤ 예방 중심적이다.

Check point

▶ 의약품 조제
① 약사 및 한약사가 아니면 의약품을 조제할 수 없으며, 약사 및 한약사는 각각 면허 범위에서 의약품을 조제하여야 한다. ② 약사 또는 한약사가 의약품을 조제할 때에는 약국 또는 의료기관의 조제실 및 한국희귀의약품센터에 설치된 조제실에서 하여야 한다. ③ 의사 또는 치과의사는 전문의약품과 일반의약품을 처방할 수 있고, 약사는 의사 또는 치과의사의 처방전에 따라 전문의약품과 일반의약품을 조제하여야 한다.

▶ 우리나라 의약분업 제도 시행 이후의 내용
① 의약품 오용 및 남용 여전
② 약국의 의약품구비 준비
③ 항생제 남발 저하
④ 국민의 이중 부담
⑤ 의사와 약사의 완력 여전
⑥ 약국과 병 · 의원은 보완재

▶ 의약분업(醫藥分業)의 역사–
① 유럽의 왕 프리드리히 2세의 의약법이 효시
② OECD 가입국가를 비롯한 선진국가에서 널리 시행
③ 우리나라: 1989.10.1.부분분업시행. → 2000.7.1 완전 · 강제시행

▶ NHI
적용대상 관리: 국민을 임금소득자 공무원, 자영자 등으로 구분 관리
재원조달: 보험료, 일부 국고 지원
의료기관: 일반 의료기관 중심, 의료의 사유화 전제
급여내용: 치료 중심적
진료비 산정 방법: 행위별 수가제, 포괄수가제, 총괄계약제
관리기구: 보험자
대표국가: 독일, 프랑스, 네덜란드, 일본 등

Answer

31 ④ 32 ③ 33 ④ 34 ④

35 국가 보건의료체계의 유형 중 국가보건서비스(NHS) 방식을 취하는 국가는?

① 미국　② 프랑스
③ 영국　④ 일본
⑤ 독일

36 저소득층을 대상으로 하는 미국의 의료부조제도는?

① Medicare　② Medicaid
③ Blue cross　④ Blue shield
⑤ HMO

37 보건의료형태에 대한 설명으로 적절하지 않은 것은?

① 자유방임형 – 의료전문가의 영향이 적다.
② 사회주의형 – 국가에서 의료를 관장한다.
③ 복지국가형 – 국가에서 사회보험과 조세로 운영한다.
④ 개발도상국 – 보건사업이 다른 정책에 비해 우선순위가 밀린다.
⑤ 사회보장형 – 질병예방에 적합한 형태이다.

38 다음 보기 중 ILO 제35회 총회에서 채택한 '사회보장 최저기준 조약'의 3원칙은?

(가) 적용대상의 보편주의 원칙
(나) 노동자 무갹출의 원칙
(다) 의료의 사회화 원칙
(라) 비용부담 공평성의 원칙
(마) 급여수준 적절성의 원칙

Check point

▶ NHS – 이탈리아, 스웨덴, 영국, 영연방국가 등

▶ 우리나라의 의료급여와 비슷한 제도이다.

▶ 보건의료형태

구분	자유방임형	사회보장형	사회주의형
적용국가	미국, 프랑스, 일본 등	영국, 뉴질랜드 등	북한 등 사회주의 국가
의료전달의 체계화	–	++	++
의료의 질적수준	++	+	+
의료조직의 관리통제	–	++	++
의료균점	–	++	++
선택의 자유	++	+	–
질병의 예방	–	++	++
의료자원의 효율성	–	++	+
의료비용	–	++	++

▶ 1952년 제 35회 ILO 총회에서 채택된 '사회보장 최저기준에 관한 조약'에서 결의된 3가지 원칙 ① 대상의 보편성 ② 비용부담의 공평성 ③ 급여수준의 적절성

Answer

35 ③ 36 ② 37 ① 38 ④

① (가), (나), (다) ② (나), (다), (라)

③ (다), (라), (마) ④ (가), (라), (마)

⑤ (나), (라), (마)

Check point

39 세계에서 가장 먼저 도입된 사회보험의 종류로 적절한 것은?

① 독일의 질병보험 ② 영국의 국민보험

③ 미국의 실업보험 ④ 한국의 산재보험

⑤ 일본의 의료보험

▶ 근대 최초의 사회 보장법은 1601년 영국의 엘리자베스 구빈법(공적부조법)이며 사회 보험법은 1883년 독일의 비스마르크에 의한 질병 보험법이다.

40 공공부조에 있어 "수혜자 소득이 어떤 액수에 도달할 경우에 일부 사회 급여의 자격이 상실"되는 현상은?

① 실버의 함정 ② 빈부 격차

③ 빈곤의 함정 ④ 열증처우의 원칙

⑤ 낭떠러지 효과

▶ 낭떠러지 효과를 설명하고 있다.

41 비버리지가 주장했던 다섯 가지 사회악에 해당하지 <u>않는</u> 것은?

① 궁핍(want) ② 질병(disease)

③ 무지(ignorance) ④ 절망(despair)

⑤ 나태(idleness)

▶ 비버리지가 주장했던 5대 사회악은 ① 궁핍(want) ② 질병(disease) ③ 무지(ignorance) ④ 불결(squaor) ⑤ 나태(idleness)의 다섯가지이다.

42 비버리지가 제시한 사회보험의 6가지 원칙에 해당하지 <u>않는</u> 것은?

① 생존수준의 정액급여 ② 정액기여

③ 행정 책임의 정부화 ④ 급여의 적절성

⑤ 포괄성

▶ 비버리지 사회보험의 6가지 원칙– ① 생존수준의 정액급여 ② 정액기여 ③ 행정 책임의 단일화 ④ 급여의 적절성 ⑤ 포괄성 ⑥ 대상 분류이다. 비버리지가 주장하는 사회 보장은 소득보장이 원칙이다.

Answer

39 ① 40 ⑤ 41 ④ 42 ③

43 사회보장의 주요 기능에 해당하지 않는 것은?

① 수평적 소득 재분배 기능 ② 소득역진 기능

③ 사회복지 기능 ④ 인간다운 생활권리 기능

⑤ 소득보장 기능

44 오늘날 공공부조와 가장 관계가 깊은 내용은?

① 생존적 복지 ② 권리적 복지

③ 생산적 복지 ④ 사전적 복지

⑤ 사후적 복지

45 공공부조의 성격으로 올바르지 않은 것은?

① 갹출제도를 채택하고 있다.

② 보험적 방법을 사용하지 않는다.

③ 급여는 현금급여를 원칙으로 하고 있다.

④ 재원조달은 조세를 중심으로 하고 있다.

⑤ 급여에는 자산 요건이나 소득요건이 요구되지 않는다.

46 현행법상 국민기초생활보장 대상자에게 지급되고 있는 공공부조로서 부적절한 것은?

① 생계급여 ② 자활급여

③ 의료급여 ④ 교육급여

⑤ 주택급여

47 사회보장기본법에 해당하지 않는 것은?

① 교육보장 ② 사회보험

③ 공공부조 ④ 사회 서비스

⑤ 평생사회 안전망

Check point

▶ 소득 재분배 기능에 해당한다.

▶ 공공부조의 기본 원리는 생산적 복지 방식이다.

▶ 사회보험 급여는 자산요건이나 소득 요건이 요구되지 않으나 공공부조나 사회 복지에서는 이러한 요건을 요구한다.

▶ 국민기초생활보장법 제 7조 사항 – ① 생계급여 ② 주거급여 ③ 의료급여 ④ 교육급 여 ⑤ 해산급여 ⑥ 장제급여 ⑦ 자활급여

▶ 사회보장기본법은 ① 사회보장 ② 사회보험 ③ 공공부조 ④ 사회 서비스 ⑤ 평생사회 안전망이 있다.

Answer

43 ② 44 ③ 45 ⑤ 46 ⑤ 47 ①

48 국제 노동기구(ILO) 주장하는 '사회보장의 길'에서 사회보장의 구성요소로 주장하고 있는 내용 중 옳지 않은 것은?

① 전체 국민을 대상으로 해야 한다.
② 최저 생활이 보장 되어야 한다.
③ 모든 위험과 사고에서 보호되어야 한다.
④ 개인의 생활에서 비롯된 사고는 개인의 책임이다.
⑤ 공공의 기관을 통해서 보호나 보장이 이루어져야 한다.

49 국가, 지방단체, 및 민간부문의 도움이 필요한 모든 국민에게 복지, 보건의료, 교육, 주거 등 인간다운 생활을 보장하고 상담, 재활, 돌봄 등의 지원을 통하여 삶의 질이 향상되도록 돕는 제도는?

① 사회보장 ② 사회보험
③ 평생사회안전망 ④ 사회서비스
⑤ 공공부조

50 사회 서비스 제도에 해당하지 않는 것은?

① 재해 보상 서비스 ② 노인복지 서비스
③ 장애인 복지 서비스 ④ 아동복지 서비스
⑤ 가족복지 서비스

51 국가와 지방자치단체의 책임 하에 생활유지 능력이 없거나 생활이 어려운 국민의 최저 생활을 보장하고 자립을 지원하는 제도는?

① 사회보장 ② 사회보험
③ 공공부조 ④ 사회서비스
⑤ 평생사회안전망

Check point

▶ 사회보장의 길에서 개인의 생활에 대한 언급은 없다.

▶ 사회 서비스 제도를 설명하고 있다.

▶ 사회 서비스는 노인, 장애인, 아동, 가족 복지 서비스를 의미한다.

▶ 공공부조에 대한 설명이다.

Answer

48 ④ 49 ④ 50 ① 51 ③

52 의료보험이 사회보험의 성격을 나타낼 경우의 특성으로 올바른 조합은?

> (가) 강제성을 갖는다 (나) 보험료를 분담한다.
> (다) 의료혜택의 폭이 넓어진다.
> (라) 의료문제는 개인이 담당하고 책임진다.

① (가) ② (가), (나)
③ (가), (나), (다) ④ (가), (나), (라)
⑤ (가), (나), (다), (라)

53 IMF와 관련이 있는 사회보장제도는?

① 사회보험 ② 한시적 생활보호
③ 공공부조 ④ 생활보호
⑤ 자생보호

54 사회보장법의 기능과 가장 거리가 먼 것은?

① 소득 재분배의 기능 ② 산업평화의 유지 기능
③ 빈곤의 예방과 구제기능 ④ 국민생활수준의 규정적 기능
⑤ 자본주의 경제의 자동 안정화 기능

55 사회적 위험에 대응하는 사회보장 프로그램으로 일치하지 않는 것은?

① 실업 → 고용보험
② 저임금 위험 → 산업재해보상보험
③ 질병·사고 → 건강보험, 산업재해 보상보험
④ 노령·장해·사망 → 연금보험, 산업재해보상보험
⑤ 빈곤 → 공공부조제도(기초생활보장제도, 의료급여제도)

Check point

▶ 소득 재분배의 효과로서 강제적이고 위험 분산적이다.

▶ 1998년 IMF로 인한 경제난으로 실직 및 가계소득 감소로 생활이 어려운 자에 대해 한시적 생활보호 사업을 실시하여 생계를 지원하였다.

▶ 소득보장과 의료보장의 역할이다.

▶ 산업재해보상보험은 의료보장과 소득보장의 일환이다.

Answer

52 ③ 53 ② 54 ② 55 ②

56 국민 개인의 소득과 관계없이 일정 지역 내에 있는 모든 이에게 국가가 지원하는 사회보장 서비스는?

① 의료급여 ② 건강보험
③ 산재보험 ④ 실업보험
⑤ 공공서비스

57 건강보험의 특성 중 적절하지 않은 것은?

① 건강보험이 실시되면 조기치료가 증가한다.
② 사회보험의 경우 수직, 수평적 소득분배가 가능하다.
③ 의료보험이 실시되면 의료이용이 증가하게 된다.
④ 의료비의 본인 일부 부담제를 실시하면 불필요한 의료이용이 억제된다.
⑤ 보험의 가입 여부를 임의로 결정하는 경우, 역 선택을 방지할 수 있다.

58 우리나라 건강보험의 특성에 맞는 항목은?

① 임의적용 ② 균등수혜
③ 보험료의 균등부담 ④ 보험료 징수 임의성
⑤ 지급기간이 장기적 보험

59 우리나라 건강보험제도의 내용으로 옳지 않은 것은?

① 장기 보험이 아닌 단기 보험
② 차등부과 → 균등급여 방식 운영
③ 단일 보험자 방식이 아닌 다보험 방식으로 분리·운영됨
④ 의료수가의 항목별 불균형을 조정하기 위해 상대가치 수가제를 실시한다.
⑤ 과잉 진료를 방지하기 위해 질병군별(DRG) 포괄수가제를 시범적으로 실시한다.

Check point

▶ 사회공공서비스 – 사회 사업의 전문적 지식과 기술을 적용하는 것을 포함하는 넓은 의미의 제반 비물질적 서비스를 지칭하며 소득보장, 의료보장, 주거보장 이외의 제반 사회복지서비스라 할 수 있다.

▶ 임의 적용인 경우 역 선택 현상이 발생한다.

▶ 단기 보험, 차등부담, 강제적용, 강제징수, 균등수혜

▶ 2001년 1월 이후 상대가치수가제 시행(진료 행위를 시간 및 난이도에 따라 점수화해 진료비를 지불하는 방식)

Answer

56 ⑤ 57 ⑤ 58 ② 59 ③

60 우리나라 의료보장 유형을 올바르게 설명한 것은?

① 국민보건서비스 체계를 갖고 있다.

② 진료권 설정으로 의료자원이 효율적이다.

③ 현물급여형 국민건강보험과 공공부조인 의료급여 체계를 갖고 있다.

④ 현금급여형 국민건강보험과 공공부조인 의료급여 체계를 갖고 있다.

⑤ 변이형(직접형) 국민건강보험과 공공부조인 의료급여 체계를 갖고 있다.

Check point

▶ 현물급여형이란 국민(가입자)에게 보건 의료서비스 자체를 제공하는 형태를 말하고 현금 급여형은 이용자가 의료기관에 진료비를 직접 지불한 후 보험자로부터 현금으로 상환받는 형태를 말한다. 우리나라는 현물 급여형 건강보험제도이다.

61 공단 및 심사 평가원의 이의신청에 대한 결정에 불복이 있는 경우에는 어디에 다시 청구할 수 있는가?

① 행정소송 ② 심사평가원장

③ 분쟁조정위원회 ④ 건강보험심의조정위원회

⑤ 국민건강보험공단이사장

▶ 보건복지부의 분쟁조정위원회

Answer

60 ③ 61 ③

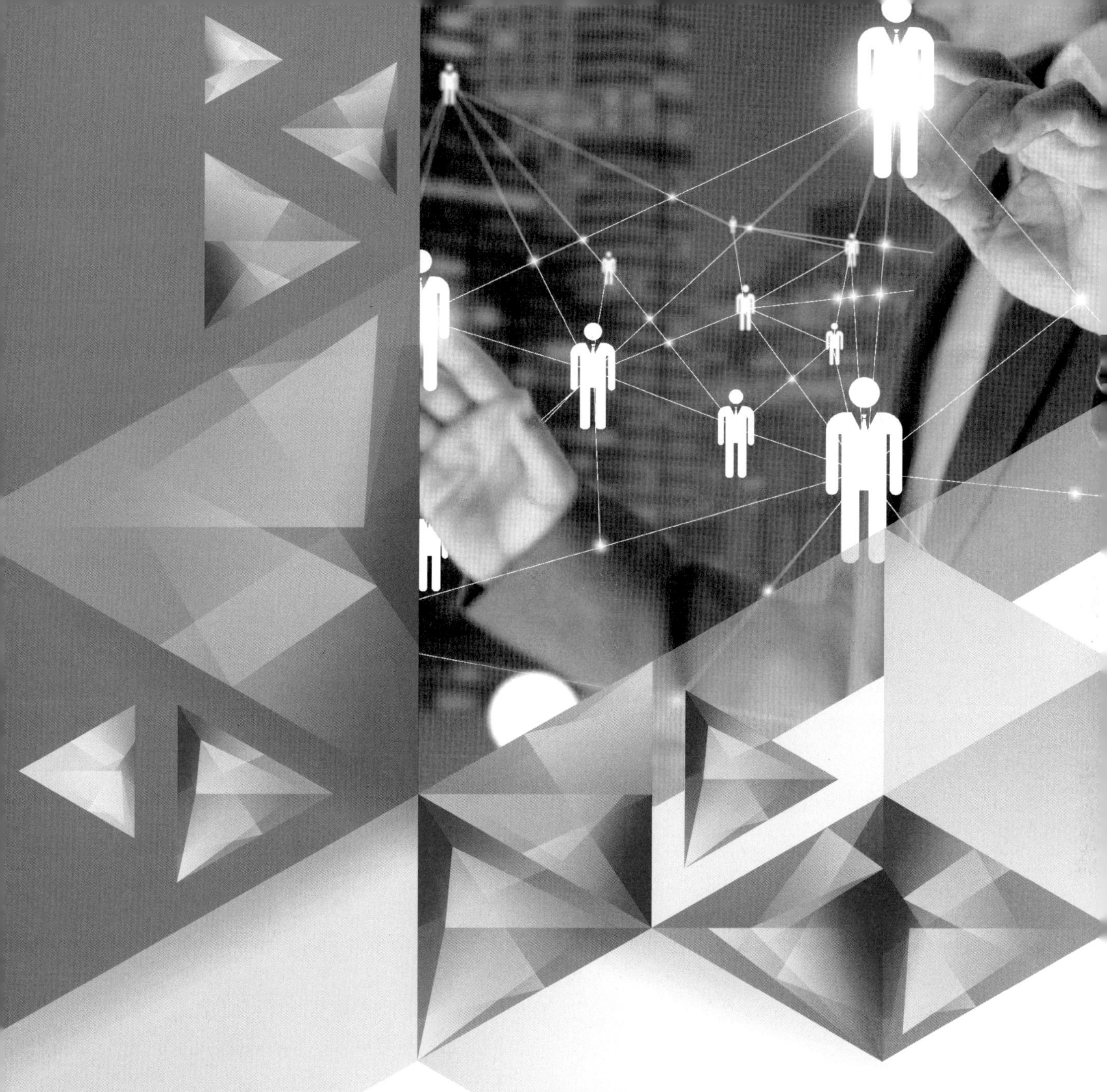

제 4 부

보건조직관리

1. 조직이론
2. 보건의료 행정조직
3. 리더십과 의사소통
4. 갈등관리
5. 동기부여

1. 조직이론

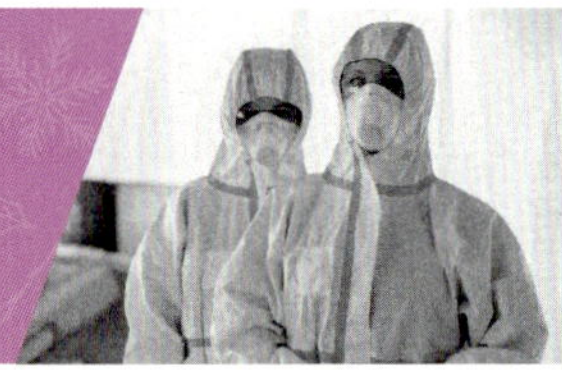

Check Point 조직원리에서는 특히 조직의 다섯 가지 원리에 역점을 두고, 조직이론에서는 고전적 조직이론과 신고전적 조직이론을 정확히 구분해 숙지하여야 한다. 끝으로 현대적 조직이론에서는 주요 특징을 공부해 둔다.

1. 조직의 개념

인간은 사회적 동물이다. 대부분의 인간은 태어나면서부터 조직 속에서 생활하며 배우고 성장하며 살아간다. 이러한 조직화 과정은 인간의 협동에 대한 필요성에서 생겨났다. 평생 사회생활을 하면서 수많은 조직의 구성원으로서 살아가며 조직과 인간은 상호작용과 상호 영향을 미치며 공존한다[105].

우리가 살아가면서 마주치는 다수의 조직은 각각 다른 목적과 역할을 지니고 있으며 따라서 조직에 대한 개념적 정의는 하나로 정의하기 어렵다.

① Max Weber(1947)는 조직이란 **'특정한 목적을 가지고 그 목적을 달성하기 위하여 구성원 간에 상호작용하는 인간들의 협동집단'**이라고 정의하였다.

② Barnard(1938)는 **'공동의 목표를 달성하기 위해 두 사람 이상이 의식적으로 만든 활동 또는 상호 의사전달하는 집합체'**라고 정의하였다.

③ 그리고 Etzioni(1964)는 '특정한 목적을 달성하기 위하여 의식적으로 구성되고 재구성되는 사회적 단위'라고 정의하였다.

④ 정리해 보면 조직이란 **'공동의 목표를 달성하기 위해 여러 사람이 상호 협력하며, 의도적으로 구성된 사회적 실체'**라고 이해할 수 있다.[106][107]

---

105) 문재우 외 저, "보건행정학(2017) 제7판", 계축문화사.

106) 문상식, 최만규, 정상진 저, "NEW 병원인적자원관리(2019)", 보문각.

107) 보건행정학교재편찬위원회 저, "보건행정학(2018)", 에듀팩토리.

2. 조직의 원리

조직의 원리는 과학적 관리론자에 의해 구체화한 이론으로서 오늘날까지 조직구성의 기본원리로 활용되고 있다. 조직원리란 복잡하고 거대한 조직을 합리적으로 구성하고 이것을 능률적으로 관리하여 조직의 목표를 달성하기 위한 일반적이고 보편적인 원칙을 말한다. 일반적으로 적용되는 조직의 다섯 가지 원리는 그림 4-1과 같다.

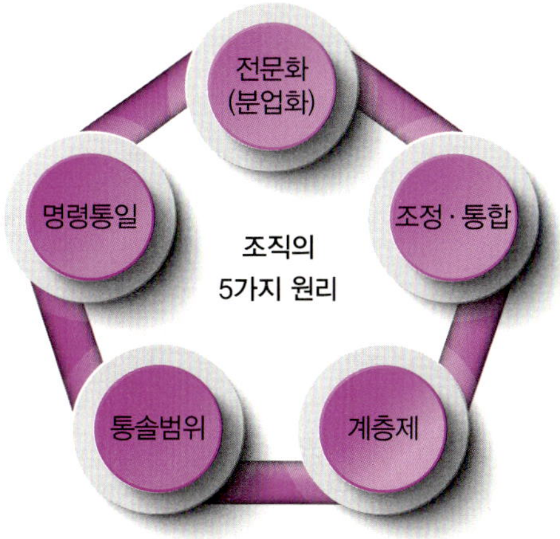

그림 4-1 조직의 원리

1. 전문화(분업화)의 원리

전문화(분업화)의 원리(division of work or specialization)는 업무를 그 종류와 성질별로 나누어 조직구성원에게 가능한 한 가지의 주된 업무를 분담시킴으로써 조직 관리상의 능률을 향상하려는 것을 말한다.

① 이는 조직의 규모가 확대되고 업무처리의 전문성이 증가할수록 더욱 요구되며 업무의 기능적 측면뿐만 아니라 정신적 측면과 조직 내 의사결정에도 효율성을 높인다.

② 전문화에는 수직적 전문화와 수평적 전문화로 분류할 수 있다. 수직적 전문화는 계층별로 최고층에서 최하층에 이르기까지 조직에 따른 분업을 의미하며, 수평적 전문화는 효과적이고 능률적인 업무수행을 위하여 같은 계층범위의 구성원 간에 조정과 협동이 잘 이루어지도록 분업하는 것을 의미한다.

표 4-1 전문화의 순기능과 역기능[108)]

순기능	역기능
1) 업무를 익히는 데 걸리는 시간을 단축한다. 2) 전문화에 의해 업무의 능률이 오른다. 3) 조직의 합리적 편성이 가능하며, 인간의 능력을 기계적으로 사용할 수 있다. 4) 특정분야의 전문가 양성이 가능하다. 5) 조직의 목표달성에 효율적이다.	1) 단순한 업무의 반복으로 흥미를 상실할 우려가 있다. 2) 지나친 전문화는 조정 · 통합을 저해할 수 있다. 3) 창조성이 결여되고, 조직 내에서 소외감을 느낄 수 있다. 4) 특정분야의 전문가적 시야가 좁아지고, 전체적인 통찰력을 갖기 어렵다. 5) 인간의 기계화를 초래할 우려가 있다.

2. 조정·통합의 원리

조정 · 통합의 원리(principle of coordination)는 공동의 목적달성을 추구하기 위하여 구성원 간의 의사결정을 서로 통일하기 위한 집단적인 노력을 의미한다. 현대 조직사회에서는 조직의 규모가 증대됨에 따라 응집력의 저하, 업무의 복잡화, 다양화, 이질성의 심화 등으로 전문화의 필요성이 증대된다. 그 반면에 본인이 속해 있는 조직의 이익만을 추구하며 서로 간의 갈등과 소통의 단절이 야기될 수 있음으로 이를 해소하기 위한 방안이 조정과 통합의 원리이다.

조직의 목표달성을 위한 조정과 통합의 방법은 다음과 같다.[109)]

- 계층제에 의한 권한 및 책임의 명확화
- 위원회 및 참모기관의 활용
- 상위통합기구의 설치
- 규율 및 징계제도의 활용

108) 보건행정학교재편찬위원회 저, "보건행정학 (2018)", 에듀팩토리.
109) 보건행정학교재편찬위원회 저, "보건행정학 (2018)", 에듀팩토리.

3. 통솔범위의 원리

통솔범위의 원리(principle of span of control)란 한 사람의 상관이 직접 통솔하고 감독할 수 있는 부하직원의 수를 말한다.

① 인간이 가질 수 있는 관심의 폭과 통솔능력에는 한계가 있으며, 또한 행정의 능률을 높이기 위해서는 직접 통솔할 수 있는 부하의 수가 합리적이어야 한다.

② 일반적으로 많은 학자에 의해 공식화된 통솔의 범위는 제시되어 있다[110]. 그러나 통솔범위는 일정한 정도를 정하고 적절한 수를 찾기란 쉽지 않다. 따라서 통솔범위에 영향을 미치는 요인을 파악하고 조직상황에 적합한 통솔범위를 찾아야 한다.[111]

통솔범위에 영향을 미치는 요인

- 통솔자의 능력
- 피통솔자의 자질과 의식구조
- 업무의 성질
- 지리적 분산의 정도
- 조직의 제도화 및 전통과 규모
- 관리조직의 상태
- 관리기술의 수준

4. 계층제의 원리

계층제의 원리(principle of hierarchy)란 권한 · 책임 및 의무의 정도에 따라 공식조직을 구성하는 구성원들에게 직무를 수직적으로 등급화하여 각 등급마다 책임과 권한을 부여하는 것으로 수직적 분화라고도 한다. 즉, 피라미드 구조의 상하 계층 간에 직무상 지휘 · 감독의 관계에 의하여 조직적 활동이 통일성을 유지하게 된다.

① 관료제의 전형이며 명령일원화의 체제로 조직의 모든 권한과 책임은 최고 관리층

---

110) **헨리 페이욜**은 한 사람의 상급자가 통솔할 수 있는 적정부하는 상위층은 5~6명, 하위층은 20~30명이라고 하였다. 영국의 어윅은 업무가 복잡하게 구성되어 있다면 행정관리자는 5~6명 이상의 하급자를 직접 관리하기 어렵다고 하였다. 통솔범위의 공식을 발표한 그라이쿠나스는 최고 관리층과 중간 관리층의 행정관리자는 직접 지시를 받고 보고하는 5~6명의 하급 관리자를 관리할 수 있다고 하였다.

111) 보건행정학교재편찬위원회 저, "보건행정학 (2018)", 에듀팩토리.

에 귀속된다. 조직의 규모가 커지고 구성원의 수가 증가할수록 계층의 수는 증가되며, 계층제의 원리는 통솔범위와 밀접한 관련성이 있기 때문에 계층의 단계가 많아지면 통솔의 범위는 좁아지고, 계층의 수를 적게 하면 통솔범위는 넓어진다. 즉, 계층의 수가 증가되면 상호 의사소통이 불충분해지고 명령의 전달도 지연되며 행정관리자 증가에 따른 인건비 지출도 커진다.

② 그 반대로 통솔범위가 넓어지면 계층의 수는 적어지는 데 계층제의 역기능을 최소화하기 위해서는 가능하다면 조직은 불필요한 계층을 최소화하여야 하며, 이를 계층 단축화의 원칙이라고 한다.

표 4-2 계층제의 순기능과 역기능[112)]

순기능	역기능
1) 의사소통과 명령의 통로가 된다. 2) 권한 및 책임 위양의 통로가 된다. 3) 지휘와 감독을 통한 질서 확보의 통로가 된다. 4) 행정적 결정의 엄수 및 행정책임의 소재규명의 수단이 된다. 5) 조직내부에서 여러 갈등의 조정과 해결의 수단이 된다.	1) 수직적 원리가 강화되어 하위계층의 창의력을 저해하고 조직을 경직화하기 쉽다. 2) 의사전달이 여러 계층을 거치는 동안 왜곡되기 쉽다. 3) 동태적이고 융통성 있는 인간관계의 형성을 저해할 우려가 있다. 4) 조직이 외부사태에 즉각 적응하지 못하고 보수성을 가진다.

5. 명령통일의 원리

명령통일의 원리(principle of command)는 조직 내의 각 구성원은 오직 한 사람의 상관으로부터 명령과 지시를 받고 그 한 사람의 상관에게만 보고해야 하는 원리를 말한다.

① 여러 명의 상위자로부터 각각 상이한 명령을 받는다면, 업무를 수행하는 데 혼란을 겪게 된다. 따라서 명령통일의 원리를 통하여 업무의 책임 소재를 명확히 할 수 있고, 업무의 능률을 높일 수 있다.

② 그러나 명령통일의 원리를 지나치게 강조하면 의사소통의 과중한 부담이 발생하고, 기능적 전문가들의 영향력이 감소하며, 업무의 지연을 초래하게 된다. 또한, 행정의 분권화와 권한위임을 저해하고, 행정능률의 횡적인 조정을 저해하게 된다.

112) 보건행정학교재편찬위원회 저, "보건행정학 (2018)", 에듀팩토리.

3. 조직의 이론

1. 고전적 조직이론(과학적 관리론)

고전적 조직이론은 1990년대 초 산업혁명 이후 민간 부문의 생산구조가 확대되고 대규모의 근대적 산업조직들이 등장하면서 시작되었다. 이 이론은 외부환경과의 상호관계는 배제하고 조직에 관한 연구는 조직내부의 문제에만 치중한 폐쇄조직을 전제로 한다. 조직의 공식적 · 합리적 구조에 맞게 조직도를 작성하고, 조직의 합리적 관리를 위해 절약과 능률 및 최고 관리층에 의한 행정통제에 중점을 두었다.

① 이러한 고전적 조직이론은 테일러(T. W. Taylor)가 주장한 과학적 관리론이다. 즉, 과학적 관리는 최소한의 노동과 비용으로 최대의 생산 효과를 얻을 수 있는 최선의 방법을 찾기 위한 관리이론이다.

② 과학적 관리론의 발전은 기업관리의 합리화를 위해 경영학자들에 의해 개발되어 기업 생산성 향상에 크게 기여하였다. 그러나 구성원들을 기계의 부속품으로 취급한다고 해서 이후 기계적 인간관에 대한 비판을 받기도 하였다. 고전적 조직이론의 주요 특징은 표 4-3과 같다.

표 4-3 고전적 조직이론의 주요 특징[113)]

특징	의미
분업화(전문화)	조직 구성원에게 일정한 업무를 배분하여 전문화와 능률성을 확보한다.
계층적 과정	조직의 수직적 관계를 말하며, 명령통일, 권한과 위임 등이 따른다.
과학적 추구	과학성을 추구하여 여러 가지 원리나 원칙을 유도하는 데 주력한다.
경제적 인간관	경제적 동기부여를 통해 생산성은 향상된다고 하였다.
조직의 구조	조직 내의 여러 구성요소 간의 수직적 관계를 형성 · 유지하는 것이다.
통솔의 범위	조직 내의 통솔 부하의 수는 리더 상 일정한 한계를 갖는다고 하였다.

③ 그 밖에도 최고 관리자의 기능으로 굴릭(L. Gulick)이 제시한 POSDCoRB의 조직원리의 행정관리학파와 합리적 · 합법적 관료제 이념을 제시한 웨버(Weber)의 관료제이론 등이 있다.

113) 보건행정학교재편찬위원회 저, "보건행정학 (2018)", 에듀팩토리.

굴릭(L. Gulick)이 제시한 최고 관리자의 7가지(POSDCoRB) 기능

① 기획(Planning)

② 조직(Organizing)

③ 인사(Staffing)

④ 지휘(Directing)

⑤ 조정(Coordinating)

⑥ 보고(Reporting)

⑦ 예산(Budgeting)

2. 신고전적 조직이론(인간관계론)[114)]

과학적 관리법이 지나치게 인간을 기계시하고, 작업을 세분화함으로써 인간소외, 흥미상실, 인간성의 무시로 인해 작업의 능률 저하를 초래한다는 비판에서 제기된 이론이다. 신고전적 조직이론은 조직 내의 인간적 요소를 중시하는 인간관계론적 조직이론을 말한다. 즉, 조직과 외부환경의 관계에 관심을 두는 개방시스템적인 조직이론이다.

① 과학적 관리론의 문제점을 파악하고 개선방안을 강구하기 위해 하버드대학의 메이오(E. Mayo) 교수와 그 동료들은 1924년부터 1929년까지 미국 시카고에 있는 호손(Hawthorne) 공장에서 근로자를 대상으로 작업능률 향상에 대한 실험을 하였다. 처음에는 공장 내의 조명강도와 작업능률이 관계가 있을 것으로 예측하였으나 생산성 향상과 큰 관련이 없음을 확인하였다.

② 작업장의 조명도를 높인 경우에 그 작업팀의 생산성은 올랐으나 조명도를 다시 원위치시켜도 생산성은 계속 올랐는데, 그 이유는 자기 팀이 실험집단으로 선택되어 자부심을 가지고 열심히 일해서 생산성이 높아졌다는 것이다. 즉, 작업 생산성은 작업장 등 외부환경보다는 작업자 자신의 심리적 · 내부적 요소와 더 밀접한 관련이 있음을 발견한 것이다. 이는 조직 구성원의 감정과 대인관계를 중시하고, 욕구 · 동기 · 태도를 중심으로 개인 간이나 집단 간이나 조직 간에 형성되는 사회적 · 심리적 관계를 분석하려는 이론이다.

114) 문상식, 최만규, 정상진 저, "NEW 병원인적자원관리 (2019)", 보문각.

③ 인간관계론은 과학적인 근거 없이 종업원의 만족도가 높아지면 생산성이 높아진다는 논리로, 비공식적 조직의 중요성이 강조된다. 즉, 경영층이 기본적으로 해야 할 일은 갈등을 제거해서 종업원들이 행복하고 생산적이 되도록 유지하는 것이라는 주장을 함으로써 갈등에 대해 비현실적으로 이상적이라는 입장이다.

④ 과학적 관리론이 **'인간 없는 조직'**이라는 비판을 받고 있는 데 반하여 인간관계론은 **'조직 없는 인간'**이라는 비판을 받기도 하였다. 인간의 사회적 · 심리적 측면이 중요하다는 것은 인식했음에도 불구하고 인간의 감정적 요소와 조직의 성과를 연결하지 못하였다는 한계점으로 이 후 인간에 대한 정교하고 과학적인 지식의 필요성을 강조한 행동과학이론이 등장하였다.

⑤ 행동과학이론은 첫째로 인간의 행위를 연구대상으로 하며, 둘째로 과학적 접근을 적용해야 한다는 객관적 방법이론이다.

표 4-4 신고전적 조직이론의 주요 특징[115)]

특징	의미
사회적 능률이념	능률향상은 경제적 고려보다는 조직 내의 비공식적 관계와 조직 참여자의 사회적 · 심리적 측면에서 능률향상을 위한 가치기준을 삼았다.
인간의 감정요인 중시	인간에 대해 기계적 측면이 아니라 사회적 · 심리적 측면을 중시하며 인간의 비합리적인 요인을 중시하였다.
개방체제의 구조	작업의 능률을 조직 내의 공식적 구조보다는 사회적 분위기에서 결정된다는 환경론적 입장을 취하였다.
사회적 인간관	인간은 사회적 · 비공식적 · 비합리적 측면의 중요시를 사회적 모델의 관점에서 연구하였다.

3. 현대적 조직이론

현대적 조직이론은 1950년대 이후의 조직관리 연구로 고전적 조직이론과 신고전적 조직이론에서 설명하지 못하는 복잡하고 다양한 동태적인 필요성에서 등장한 이론이다. 현대적 조직이론은 고전적 조직이론과 인간관계론을 하나의 틀로 통합한 협동체제의 아이디어를 고안하여 행동과학론의 토대를 만들고 그 발전을 선도하였다.

115) 보건행정학교재편찬위원회 저, "보건행정학 (2018)", 에듀팩토리.

이 이론은 조직과 외부환경의 관계를 중시하는 경향을 보이는 체제(system)라는 개념을 기본으로 하여 조직 현상을 연구하는 접근법으로써 개방적 시스템의 조직이론이다.

현대조직은 복잡하고 불확실한 환경 속에서 정해진 목표의 효율적인 달성을 위한 개성이 강한 인간행동을 종합하는 활동이라고 하였다. 현대적 조직이론의 주요 특징은 표 4-5와 같다.

표 4-5 현대적 조직이론의 주요 특징[116)]

특징	의미
복잡한 체제	현대 조직사회에서 인간은 무한한 잠재력을 보유하고 있다고 가정하여 조직을 복잡한 체제로 보고 있다.
연구대상의 다양화	현대 조직이론은 가치 기준이 다원화되어 연구대상의 선정과제에도 크게 다양화되었다.
과학의 복합성	현대 조직이론은 다양한 학문 간의 상호적 활동으로 형성되고 발전되어 과학의 복합성을 갖는다.
과학성의 제고	연구의 개념과 기술의 발전으로 조직이론의 과학성을 제고시켰으며, 조직에서 행태주의 적용 가능영역을 크게 확장했다.

현대적 조직이론에서 관심을 두는 이론에는 체제이론(system theory)과 상황이론(contingency theory)이 있다[117)].

(1) 체제이론

체제 또는 시스템이란 수많은 개인과 집단으로 구성되는 사회 및 교회나 병원과 같은 조직에도 적용되는 매우 광범위한 개념이다. 조직을 기계로 간주하는 이전의 개념에서 이제는 생물학적 유기체로 간주하게 된다. 유기체, 즉 조직의 가장 중요한 목표는 생존이 된다. 그리고 생존을 위해서는 환경에서의 적응이 가장 중요한 요소가 된다. 조직을 시스템으로 이해한다는 것은 살아 있는 유기체로서 다양한 이해관계자 집단과 상호작용하고 있음을 의미한다.

체제이론은, 첫째로 어떤 시스템이든 그것이 시스템으로써 기능하기 위해서 목표지향성을 가져야 하며,

116) 보건행정학교재편찬위원회 저, "보건행정학 (2018)", 에듀팩토리.
117) 문상식, 최만규, 정상진 저, "NEW 병원인적자원관리 (2019)", 보문각.

둘째로 자신을 둘러싼 외부환경과 지속적인 상호작용을 유지함으로써 환경에 적응해야 한다.

셋째로 시스템은 인간의 골격, 근육기관, 소화기관, 순환기관 등의 하위 구성요소가 하나의 전체로서 통합을 이루는 것처럼 분화와 동시에 통합적인 성격을 가져야 한다.

마지막으로 외부환경으로부터 투입물을 받아 내부변환 과정을 거쳐 산출물을 만들어 내는 일련의 과정을 거친다. 그리고 외부로 배출된 산출물은 피드백 과정을 통해 다시 투입물로 순환된다.

(2) 상황이론

모든 상황에 맞는 보편적이고 최선의 조직관리 전략은 없다는 전제를 가정한다. 가장 훌륭한 조직화 전략은 결국에는 보편적 관리 원칙이 아닌 조직구조와 그것의 환경간의 적합여부에 달려 있다는 이론이다. 어느 쪽도 옳고 그름을 판단할 수 없으며, 다만 각각의 상황에 따라 옳고 그를 수 있다는 것이다. 조직이 잘되기 위해서는 조직 내 하위 시스템 간의 적합과 조화가 이루어지는 것이 중요하다.

조직이론의 발달과정을 종합하여 비교해 보면 표 4-6과 같다.

표 4-6 조직이론의 발달과정 종합비교[118)]

구분	고전적 조직이론	신 고전적 조직이론	현대적 조직이론
시대적 이론	과학적 관리론 행정관리론 관료제	인간관계론 환경관계론	행태론 상황론 체제론
조직의 가치관	기계적 능률	사회적 능률	다양한 가치
조직의 구조관	공식적 구조	비공식 구조	조직구조 전반
조직의 인간관	경제적 인간	사회적 인간	자아실현/복잡다양성
조직의 환경관	폐쇄적	반 개방적	개방적

118) 보건행정학교재편찬위원회 저, "보건행정학 (2018)", 에듀팩토리.

2. 보건의료 행정조직

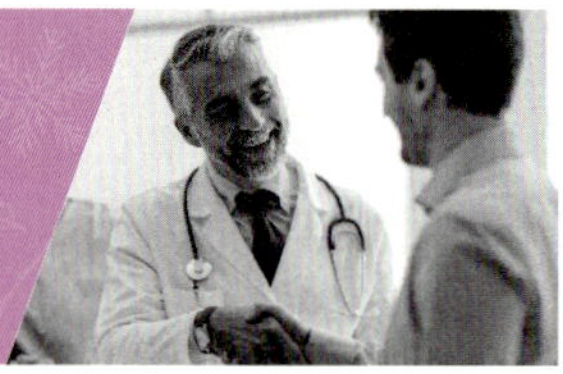

Check Point

행정조직에서는 특히 지방행정조직에 비중을 두고 그 조직 내용을 빠짐없이 파악해야 하며, 최근 신설된 건강생활지원센터에 관한 법규의 내용을 반드시 숙지해 둔다.

1. 중앙보건 행정조직

1948년 설치된 사회부와 1949년 설치된 보건부는 지금의 보건복지부의 전신이다. 보건복지부의 직무는 보건위생 · 방역 · 의정 · 약정 · 보건산업 · 기초생활보장 · 자활지원, 사회보장 및 사회 서비스 정책, 인구 · 출산 · 보육 · 아동 · 노인 및 장애인에 관한 사무를 관장하는 것이다. 그리고 소속기관 및 하부조직은 다음과 같다.

1. 소속기관

① 보건복지부장관의 관장사무를 지원하기 위하여 보건복지부장관 소속하에 국립소록도병원, 오송생명과학단지지원센터 및 국립망향의동산관리원을 둔다.

② 보건복지부장관의 소관사무를 분장하기 위하여 보건복지부장관 소속하에 질병관리청을 둔다.

③ 건강보험분쟁조정위원회의 사무를 처리하기 위하여 보건복지부장관 소속하에 건강보험분쟁조정위원회 사무국을 둔다.

④ 보건복지부장관의 관장사무를 지원하기 위하여 보건복지부장관 소속하에 책임운영기관으로 국립정신건강센터 · 국립나주병원 · 국립부곡병원 · 국립춘천병원 · 국립공주병원 · 국립마산병원 · 국립목포병원 및 국립재활원을 둔다.

2. 하부조직

① 보건복지부에 운영지원과 · 인사과 · 보건의료정책실 · 건강보험정책국 · 건강정책국 · 보건산업정책국 · 사회복지정책실 · 장애인정책국 · 인구정책실 · 연금정책국

및 사회보장위원회 사무국을 둔다.

② 장관 밑에 대변인 1명, 장관정책보좌관 2명을 두고, 차관 밑에 기획조정실장 및 감사관 각 1명을 둔다.

2. 지방보건 행정조직

1. 보건소

① 보건소는 해당 지방자치단체의 관할 구역에서 다음 각 호의 기능 및 업무를 수행한다.

1. 건강 친화적인 지역사회 여건의 조성
2. 지역보건의료정책의 기획, 조사 · 연구 및 평가
   - 지역보건의료계획 등 보건의료 및 건강증진에 관한 중장기 계획 및 실행계획의 수립 · 시행 및 평가에 관한 사항
   - 지역사회 건강실태조사 등 보건의료 및 건강증진에 관한 조사 · 연구에 관한 사항
   - 보건에 관한 실험 또는 검사에 관한 사항
3. 보건의료인 및 보건의료기관 등에 대한 지도 · 관리 · 육성과 국민보건 향상을 위한 지도 · 관리
   - 의료인 및 의료기관에 대한 지도 등에 관한 사항
   - 의료기사 · 보건의료정보관리사 및 안경사에 대한 지도 등에 관한 사항
   - 응급의료에 관한 사항
   - 공중보건의사, 보건진료 전담공무원 및 보건진료소에 대한 지도 등에 관한 사항
   - 약사에 관한 사항과 마약 · 향정신성의약품의 관리에 관한 사항
   - 공중위생 및 식품위생에 관한 사항
4. 보건의료 관련기관 · 단체, 학교, 직장 등과의 협력체계 구축
5. 지역주민의 건강증진 및 질병예방 · 관리를 위한 다음 각 목의 지역보건의료 서비스의 제공

- 국민건강증진 · 구강건강 · 영양관리사업 및 보건교육
- 감염병의 예방 및 관리
- 모성과 영유아의 건강유지 · 증진
- 여성 · 노인 · 장애인 등 보건의료 취약계층의 건강유지 · 증진
- 정신건강증진 및 생명존중에 관한 사항
- 지역주민에 대한 진료, 건강검진 및 만성질환 등의 질병관리에 관한 사항
- 가정 및 사회복지시설 등을 방문하여 행하는 보건의료 및 건강관리사업
- 난임의 예방 및 관리

② 보건복지부장관이 지정하여 고시하는 의료취약지의 보건소는 대통령령으로 정하는 업무를 수행할 수 있다.

③ 보건소 기능 및 업무 등에 관하여 필요한 세부 사항은 대통령령으로 정한다.

④ 보건소는 시 · 군 · 구별로 1개씩 설치한다. 다만, 지역주민의 보건의료를 위하여 특별히 필요하다고 인정되는 경우에는 필요한 지역에 보건소를 추가로 설치 · 운영할 수 있다.

⑤ 보건소를 추가로 설치하려는 경우에 행정안전부장관은 보건복지부장관과 미리 협의하여야 한다.

⑥ 보건소에 보건소장 1명을 두되, 의사 면허가 있는 사람 중에서 보건소장을 임용한다. 다만, 의사 면허가 있는 사람 중에서 임용하기 어려운 경우에는 보건 · 식품위생 · 의료기술 · 의무 · 약무 · 간호 · 보건진료 직렬의 공무원을 보건소장으로 임용할 수 있다.

⑦ 보건 등 직렬의 공무원을 보건소장으로 임용하려는 경우에 해당 보건소에서 실제로 보건 등과 관련된 업무를 하는 보건 등 직렬의 공무원으로서 보건소장으로 임용되기 이전 최근 5년 이상 보건 등의 업무와 관련하여 근무한 경험이 있는 사람 중에서 임용하여야 한다.

⑧ 보건소장은 시장 · 군수 · 구청장의 지휘 · 감독을 받아 보건소의 업무를 관장하고 소속 공무원을 지휘 · 감독하며, 관할 보건지소, 건강생활지원센터 및 보건진료소의 직원 및 업무에 대하여 지도 · 감독한다.

2. 보건의료원

보건소 중 병원의 요건을 갖춘 보건소는 보건의료원이라는 명칭을 사용할 수 있다.

3. 보건지소

지방자치단체는 보건소의 업무수행을 위하여 필요하다고 인정하는 경우에는 대통령령으로 정하는 기준에 따라 해당 지방자치단체의 조례로 보건소의 지소를 설치할 수 있다. 그리고 보건지소는 읍 · 면(보건소가 설치된 읍 · 면은 제외한다)마다 1개씩 설치할 수 있다. 다만, 지역주민의 보건의료를 위하여 특별히 필요하다고 인정되는 경우에는 필요한 지역에 보건지소를 설치 · 운영하거나 여러 개의 보건지소를 통합하여 설치 · 운영할 수 있다.

① 보건지소에 보건지소장 1명을 두되, 지방의무직공무원 또는 임기제공무원을 보건지소장으로 임용한다.

② 보건지소장은 보건소장의 지휘 · 감독을 받아 보건지소의 업무를 관장하고 소속 직원을 지휘 · 감독하며, 보건진료소의 직원 및 업무에 대하여 지도 · 감독한다.

4. 건강생활지원센터

지방자치단체는 보건소의 업무 중에서 특별히 지역주민의 만성질환 예방 및 건강한 생활습관 형성을 지원하는 건강생활지원센터를 대통령령으로 정하는 기준에 따라 해당 지방자치단체의 조례로 설치할 수 있다. 그리고 건강생활지원센터는 읍 · 면 · 동(보건소가 설치된 읍 · 면 · 동은 제외)마다 1개씩 설치할 수 있다.

① 건강생활지원센터에 건강생활지원센터장 1명을 두되, 보건 등 직렬의 공무원 또는 보건의료인을 건강생활지원센터장으로 임용한다.

② 건강생활지원센터장은 보건소장의 지휘 · 감독을 받아 건강생활지원센터의 업무를 관장하고 소속 직원을 지휘 · 감독한다.

3. 리더십과 의사소통

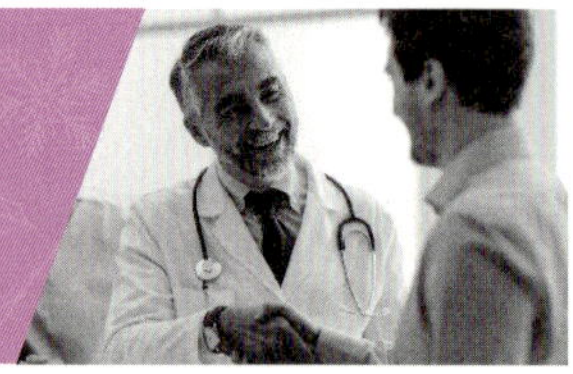

Check Point 리더십에서는 리더와 관리자의 차이점을 파악하고, 리더십의 변천 및 유형, 수준에 관한 내용 등을 깊이 있게 공부해 둔다.

1. 리더십의 개요

1. 리더십의 정의

① 박동서(2002)에 의하면, 리더십이란 "바라고 요구되는 목표를 달성하기 위해 개인 및 집단을 조정하고, 동작하게 하는 기술을 뜻한다."라고 규정하는 것이 가장 적절하다.

② 유종해(1990)에 의하면, 리더십이란 "조직구성원으로 하여금 바람직한 조직목적에 자발적으로 협조하도록 하는 일종의 기술 및 영향력으로 보며, 리더(leader)가 추종자로 하여금 소망스러운 상태로 행동시키는 과정이고, 목표설정에서 목표달성에 이르기까지 이를 위하여 노력하는 조직적 집단활동에 영향을 미치는 행위다."라고 하였다.

③ 스톡딜(Stogdill)에 의하면 '리더십이란 집단의 구성원들로 하여금 특정목표를 지향하게 하고 그 목표달성을 위해 실제행동을 하도록 영향력을 행사하는 것'으로 정의하였다.

④ 리더와 관리자의 차이점을 보면 관리자는 조직구성원들이 어떤 일을 하도록 주선만 해주지만, 리더는 방향제시 · 충고 · 인도를 잘하여 '하도록 하게끔 하는 자'이다. 관리자는 이미 주어진 일이 완성되도록 관리하는 역할만 한다면 리더는 미래지향적으로 무엇을 해야 할 것인지를 정해 주고 구성원들 스스로 해 나가도록 자극하고 인도해 주는 역할을 한다는 점이다.

⑤ 관리자는 목표달성을 위해 계획을 수립하고 조직을 구성하고 실천하기 위해 지휘

하며 조정하고 통제하는 사람이라면 리더는 구성원들에게 비전을 제시하고 동기를 유발시키며 이끌어 가는 사람이다(임창희, 2008).

이렇게 관리자와 리더의 차이점을 정리하면 표 4-7과 같다.

표 4-7 관리자와 리더의 차이

관리자(manager)	리더(leader)
공식적, 사무적	인간적
목표지향	적극적 목표수행
기계적 의사결정	모험적 의사결정
감독 · 통제	직관적 · 영감적 결정
계획적 · 공식적 업무설계	변화와 혁신
계획에 따른 업무관리	비전제시

2. 리더십의 중요성

리더십이 중요한 이유를 나열하면 다음과 같다.

① 공공조직이든 민간조직이든 간에 다양한 전문가가 고용되어 있어 전문가로서의 자율성과 조직의 통제욕구 사이에 부단한 긴장이 존재하고, 이와 같은 긴장으로 인해 구성원들을 조직의 규칙과 과정을 준수하게끔 유도하는 리더십이 필요하다. 보건복지부에는 일반직 공무원은 물론이고, 의사 · 한의사 · 치과의사 · 간호사 · 약사 · 의료기사 등의 보건직공무원이 근무하고 있다. 또한, 의료기관은 다양한 보건의료 인력 구성으로 인해 인간이 만든 조직 중 가장 복잡한 구조로 되어 있는 조직이라고 언급되어 있다.

② 보건의료 서비스 분야는 끊임없이 변화하는 외부환경에 적응하기 위한 압력이 증가하고 있기 때문에 외부욕구에 적절히 대응하고 생존하기 위해서는 이에 알맞은 리더십이 필요하다. 새로운 기술 또는 새로운 구조의 도입과 같은 중요한 내부적 변화는 이와 같은 변화가 조직에 통합될 수 있도록 리더십을 필요로 한다.

③ 보건행정조직에서 구성원들의 전문적 목표는 조직의 목표와 완전히 일치하지 않을 수도 있다. 구성원의 조직목표와 조직의 목표 사이에 가능한 많은 일치를 가져올 수 있도록 노력하는 데 리더십이 요구된다.

2. 리더십 이론의 변천

리더십 이론의 발전은 개인으로서의 리더의 자질 또는 행태중심으로 설명한 것으로부터 놓여 있는 상황, 임무, 조직의 관계를 중심으로 설명하는 것으로 변천해 오고 있다고 할 수 있다. 이를 주로 자질론, 행태론, 상황론 등으로 설명한다.

학자들은 리더십의 원인변수를 밝히려고 애써 왔고 시대적으로 의견을 달리해 왔다.

① 자질론에 기초한 리더십 유형은 리더의 특성이 결정한다고 본다. 리더 개인이 가진 성격이나 자질이 남다르기 때문에 성공할 수 있으며 훌륭한 리더가 되는 특성은 타고난다는 것이다. 고대 이집트에서는 리더가 되기 위한 조건을 세 가지로 요약하고 있다. 즉, "그대의 **입에는 단호한 권위**가 있어야 하며, 그대의 가슴에는 **모든 것을 통찰할 수 있는 능력**이 있어야 하며, 그대의 혀에는 **정의의 창고**가 있어야 한다."

② 행태론은 리더가 부하들 앞에서 보여 주는 행동이 바로 리더십 스타일이다. 따라서 어떤 자질을 가졌는지가 중요한 것이 아니라 어떤 행동이 바람직한 행동인지를 찾아내면 된다.

③ 상황론은 조직이 어떤 상황에 처해 있는지에 따라서 한 유형의 리더십은 좋은 것일 수도 있고 나쁜 것일 수도 있다. 상황에 맞는 리더가 훌륭한 리더이고 따라서 리더는 상황이 결정한다는 것이다[119].

1. 자질론(trait theory)

자질론은 기본적으로 사람이 지닌 자질을 중심으로 설명한 것으로 어떤 일정한 자질을 리더가 갖추고 있으면 효과적인 리더가 될 수 있다는 이론이다. Barnard는 이러한 자질에는 기술적 측면과 정신적 측면을 제시하였다. Stogdill은 지능, 지배력, 자신감, 추진력, 업무관련 지식 등 다섯 가지로 리더의 특성을 정리하였다. Tead는 육체적 · 정신적 에너지, 목표의식과 지식능력, 친근감, 탁월한 품성, 기술적 우월성, 과단성, 높은 지능, 신념 등을 제시하였다[120].

이와 같은 자질이론은 초기에 누구나 일정한 특성을 가지고 있으면 어떤 상황이 일어나더라도 리더십을 발휘할 수 있다고 주장되었지만, 추후 이와 같은 자질론은 상당한 수정이 불가피하였다.

---

119) 임창희. "조직행동". 비앤엠북스, 2017.

120) 신유근. "인간존중경영 : 조직행위론". 다산출판사, 2005.

즉, 자질이 고정된 것이 아니라 사람마다 처해있는 환경과 상황에 따라 달라진다는 것이었다. 하지만 이러한 특성이론의 비판에도 불구하고 최근에 다시 리더십 연구에 있어서 리더십을 결정하는 특성들이 매우 중요하게 논의되고 있다. 즉, 여러 연구 방법들을 활용하여 초기의 리더십 특성연구에서 나타난 자료들을 분석한 결과 효과적인 리더십이 리더의 특성과 높은 상관관계가 있다는 점이 재조명되고 있다[121].

2. 행태론(behavioral theory)

행태론은 1950년대 들어 리더십에 대한 자질론적 접근에서 벗어나 리더십을 관찰 가능한 과정이나 행동으로 보기 시작하였다. 즉, 자질론에 대한 비판으로 등장한 행태론은 리더십의 중요한 측면은 리더의 자질이 아니라 다양한 상황에서 리더가 행동하는 것이며, 효과적인 리더는 그들의 특별한 리더십 행동유형에 의해 비효과적인 리더와 구별된다는 것이다.

3. 상황론(situation theory)

상황론은 1960년대 말부터 1970년대에 이르기까지 행동이론의 한계를 인식하고 새로운 리더십 연구를 진행하면서 등장한 이론이다. 과업중심 리더가 좋은지, 인간중심 리더가 좋은지 등의 문제는 "리더십의 효율성은 리더에 달렸다."라는 관점에서 본 것이다. 그러나 상황이론은 리더와 상황이 잘 맞아 떨어져야 성과가 높다는 관점에서 다룬다. 즉, 이상적 리더의 유형이 독립적으로 존재하는 것이 아니라 상황에 알맞은 것이라면 독재적 리더십도, 방임형 리더십도, 과업중심 리더십도 높은 성과를 올릴 수 있다는 것이다[122].

상황론은 자질론에 대립되는 것이고 자질론을 비판하는 이유는 자질론에서 요청하는 자질이라고 하는 것이 상황, 그의 임무, 조직의 목표에 따라 너무나 달라 최소한도의 공통점도 발견하기 힘들다고 하는 것이다. 또한, 어떠한 사람이 구체적인 경우에 리더가 되는가 하는 것을 보면 일정한 자질의 소유자라기보다는 그가 속한 조직, 집단의 구성원들의 가치관, 규범에 일치된 행동을 하며 그들이 바라는 것을 충족 · 구현할 수 있는 사람이라고 하는 것이다[123].

---

121) 신유근. "인간존중경영 : 조직행위론". 다산출판사, 2005.
122) 임창희. "조직행동". 비앤엠북스, 2017.
123) 박동서. "한국행정론". 법문사, 2001.

3. 리더십의 유형

리더십의 유형을 참여와 결정권을 기준으로 권위형, 민주형, 자유방임형으로 구분할 수 있다.

(1) 권위형

지도자가 주요한 결정을 홀로 내리고 부하로 하여금 이에 따르도록 하는 계층제적인 행정기관에서 많이 볼 수 있는 유형으로서 명령과 복종을 강조한다. 지도자는 독선적이며 조직체 성원들을 보상과 처벌의 연속선에서 통제하고 관리한다. 권위형은 시간적인 여유가 없거나 부하들의 능력이 극히 보잘 것 없거나 또는 참여에 대한 기대가 적을 때는 불가피하게 필요한 경우가 있다. 하지만, 권위형은 사람들을 통제하기 때문에 사기를 저하시키고 조직원의 적대감과 소외감, 그리고 경직성을 초래할 수 있어 조직의 성과를 저하시킬 수 있다.

(2) 민주형

민주형은 결정을 할 때 부하직원들에게 의견을 묻고 이들을 결정과정에 참여시킨다. 따라서 부하직원들의 일에 대한 동기와 사명감이 증진될 수 있고 의사소통의 경로가 개방됨으로써 새로운 정보의 교환이 활발하게 이루어질 수 있다. 즉, 민주형의 장점은 동기 유발적이며 개인의 지식과 기술을 발전시킬 수 있다는 것이다. 하지만 단점은 참여에 시간이 걸리고 긴급한 결정을 할 경우에 어렵다. 또한, 책임이 구성원 간에 서로 분산되어 활동성이 떨어지고 구성원 모두가 비슷한 지식과 지위가 있을 경우에 잘 이루어진다[124].

(3) 자유방임형

자유방임형은 대부분의 의사결정권을 부하직원들에게 위임하는 형태로서 위임적 리더십이라고 한다. 부하 스스로 프로그램의 목표를 세우고 그에 따르는 계획을 수립하게 된다. 따라서 특정 과업해결을 위한 전문가 중심 조직에 적합할 수 있다.

즉, 이러한 유형은 구성원의 능력이 골고루 우수하고 업무의 내용이 고도로 전문직업

124) 신복기 · 박경일 · 이명현 · 윤기혁 · 권진아. "사회복지행정론", 도서출판 공동체, 2019.

적인 성격을 가져서 자율성이 있는 경우에 이점을 발휘할 수 있지만 그렇지 못한 경우에는 규율이 서지 못하고 일의 진전이 늦어져서 성과가 저하되기 쉽다.

4. 관리자의 리더십과 의사소통

조직에서 리더십의 수준은 최고관리층, 중간관리층, 하위관리층 등으로 구분하여 살펴볼 수 있다.

(1) 최고관리층 리더십

최고관리층이란 조직을 이끌어 나갈 전반적인 책임을 지고 있는 계층이다. 보건행정의 경우는 장 · 차관이 이에 해당된다. 대기업에서는 회장을 포함하여 사장과 부사장이고, 대학교는 총장 · 이사장 · 대학원장이며, 정당의 경우는 총재 · 대표 · 최고위원 등을 들 수 있다. 보건행정의 경우에 장 · 차관에게 바람직하게 생각되는 일은 다분히 비정형적인 것이나 선례가 없는 창의력을 요구하는 것이 많아지고, 종래의 물질 · 금전 · 인재관리보다 정보관리나 정치적 지지획득에 더 시간과 노력을 소모하게 된다.

(2) 중간관리층 리더십

보건행정에서 1차 책임이 장 · 차관에게 있다면 중간관리자인 국 · 과(팀)장이 할 일은 한정된 범위 내에서 스스로 결정하는 것과 전문가로서 장 · 차관에게 조언을 하고 새로운 정보, 새로운 아이디어를 제공하는 데 있다. 정부의 경우에 국 · 과장이라면, 기업의 경우는 부 · 처 · 과장이고, 대학교의 경우는 처 · 과장 등이 해당된다. 우리나라의 경우는 장 · 차관의 권위주의, 중간관리자의 빈번한 전보, 인사의 전문성 부족, 계층간의 의사전달의 부족 등으로 인해 중간관리층이 어려운 처지에 있다.

(3) 하위관리층 리더십

하위관리층은 일선 직원들과 매일매일 정상적으로 접촉하는 관리자를 포함한다. 보건행정의 경우는 보건복지부의 계장급인 사무관이나 담당인 주무관 등을 들 수 있다. 기업의 경우는 계장, 대리, 반장 등이 될 것이다. 그들은 사업을 감독하고 일선 직원들에게 업무를 위임 또는 분담시키고 서비스가 제대로 제공되고 있는가를 검토한다.

4. 갈등관리

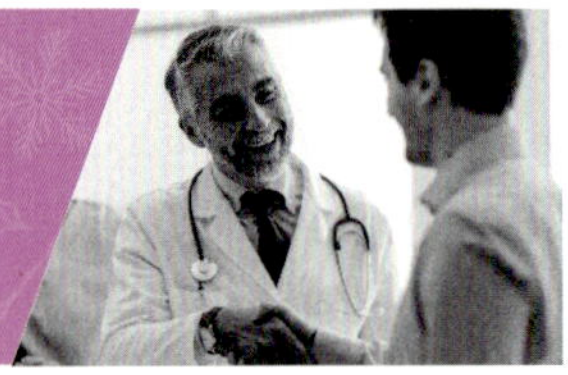

Check Point 갈등의 순기능에 역점을 두고 역기능과 비교·파악해 둔다. 갈등의 원인과 해결에 있어서는 보다 더 해결책에 역점을 두고 공부해 둔다.

갈등은 사람이 모여 사는 조직사회에서는 쉽게 접할 수 있는 보편적인 현상이다. 갈등을 보는 관점도 학자마다 상이해서 긍정적인 면과 부정적인 면을 보는 견해가 함께 존재하고 있다. 특히, 보건행정조직은 다양한 계층 및 욕구수준으로 인해 갈등 관리에 대한 중요성이 역설되고 있다.

갈등은 개인, 개인 대 개인, 개인 대 집단, 집단 대 집단, 조직 대 조직간에 일어날 수 있는 현상이다. 갈등은 주체 간의 대립적 혹은 적대적인 교호작용으로서 친근이나 화목이 아닌 충돌, 대립, 질시, 미움, 적개심의 관계이다.

갈등에는 긴장과 스트레스가 있고 초조와 불안이 있다. 따라서 갈등이 계속 유지된다면 조직의 치명적인 저해요소가 될 수 있기 때문에 갈등의 원인을 파악하고 이를 해결하는 것이 조직의 생산성 향상과 유지 · 발전을 위해 매우 중요한 몫이라 할 수 있다.

1. 갈등의 정의와 기능

1. 갈등의 정의

갈등이 발생하는 관계나 상황이 매우 복잡하고 다양하기 때문에 갈등에 대한 정의도 여러 가지로 많다.

① 일반적으로 갈등(conflict)이란 사람이나 집단 또는 조직과 같은 사회적 주체 간에 이해관계가 충돌하여 서로 적대시하거나 대립하는 과정이다[125]. 우리가 갈등이라고 할 때는 상대방의 이해를 저해하는 행동을 하고자 하는 의도와 같은 비가시적인 것

125) 신유근. "인간존중경영 : 조직행위론". 다산출판사, 2005

뿐만 아니라 물리적 충돌 등과 같이 실제로 표출되는 행동까지 포함한다.

② 현실적으로 인간의 결정에는 언제나 개인 간이나 조직 간의 갈등을 야기하게 되고, 따라서 이의 해결에 곤란을 겪게 되는 것은 흔한 것으로 생각된다. 점점 사회가 분화되고 교통통신이 발달할수록 이러한 갈등을 해결하는 능력 · 기술도 향상되는 반면에 이러한 갈등이 야기될 가능성도 많아지고 있다.

2. 갈등의 기능

갈등은 역기능과 순기능을 갖는다는 점이 많은 학자들의 연구결과에 일치를 보이고 있다. 갈등이 조직 및 집단에 미치는 역기능과 순기능은 다음과 같다.

(1) 역기능

① 직원의 사기를 저하시킨다.

③ 직원의 편협성을 조장한다.

② 변화와 쇄신에 저항하기도 한다.

④ 조직의 위계질서와 안정성을 파괴하며, 관리통제를 어렵게 한다.

(2) 순기능

① 조직의 안정성을 공고히 한다.

② 갈등이 잘 관리되면 조직의 생산성을 향상시킨다.

③ 건설적인 조직변동이 가능하고, 조직의 침체가 아닌 동력이 생길 수 있다.

④ 조직의 내적 응집성과 조직구성원들의 충성심의 향상을 가져올 수 있고, 새로운 조화를 기대할 수 있다.

2. 갈등의 유형

갈등의 유형은 그 분류기준에 따라 다양하게 구분할 수 있는데, 그 중 세 가지로 구분하면 다음과 같다[126][127][128].

126) 민진. “조직관리론(제6판)”. 대영문화사, 2018

127) 신유근. “경영학원론-시스템적 접근-. 다산출판사, 2011”

128) 임창희. “조직행동”. 비앤엠북스, 2018

1. 갈등의 주체에 따른 분류

갈등은 개인 내부에서 개인간, 집단간, 개인 대 집단, 개인 대 조직, 집단 대 조직, 조직 대 조직 사이에서 일어날 수 있다. ① 계층제의 상하간의 갈등을 관료제적 갈등, ② 동일수준의 기관이나 개인 간의 갈등을 체계적 갈등, ③ 노사 등 이해관계 당사자 간 갈등을 협상적 갈등이라고 한다.

그리고 개인은 의사를 결정할 때 결정을 위한 대안이 만족스럽지 못하거나, 그 결과를 비교할 수 없거나, 불확실할 때 갈등을 느낄 수 있다.

2. 갈등의 진행이나 과정에 따른 분류

갈등은 아직 행동으로 표출되지 않은 잠재적 갈등과 이미 표출된 현재적 갈등으로 나눌 수 있다. 현재적 갈등은 일시적으로 나타난 일과적 갈등과 장기적으로 갈등관계가 계속 유지되는 만성적 갈등으로 나눌 수 있다.

3. 갈등의 결과나 영향에 따른 분류

갈등의 결과 조직구조상의 변화가 뒤따를 때 이를 전략적 갈등이라고 하며, 그렇지 않을 때 이를 마찰적 갈등이라고 한다.

3. 갈등의 원인과 해결

먼저 갈등의 원인은 독립적인 원인에 의해 야기되는 것이 아니라 여러 가지 원인이 복합적으로 작용한다는 점이 전제되어야 한다. 갈등의 원인은 크게 개인 간의 갈등과 집단 간의 갈등으로 나누어 볼 수 있다. 따라서 개인 간의 갈등 원인과 해결 방법, 집단 간의 갈등 원인과 해결 방법을 중심으로 기술하고자 한다[129].

1. 개인 간의 갈등 원인

조직 내에 존재하는 개인 간의 갈등 원인들은 다양하다. 개인 간의 갈등은 상반된 가치관, 지나친 기대감, 미해결 갈등, 다른 사람의 마음을 상하게 하는 언행 등 개인적 요

129) 백기복. "조직행동연구". 장민사, 2014

인들, 불명확하거나 중복되는 업무, 공동책임의 업무, 무리한 업무마감, 시간적 압박 등 업무상의 요인들, 제한된 자원, 의사소통 결핍, 조직계층의 복잡성, 정책 · 원칙 · 규범의 부재, 산만한 의사결정, 만장일치의 요구 등 조직상의 요인들로 구분해 볼 수 있다.

2. 개인 간의 갈등 해결

상대방과의 불일치에 직면했을 때 취할 수 있는 방법은 두 가지뿐이다. 하나는 끝까지 자기주장을 관철시켜 자신의 관심사를 충족시키는 방법이 있고, 또 하나는 자신이 양보를 하여 상대방의 관심사를 충족시켜 주는 방법이 있다. 이러한 두 차원을 조합한 5가지 유형으로는 강요, 수용, 타협, 협조, 회피 등의 유형이 있다.

3. 집단 간의 갈등 원인

모든 집단은 상호관련을 맺고 있는 다른 집단과 적어도 부분적으로는 갈등을 겪게 마련이다. 집단 간의 갈등을 유발하는 원인으로는 집단이해의 차이와 인식의 차이를 들 수 있다.

(1) 집단 간의 이해 차이

조직 내 하위집단들은 각기 다른 이해관계를 갖게 된다. 조직의 자원은 제한되어 있고 집단은 각기 자기 측의 이해를 먼저 실현시키고 싶기 때문에 갈등이 발생한다.

(2) 인식의 차이

집단구성원들의 인식 차이도 집단 간의 갈등 원인이 된다. 조직 내 집단들이 현실에 대한 인식을 달리하게 되는 요인들은 많다. 주요 요인들로는 목표의 차이, 시간 인식의 차이, 지위의 차이 그리고 부정확한 지각 등을 들 수 있다.

4. 집단 간의 갈등 해결

(1) 대면

집단 간의 갈등에서 가장 보편적인 해결방법은 집단들의 대면회합을 통해서 갈등요인이 되고 있는 문제들에 대한 상호간의 입장을 밝히고 오해를 해소함으로써 상호간의 이해를 증진시키고 갈등을 감소시키는 것이다.

(2) 상위목표의 제시

갈등을 일으키고 있는 당사자들이 개별적 목표를 초월하여 공동으로 추구해야 할 상위목표를 제시함으로써 갈등을 완화할 수 있다. 예를 들면, 노사 간의 갈등이 불황시에는 협조체제로 되는 것을 들 수 있다.

(3) 자원의 확대

자원의 제약으로부터 발생되는 갈등이다. 예를 들면, 노사 간의 임금 갈등, 두 부서 간의 예산확보, 두 중역 간의 승진 갈등 등이 있을 때 자원의 확충을 통해 해결할 수 있다. 이러한 방법은 갈등 당사자 모두를 만족시켜 줄 수 있기 때문에 매우 효과적인 방법이며 갈등 당사자 모두가 승자이며 절대적인 패자는 존재하지 않는다. 문제는 조직 내의 자원이라는 것이 필연적으로 제한적일 수밖에 없으므로 이러한 방법을 사용할 수 있는 경우는 제한이 있을 수밖에 없다.

(4) 공동의 적 설정

갈등 당사자들이 주의를 집중시킬 수 있는 공동의 적을 설정하는 방법으로서 갈등 당사자들이 직면하게 되는 외부의 위협이나 적은 갈등 집단들 간의 차이를 초월하게 한다. 예를 들면, 판매부와 생산부의 갈등을 해소하기 위해 외부 경쟁업체의 경영전략에 대처하도록 목표를 세워 집단 간의 공동협조를 유도하는 경우 등을 들 수 있다.

하지만, 이는 갈등의 원인을 규명하지 못할 뿐만 아니라 그 적이 조직내부에 있을 때는 강한 정서적 감정이 유발될 수 있다. 또한, 외부의 위협이나 적이 없어지게 되면 갈등의 재현 가능성이 있어 단기간의 처방에 불과하다는 단점이 있다.

(5) 커뮤니케이션의 활성화

조직에서 정보소통이 잘 된다면 오해의 소지가 줄고 갈등 원인이 발생해도 초기에 진화할 수 있다. 이를 위해 구성원들을 교육 · 훈련을 시키는 방법도 있고 열린 분위기가 되도록 제도를 개편할 수도 있는 데 모든 것이 동시에 이루어져야 한다.

(6) 구조적 요인 개편

구조적 요인에 변화를 야기함으로써 갈등은 보다 근본적으로 해소시킬 수 있다. 뚜렷한 규율과 책임한계가 없어서 갈등이 발생한다면 이를 더욱 제도화하며 구체적인 규칙을 만들어 놓고 규칙에 의하여 움직이도록 한다면 그만큼 갈등이 줄어들 것이다.

또한, 조직부서원들을 로테이션으로 갈등 부서끼리 인사교환을 한다든지 부서 간 갈등을 중재하는 상급조정자를 두는 것도 한 방법이다. 통합, 연락, 조정을 전담하는 상설기구도 설치할 수 있다. 가능한 경우에 두 개의 부서를 하나로 통합하여 상호교류를 빈번하게 만들든지, 해당 부서의 구성원들을 완전히 맞바꾸는 방법도 있다.

5. 동기부여

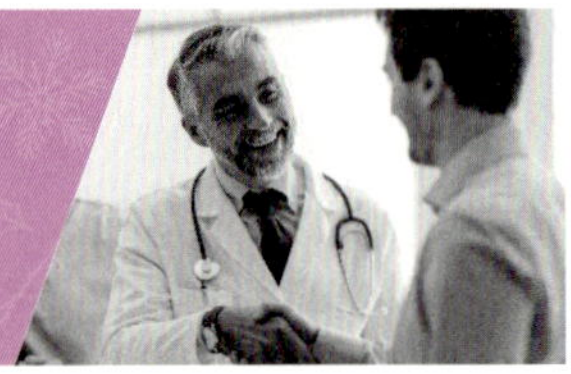

Check Point 본장에서는 특히 매슬로우의 욕구단계 이론에 역점을 두고 맥그리거와 허즈버그의 이론을 비교·파악해 둔다. 보건행정조직의 동기부여에서는 직무환경과 인사관리에 관한 내용에 집중한다.

1. 동기부여 이론

1. 의의

조직생활을 하다 보면 어떤 사람은 열심히 일하는 데 반하여, 어떤 사람은 마지못해 억지로 하는 경우를 볼 수 있다. 이러한 문제가 동기부여와 관련된 문제이다.

① 먼저 개인의 입장에서 보면 동기부여는 개인이 어떤 목표지향적인 행위를 시작하고 방향 짓고 유지하는 과정을 말한다. 그리고 조직의 입장에서 보면 동기부여는 조직원이 직무수행 과정에서 업무목표달성을 위한 조직구성원의 자발적이고 지속적인 노력을 효과적으로 발동시키는 과정이다.

이를 종합해 보면 동기부여는 한편으로 구성원 개개인이 어떤 직무를 수행하는 과정에서 자기 자신의 욕구를 충족시키고, 업무목표달성을 위해 자발적이고 지속적인 노력을 기울이며, 다른 한편으로는 조직의 관리자들이 구성원들로 하여금 그러한 행동을 하도록 촉진하는 일련의 활동과정을 말한다.

② 이러한 동기부여는 내재적 동기부여와 외부적 동기부여 두 종류가 있다. 내재적 동기부여는 업무담당자와 일 그 자체와의 직접적 관계에서 발생하는 것으로써 성취감 · 도전감 · 확신감 등과 같은 내재적 보상들에 의해 동기부여가 되는 것을 말한다[130]. 그리고 외부적 동기부여는 일 그 자체가 아닌 일의 외부요인인 직무환경으로부터 발생하는 것으로써, 예를 들어 급여 · 부가급부 · 승진 · 감독권 위양 등과 같은 외재적 보상들에 의해 동기부여가 되는 것을 말한다.

130) 신유근. "경영학원론". 제3판 다산출판사. 2011

③ 이에 매슬로우의 욕구단계이론, 맥그리그의 XY이론, 허즈버그의 동기-위생이론, 아지리스의 미성숙-성숙이론, 브룸의 기대이론 등이 있다.

2. 매슬로우의 욕구단계 이론

매슬로우[131)]가 심리학에 기여한 제1의 공헌은 그가 자주 가장 높은 욕구로 맨 위층에 자아실현의 욕구(self-actualization)를 갖는 피라미드로 표현했던 그의 인간 욕구단계설이다. 피라미드의 맨 아래층은 생존을 위해 필요한 생리적 욕구(physiological)들이다. 일단 이것들이 해결되면, 개인은 2번째 층인 안전의 욕구(safety)에 집중할 수 있다. 3번째 층은 애정과 소속감을 위한 욕구(love/belonging)이고 존경을 위한 욕구가 뒤따른다. 그 위인 4번째 층은 사회에서의 소속감 및 명예와 권력에 대한 욕구(esteem)이다. 마지막으로, 자아실현이 피라미드의 꼭대기 층을 이룬다.

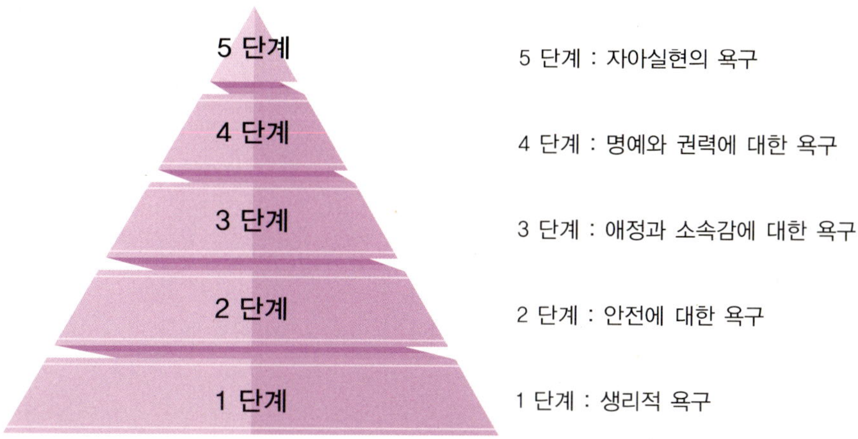

그림 4-2 매슬로우의 5단계 욕구

3. 맥그리거의 XY이론

(1) X이론 : 인간은 본래 일하기를 싫어하고 지시받은 일밖에 실행하지 않는다. 경영자는 금전적 보상을 유인으로 사용하고 엄격한 감독, 상세한 명령으로 통제를 강화해야 한다.

131) 에이브러햄 해럴드 매슬로우(영어: Abraham Harold Maslow, 1908년 4월 1일 ~ 1970년 6월 8일)는 미국의 심리학자였다. 그는 오늘날 보통 매슬로우의 욕구단계설 제안으로 유명하다. 매슬로우는 인도주의 운동의 형성에 도움을 준 참가자였으며, 또한 이러한 인본주의적 접근은 심리학에서는 제3세력으로 알려졌다. 매슬로우는 개인의 성장을 위해 힘쓰는 인간의 핵심 부분인 "진실한 자아"의 애정 어린 보살핌을 주장했다. 매슬로우는 환자를 대할 때 병리학 관점을 남용하는 주류 심리학을 비판했다.

(2) Y이론 : 인간에게 노동은 놀이와 마찬가지로 자연스러운 것이며, 인간은 노동을 통해 자기의 능력을 발휘하고 자아를 실현하고자 한다. 경영자는 자율적이고 창의적으로 일할 수 있는 여건을 제공해야 한다.

4. 허즈버그의 동기-위생이론

허즈버그의 동기-위생이론(Herzberg's motivation-hygiene theory) 또는 2요인이론(two-factor theory)은 현실적인 기업의 관리에 있어서 어떠한 상황이 고차적인 욕구를 충족시킬 수 있는 동기(motivation)가 되는가를 탐구해야 한다. 프레더릭 허즈버그(Frederick Herzberg)가 제안한 것으로 이러한 것을 탐구하기 위한 유력한 학설이다.

허즈버그는 인간에게 동기(motivation)를 주는 욕구로 아래 두 가지를 제시했다.

(1) 불쾌감을 회피하려는 욕구

(2) 정신적으로 성장하고 자기실현을 추구하려는 욕구

또한, 위의 두 가지 욕구는 완전히 이질적인 것이며, 별개의 요소에 의하여 충족되는 것이라는 가설을 세웠다. 즉, 인간이란 동물은 2종류의 욕구를 지니고 있는데, 그 하나는 '생명의 상실 · 굶주림 · 고통 · 성적 결핍 등에 대한 회피나 기타의 1차적 동인(動因) 및 이들 기본적 동인에 부수되는 무수한 학습적 두려움 등 동물적 소지(素地)에서 오는 인간성, 즉 아담적 인간관에 입각한 요구이고, 다른 하나는 '계속적인 정신적 성장에 화해 보려고 하는 강박적(强迫的) 인간충동'으로 설명되는 인간성, 즉 아브라함적 인간관에 바탕을 둔 욕구이다.

허즈버그는 (1)식의 불쾌회피욕구를 아무리 충족하여도 인간은 불만족감이 감소할 뿐이고 적극적 만족감이 증가되는 것은 아니며, 또한 (2)식의 자기실현 욕구를 충분히 충족시켜 주면 적극적 만족감이 증대되나, 가령 이 욕구가 충족되지 않아도 적극적 만족감이 감소될 뿐이고 결코 불만족감이 증가하지는 않는 것으로 생각한다.

요컨대 (1)의 불쾌회피 욕구를 충족시키는 요인은 불만족감의 증감(增減)에 관계가 있고, (2)의 자기실현 욕구를 충족시켜 주는 요인은 적극적 만족감의 증감에만 관계되는 것으로서 (1)을 충족시키는 요인이 (2)의 효과에 영향을 미친다거나 혹은 거꾸로 (2)를 충족케 하는 요인이 (1)의 효과를 가져오는 일은 있을 수 없다는 가설을 설정한다.

5. 아지리스의 미성숙-성숙 이론

미성숙–성숙 이론은 아지리스(Chris Argyris)가 공식조직이 구성원의 행태에 미치는 영향을 분석하여 제시한 조직이론이다. 공식조직은 조직 목표를 달성하기 위해, 과업을 전문적으로 세분화하고 명령체계에 따르도록 한다. 그리하여, 조직은 경직성을 가지게 되며 구성원의 불만을 발생하고 생산력 저하로 이어진다.

아지리스는, 이것이 곧 공식조직이 구성원의 미성숙 상태를 조장하고 있는 것이며, 경직성을 버리고 사기를 높이는 데 중점을 둠으로써, 구성원들을 성숙 상태로 변화시키는 새로운 관리 전략을 추구하여야 한다고 주장하였다.

6. 브룸의 기대이론

기대이론(期待理論, expectancy theory)은 구성원 개인의 동기부여 정도가 업무에서의 행동 양식을 결정한다는 이론이다. 존 윌리엄 앳킨슨(John William Atkinson)의 연구를 바탕으로 빅터 브룸(Victor Vroom)에 의해 완성되었으며, 라이먼 포터(Lyman W. Porter)와 에드워드 로울러(Edward E. Lawler Ⅲ) 등에 의해 발전되었다. 기대이론은 개인에 대한 동기유발만을 다루어 집단에 대한 동일화(同一化)나 단결심이라는 집단의 동기유발 측면은 배제하였다는 비판을 받고 있다.

빅터 브룸(Victor Vroom)은 동기부여에 관해 기대이론을 적용하여, 구성원이 직무에 열심히 하도록 하는 조건에 관해 연구하였다. 그는 세 가지 요인이 동기부여를 결정하며 경영자는 이 요소들을 극대화하여야 한다고 주장하였다.

세 가지 요소는 다음과 같다.

① **기대감**(Expectancy) : 열심히 일하면 높은 성과를 올릴 것이라고 생각하는 정도
② **수단성**(Instrumentality) : 직무 수행의 결과로써 보상이 있을 것이라고 믿는 정도
③ **유의성**(Valence) : 직무 결과에 대해 개인이 느끼는 가치

그는 동기부여를 세 요소의 곱으로 나타낼 수 있다고 주장했다. 이를 관계식으로 나타내면 동기부여(Motivational Force) = 기대감 × 수단성 × 유의성(0 ≤ 기대감 ≤ 1, −1 ≤ 수단성 · 유의성 ≤ 1)이 된다.

2. 보건행정조직에서 동기부여

보건행정조직에 있는 조직원은 엄연한 독립적인 자연인이다. 조직구성원들은 인간이 갖는 보편적 속성인 성격, 태도, 욕구, 동기, 가치관 등을 갖는다. 이러한 각각의 개인차를 이해하고 적재적소에 배치하며 궁극적으로 조직원에 대한 효율적 관리를 위한 동기부여를 어떻게 제공하느냐에 따라 조직의 생명 여부가 결정될 것이다.

여기서 보건행정 조직원에 대한 여러 가지 동기부여 방법이 있을 수 있다. 업무상의 동기부여, 직무환경상의 동기부여, 인사관리상의 동기부여, 개인특성에 따른 동기부여 등으로 간략하게 설명하고자 한다[132].

1. 업무

보건행정조직에는 여러 가지 전문성이 필요하다. 직무를 구성하고 있는 많은 과업들이 기술과 전문성을 발휘하고 기회를 제공하도록 구성되어야 할 것이다. 또한, 업무를 부분적으로 처리하는 과정이 아닌 전체적인 시야와 기회를 부여하여 일에 대한 흥미와 책임감 및 만족도를 높이도록 해야 한다.

① 자신이 담당하고 있는 일의 중요성 및 파장효과를 충분히 인식하고 일에 대한 보람을 느낄 수 있도록 과업수행 시 일에 대한 적극성을 유도하도록 해야 한다. 그리고 과업의 자율성이 어느 정도 보장되어 법 규정이나 명령만 따르는 의무만 고집할 것이 아니라 책임감이 주어지는 재량권이 부여되어야 한다. 이는 상위직으로 과업 쏠림 현상이 아닌 부하직원에 대한 업무와 권한의 위임이 뒤따라야 하는 것이다.

② 그리고 과업수행의 결과가 어느 정도 목표달성을 했는지, 잘했는지 등에 대한 피드백이 있어야 한다. 자기실현 욕구나 존경 욕구가 강한 사람에게는 피드백만으로 하나의 성취감과 타인의 인정을 확인하는 기회가 되기 때문이다.

132) 신복기, 박경일, 이명현, 윤기혁, 권진아. "사회복지행정론". 도서출판 공동체, 2019

2. 직무환경

허즈버그의 위생요인에서 보았듯이 열악한 환경은 동기와 업무성과에 지장을 초래한다. 특히, 공무원 조직 업무환경의 역경인 좁은 사무실 공간 개선이 요구된다. 충분한 기자재 확보, 정보화의 구축, 상담실 공간확보, 직원휴게실 확충, 체력단련실 마련 등이 필요하다.

그리고 비공식조직의 활동이 활성화될 수 있도록 조성하여야 한다. 과거 파벌중심 위주의 모임에서 벗어나 건전한 여가 및 취미활동을 격려 · 지원함으로써 공식조직의 순기능을 확보하도록 해야 한다. 또한, 지나친 통제 중심의 문화에서 벗어나 창의적인 업무개발 및 일을 찾아서 하는 조직분위기를 만들어야 한다.

잘못에 대한 지나친 지적과 통제, 형식주의와 권위주의 만연 등 한국의 조직문화는 동기부여에 부정적인 영향을 미치므로 상급자들에게 보건행정에 대한 의식변화나 전문적 방법의 습득을 위한 기회가 많이 제공되어 자발적인 동기부여 분위기를 조성하여야 한다.

3. 인사관리

① 신분보장을 확보하는 것이다. 지나친 신분보장은 태만하거나 무능한 직무수행으로 생산성 약화를 가져올 수 있으나, 최근 들어 고위직의 경우에 자의반 타의반 신분보장에서 점점 멀어지고 있다. 연령에 의한 지나친 민감함으로 인하여 밀어내는 식의 퇴직이 잇따르고 있다. 연령에 따른 노하우를 충분히 발휘할 수 있는 안정적인 신분보장은 여전히 필요하다.

② 보수인상이 고려되어야 한다. 기존에 비해 보수의 두드러진 인상이 있었지만, 아직도 민간기업보다는 낮은 편이다. 우수한 보건행정인력들이 타 직종의 동료들과 비교할 때 보수로 인한 상대적 박탈감을 해소해 주어야 한다. 즉, 공무원의 보수를 국영기업체나 민간기업의 임금수준에 유사한 수준으로 지급하고, 수당제도의 합리화나 성과급제도의 실시 등을 통해 사기를 앙양함과 동시에 경쟁을 촉진하여야 한다.

③ 인력의 적재적소 배치가 이루어져야 한다. 급속한 보건행정 환경변화에 대응하기 위해서는 새로운 기술이나 전문성을 가진 인력을 적재적소에 배치하는 등 조직전체의 효율성을 위해 배치가 되어야 한다. 또한, 소위 인기나 파워가 있는 팀의 경우에는 지나친 임용시험별 출신이나 학연 등에 따른 배치가 되어서는 곤란하다.

지나친 정원(Table of Organization) 위주의 인사로 인해 인사 적체현상이 두드러지고 있는데, 일정 부분 초과인원도 허용하는 탄력적 인사 및 승진제도가 필요하다.

④ 제안제도와 고충처리제도의 활성화가 요구된다. 제안제도란 행정의 개선을 가져올 수 있는 새로운 아이디어를 제안 받아서 심사 · 분석하여 정도에 따른 보상을 하는 제도를 말하며, 고충처리제도란 공무원의 조직생활과 관련하여 고충을 심사하여 그 해결책을 강구하는 절차를 말하는 데 우리나라는 이에 대한 활성화가 미흡하다. 제도는 일찍 도입되었지만 기대만큼 이루어지고 있지 않다.

4. 개인특성

개인이 직장 외의 취미생활이나 여가활동을 하고 있다면 이들이 직무와 어떠한 관계가 있는가도 동기부여에 중요한 영향을 미친다.

① 가장 이상적으로는 직무수행에 만족을 느끼고 소외감을 느끼지 않는 것이다. 그런데 직장에서는 오히려 답답함과 스트레스가 있다면 직장보다 직장 외의 일에 더 흥미를 느낄 수 있음을 인지하고 대응해야 한다.
② 직무가 요구하는 지적 수준과 실제 개인의 능력과의 일치는 상당히 중요한 의미를 갖는다. 직무의 요구수준에 비해 개인의 능력이 월등히 앞서든가 월등히 떨어진다면 그에 따른 업무조정 등을 통해 해소해 주어야 한다.
③ 성격 유형 또한 동기부여와 밀접한 관련이 있다. 외형적이고 사교적인 성격, 내성적이고 분석적인 성격, 창의적이고 능동적인 성격 등 다양한 유형이 있다. 이들 성격에 따른 적합한 업무를 부여함으로써 동기부여가 될 수 있도록 지원하여야 한다.
④ 매슬로우가 주장한 것처럼 여러 가지 욕구도 다른 개인의 특성과 마찬가지로 동기부여에서 고려되어야 할 요소이다.

따라서 동기부여는 단순히 욕구 하나만의 충족으로 이루어지는 것이 아니라 다른 개인적 특성과 동기요인을 동시에 고려하는 것이 바람직하다.

핵심문제 및 해설

01 귤릭(Gulick)의 관리자의 기능에 해당하지 않는 것은?

① 인사　② 평가
③ 조정　④ 지휘
⑤ 예산

02 상사 한 사람이 몇 사람의 부하를 적절하게 관리 · 감독할 수 있는지에 대한 것은 어떤 원리인가?

① 통솔범위의 원리　② 계층제의 원리
③ 명령통일의 원리　④ 라인 권한의 원리
⑤ 조정·통합의 원리

03 조직의 원리에 해당하지 않는 것은?

① 전문화 원리　② 명령통일의 원리
③ 조정의 원리　④ 업무통일의 원리
⑤ 계층제의 원리

04 관료제 조직의 기본 구조인 계층제의 순기능이라고 할 수 없는 것은?

① 공식적 의사소통 경로이다.
② 하위 관리자의 사기와 창의력이 높다.
③ 조직 내 질서가 유지된다.
④ 상하위 계층 간 권한 배분기준이다.
⑤ 대립 및 갈등의 조정수단이다.

Check point

- **귤릭(Gulick)의 관리자의 기능**은 기획, 인사, 조정, 예산, 조직화, 지휘, 보고의 7가지이다.
- **통솔범위의 원리**(principle of span of control)란 한 사람의 상관이 직접 통솔하고 감독할 수 있는 부하직원의 수를 말한다.
- **조직의 원리**에는 계층제의 원리, 분업(전문화)의 원리, 명령통일의 원리, 통솔범위의 원리, 조정 · 통합의 원리 다섯 가지가 있다.
- **관료제에 의한 상하관계 구조**는 창의력을 저하시킨다.

Answer

01 ② 02 ① 03 ④ 04 ②

05 공식 조직의 순기능에 해당하는 것은?

① 구성원들의 심리적 안정감
② 부서 간 원활한 정보 공유
③ 조직의 경직성 완화
④ 정실주의의 문제 해소
⑤ 부서 간 업무이해 및 협조 도움

06 다음 중 엽관주의의 장점으로 올바르지 않은 것은?

① 정치 변동에 대해 정치적 책임이 확보된다.
② 민주적 통제가 용이하다.
③ 행정의 경직화를 해소할 수 있다.
④ 공무원의 관료주의를 방지할 수 있다.
⑤ 행정의 안정성과 계속성이 유지된다.

07 다음 중 신고전적 조직이론의 특징으로 올바른 것은?

① 외부환경과의 상호관계는 배제한다.
② 조직 내부의 문제에만 치중한 폐쇄적 조직이다.
③ 조직의 공식적·합리적 구조에 맞게 조직도를 작성한다.
④ 절약과 능률, 최고관리층에 의한 행정통제에 중점을 둔다.
⑤ 조직과 외부환경의 관계에 관심을 갖는 반 개방시스템적인 조직이론이다.

Check point

▶ **신고전적 조직이론**이란 과학적 관리법이 지나치게 인간을 기계시하고, 작업을 세분화함으로써 인간소외, 흥미상실, 인간성의 무시 등으로 인해 작업의 능률 저하를 초래한다는 비판에서 제기된 이론이다.
신고전적 조직이론은 조직 내의 인간적 요소를 중시하는 인간관계론적 조직이론을 말한다. 즉, 조직과 외부환경의 관계에 관심을 갖는 반 개방시스템적인 조직이론이다.

Answer

05 ④ 06 ⑤ 07 ⑤

08 보건복지부장관의 소관사무를 분장하기 위하여 보건복지부장관 소속하에 두는 기관은?

① 국립검역소
② 국립재활원
③ 질병관리청
④ 국립망향의동산관리원
⑤ 오송생명과학단지지원센터

09 다음 중 직업공무원에 대한 설명으로 옳지 않은 것은?

① 직업공무원은 실적주의 제도의 전제가 된다.
② 직업공무원제는 계급제와 개방형 공무원제의 기본이 된다.
③ 직업공무원은 우수한 젊은 인재들을 공직에 유치하고 그들이 공직에 근무하는 것을 명예로 인식하는 제도이다.
④ 직업공무원제는 행정의 안정성과 지속성을 특징으로 한다.
⑤ 공무원 조직의 좁은 사무실 공간은 직무환경 개선의 대상이다.

10 다음 중 보건소가 소속된 정부 부처는?

① 보건복지부
② 행정안전부
③ 질병관리청
④ 국공립병원
⑤ 기획재정부

11 "한 지도자로부터 명령과 지시를 받고 그에게만 보고해야 한다."라는 조직의 원리는?

① 분업의 원리
② 조정의 원리
③ 계층제의 원리
④ 명령통일의 원리
⑤ 통솔범위의 원리

Check point

▶ 보건복지부 소속기관
① 보건복지부장관의 관장사무를 지원하기 위하여 보건복지부장관 소속하에 국립소록도병원, 오송생명과학단지지원센터 및 국립망향의동산관리원을 둔다.
② 보건복지부장관의 소관사무를 분장하기 위하여 보건복지부장관 소속하에 질병관리청을 둔다.
③ 건강보험분쟁조정위원회의 사무를 처리하기 위하여 보건복지부장관 소속하에 건강보험분쟁조정위원회 사무국을 둔다.
④ 보건복지부장관의 관장사무를 지원하기 위하여 보건복지부장관 소속하에 책임운영기관으로 국립정신건강센터 · 국립나주병원 · 국립부곡병원 · 국립춘천병원 · 국립공주병원 · 국립마산병원 · 국립목포병원 및 국립재활원을 둔다.

▶ 직업공무원제는 계급제와 폐쇄형 임용제가 기본이다.

▶ 보건소는 행정안전부 소속기관으로 행정안전부의 명령을 받는다.

▶ 명령통일의 원리: 조직 내의 각 구성원은 오직 한 사람의 상관으로부터 명령과 지시를 받고 그 한사람의 상관에게만 보고해야 하는 원리. 그러나 명령 통일의 원리를 지나치게 강조할 경우 ① 의사소통의 과중한 부담이 발생하고 ② 기능적 전문가들의 영향력이 감소하며 ③ 행정의 분권화와 권한 위임을 저해하고 ④ 행정능률의 횡적인 조정을 저해한다.

Answer

08 ③ 09 ② 10 ② 11 ④

12 통솔범위의 원리에 영향을 미치는 요인이 아닌 것은?

① 업무의 성질

② 통솔자의 능력

③ 상위 조직의 규모

④ 피통솔자의 자질과 의식구조

⑤ 조직의 제도화 및 전통과 규모

13 2019년 12월에 개정된 지역보건법에서 보건소의 주된 업무에 해당하지 않는 것은?

① 감염병의 예방 및 관리

② 모성과 영유아의 건강유지－증진

③ 노동자 건강보호－재해예방사업

④ 정신건강 증진 및 생명존중에 관한 사항

⑤ 난임의 예방 및 관리

14 동기부여의 이론 가운데 과정이론에 속하는 것은?

① 브룸의 기대이론

② 맥그리거의 X이론과 Y이론

③ 매슬로우의 욕구단계설

④ 허즈버그의 2요인이론

⑤ 맥클랜드의 성취동기이론

15 매슬로우(Maslow)의 욕구단계 이론의 연결이 바르지 않은 것은?

① 1단계－생리적 욕구

② 2단계－성공에 대한 욕구

③ 3단계－애정과 소속감에 대한 욕구

④ 4단계－권력에 대한 욕구

⑤ 5단계－자아실현의 욕구

Check point

▶ **통솔범위에 영향을 미치는 요인**: ① 통솔자의 능력 ② 피통솔자의 자질과 의식구조 ③ 업무의 성질 ④ 지리적 분산의 정도 ⑤ 조직의 제도화 및 전통과 규모 ⑥ 관리조직의 상태 ⑦ 관리기술의 수준

▶ **지역보건법 제11조 (보건소의 기능 및 업무)**
5. 지역주민의 건강증진 및 질병예방 · 관리를 위한 다음 각 목의 지역보건의료서비스의 제공
① 국민건강증진 · 구강건강 · 영양관리사업 및 보건교육 ② 감염병의 예방 및 관리 ③ 모성과 영유아의 건강유지 · 증진 ④ 여성 · 노인 · 장애인 등 보건의료 취약계층의 건강유지 · 증진 ⑤ 정신건강증진 및 생명존중에 관한 사항
⑥ 지역주민에 대한 진료, 건강검진 및 만성질환 등의 질병관리에 관한 사항 ⑦ 가정 및 사회복지시설 등을 방문하여 행하는 보건의료 및 건강관리사업 ⑧ 난임의 예방 및 관리

▶ **기대 이론(expectancy theory)** －빅터 브룸(Victor Vroom)이 주장한 것으로, 기울이는 노력이 높은 평가를 받을 것이 확실하다고 생각될 때, 그리고 인정을 받고 나면 급여 인상이나 보너스, 승진 등으로 이어질 것으로 믿을 때, 그래서 자기 자신의 개인적 목표를 만족시킬 수 있다고 생각될 때 최선을 다해 열심히 해보고자 하는 동기유발이 된다는 주장.

▶ 2단계의 욕구는 안전에 대한 욕구이다.

Answer

12 ③ 13 ③ 14 ① 15 ②

16 리더십과 헤드십은 원칙적으로 구별되는 개념이다. 다음 중 헤드십을 설명한 항목은?

> (가) 전체적 집단체제에서만 발생하며 성원들이 리더의 권한을 자발적으로 인정하지 않는다.
> (나) 어떤 목표나 목표달성을 위하여 의사소통과정을 통해서 개인 간에 영향력을 행사하려고 시도한다.
> (다) 타인의 존재와 더불어 어떤 관계를 형성시키는 근본적인 영향력이 더 중요하므로 조직에 있어서 구별되는 개념이다.
> (라) 권력이 조직화된 제도하에서 유지되며 리더와 성원 사이에는 일정한 거리가 있다.

① (가), (나) ② (나), (다) ③ (다), (라)
④ (가), (라) ⑤ (나), (라)

17 다음 설명은 집단 간의 갈등 해결에서 어떤 방법에 해당하는가?

> 조직 부서원들을 로테이션으로 갈등 부서끼리 인사교환을 하거나 부서 간 갈등을 중재하는 상급조정자를 둔다. 통합, 연락, 조정을 전담하는 상설기구도 설치할 수 있다.

① 상위목표의 제시 ② 공동의 적 설정
③ 커뮤니케이션 활성화 ④ 구조적 요인 개편
⑤ 자원의 확대

18 보건복지부 소속 기관이 아닌 곳은?

① 보건소 ② 질병관리청
③ 국립정신건강센터 ④ 국립장기조직 혈액관리원
⑤ 건강보험분쟁 조정위원회 사무국

Check point

▶ 관리자는 집단을 움직이는 과정에서 전체 구성원이 조직의 목적을 충분히 이해하고 협력집단으로서 작업을 수행하도록 해야 한다. 이와 같은 관리자의 힘이 조직을 관리하는 리더십이지만 필요한 리더십은 조직의 목표를 구성원이 적극적으로 받아들이고 확신하여 업무를 수행할 수 있는 환경을 만들도록 영향을 주는 것이고 직제상의 권위에 기인하여 직원을 지휘, 지배하는 기능은 본질적으로 다르다. 이 직제상의 기능을 헤드십(Headship)이라 하며 리더십과의 관계는 "헤드십을 충분히 발휘시키기 위해서는 리더십이 필요하다."

▶ ① **상위목표의 제시**－갈등 당사자들이 개별적 목표를 초월하여 공동으로 추구해야 할 상위목표를 제시하는 방법
② **공동의 적 설정**－갈등 당사자들이 주의를 집중시킬 수 있는 공동의 적을 설정하는 방법
③ **커뮤니케이션의 활성화**－조직에서 정보 소통이 잘 된다면 오해의 소지가 줄어들고 갈등 원인이 발생해도 초기에 진화가 가능(구성원들의 교육, 훈련 방법과 열린 분위기를 만드는 제도 개편 방법 등)
④ **자원의 확대**－노사간의 임금 갈등, 두 부서간의 예산 확보, 두 중역간의 승진 갈등 등이 있을 때 자원의 확충을 통하여 해결하는 방법

▶ 국립정신건강센터, 국립 나주병원, 국립 부곡병원, 국립 춘천병원, 국립 공주병원, 국립 마산병원, 국립 목포병원, 국립 소록도병원, 국립 재활원, 국립 장기조직혈액관리원, 오송 생명과학단지 지원센터, 국립 망향의 동산관리원, 건강보험분쟁조정위원회 사무국, 첨단재생의료 및 첨단바이오의약품 심의위원회 사무국, 질병관리청

Answer

16 ③ 17 ④ 18 ①

19 충청남도 어느 섬에 공공보건 의료시설을 설치하려고 할 경우 합당한 시설은?

① 보건소 ② 보건지소
③ 보건진료소 ④ 도립병원
⑤ 순회방문소

20 보건행정조직에서 동기부여에 대한 설명으로 적절하지 않은 것은?

① 자신이 담당하고 있는 일의 중요성을 인식하고 보람을 느낄 수 있도록 해야 한다.
② 지나친 통제 중심의 문화에서 벗어나 창의적인 업무개발 조직 분위기를 만들어야 한다.
③ 급속한 보건 행정 환경변화에 대응하기 위하여 적재 적소에 인력배치가 이루어져야 한다.
④ 비공식 조직 활동은 전체 조직의 분위기를 흐릴 수 있으므로 되도록 자제하도록 해야 한다.
⑤ 한국의 조직문화는 동기 부여에 부정적인 영향을 미치므로 상급자들에게 의식변화의 기회가 많이 제공되어야 한다.

21 조직의 목표 달성을 위한 통합의 방법에 해당되지 않는 것은?

① 외부 지원기관의 활용
② 계층제에 의한 권한 및 책임의 명확화
③ 상위통합기구의 설치
④ 규율 및 징계제도의 활용
⑤ 위원회 및 참여기관의 활용

Check point

▶ 농어촌 등 보건의료를 위한 특별조치법 제15조 (보건진료소의 설치 · 운영)
① 시장(도농복합형태의 시의 시장을 말하며, 읍 · 면지역에서 보건진료소를 설치 · 운영하는 경우에 한한다) 또는 군수는 보건의료 취약지역의 주민에 대한 보건의료를 제공하기 위하여 보건진료소를 설치 · 운영할 수 있으며 군지역에 있는 보건진료소의 행정구역이 행정구역의 변경 시 또는 구 지역으로 편입된 경우에는 보건복지부 장관이 정하는 바에 따라 해당 시장 · 구청장이 보건진료소를 계속 운영할 수 있다.
② 보건진료소에 보건진료소장 1명과 필요한 직원을 두되, 보건진료소장은 보건진료 전담공무원으로 보한다.
③ 보건진료소의 설치기준은 보건복지가족부령으로 정한다.

▶ 비공식 조직의 활동이 활성화될 수 있도록 조성하여야 한다. 파벌 중심 위주의 모임에서 벗어나 건전한 여가 및 취미 활동을 격려하고 지원함으로써 공식 조직의 순기능을 확보하도록 해야 한다.

Answer

19 ③ 20 ④ 21 ①

22 보조조직에 대한 설명으로 적절하지 않은 것은?

① 보조조직의 예로는 학교 육성회나 운영위원회 등이 있다.
② 보조조직이나 막료조직 모두 계선조직에 협조하고 그것을 지원한다.
③ 보조조직은 계선조직의 주요 시책에 직접 관여하지 않는다는 점에서 막료조직과 다르다.
④ 막료조직의 기능을 보조하기 위하여 막료와는 별개로 그 외곽 또는 내부에 설치된 기관이다.
⑤ 계선조직의 기능을 보조하기 위하여 계선조직과 별개로 계선조직의 외부 또는 내부에 설치된 조직이다.

23 자유롭게 생각하여 창의적이 생각을 도출하는 기법으로 비언어(문서)로 사용하는 기법은?

① 델파이　② LP
③ NGT　④ 버즈세션
⑤ 브레인스토밍

24 인사행정의 3대 효과로 적절한 것은?

① 채용, 생산성, 사기　② 채용, 만족감, 사기
③ 채용, 능력발전, 규율　④ 채용, 능력발전, 사기
⑤ 생산성, 능력개발, 만족감

25 보건 조직문화의 특성이 아닌 것은?

① 전문성과 복잡성　② 폐쇄성과 다양성
③ 권한위임과 이중성　④ 공식성과 다양성
⑤ 민주성과 자율성

Check point

▶ 보조조직 – ① 계선조직의 기능을 보조하기 위하여 계선조직과는 별개로 계선조직의 외부 또는 내부에 설치된 조직 ② 보조조직은 막료조직과는 다르게 계선조직의 주요 시책에 직접 관여하지 않는다. ③ 예로는 한국 보건사회 연구원, 한국보건산업진흥원 등

▶ NGT 명목집단기법

▶ 인사행정 3대 요소 – 채용, 능력발전, 사기
인사행정 3대 효과 – 생산성, 능력개발, 만족감

▶ 보건조직은 낮은 수준의 공식성을 갖는다.

Answer

22 ② 23 ③ 24 ⑤ 25 ④

26 공공행정과 민간행정의 차이점으로 적절하지 않은 것은?

① 영리성 ② 독점성
③ 공공성 ④ 권력성
⑤ 수단

27 조직관리의 원칙 중 원심력의 원리라 하는 것은?

① 계층제의 원리 ② 행정통일의 원리
③ 전문화의 원리 ④ 통솔범위의 원리
⑤ 명령통일의 원리

28 조직구조의 기본변수와 상황변수의 관계 설명으로 옳지 않은 것은?

① 보건 의료조직은 낮은 수준의 공식성이 요구된다.
② 대규모 조직은 공식화 수준과 복잡성이 높아지게 된다.
③ 일반적으로 조직의 하위 계층으로 갈수록 비일상적 기술을 사용하고 단순 반복적 업무를 수행하며 공식성은 낮아지게 된다.
④ 기능적 조직은 전문화와 규모의 경제를 최대로 활용하여 좁은 시장 영역을 고수하려는 방어형 전략을 주로 사용하게 된다.
⑤ 일반적으로 단순한 환경일수록 집권화, 공식화 경향이 높아지고 불확실한 환경일수록 공식화 수준이 낮아지며 분권화되는 경향이 있다.

29 보건소 조직과 가장 유사한 조직을 갖춘 조직은?

① 매트릭스 조직 ② 네트워크 조직
③ 계선조직 ④ 막료 조직
⑤ Link-Pin조직

Check point

▶ 수단, 의사결정, 관리기술은 공통요소이다.

▶ 구심력의 원리 - 조정원리
원심력의 원리 - 전문화 원리

▶ 하위계층은 공식기술을 사용하며 공식성도 높아진다.

▶ 보건조직과 가장 유사한 조직은 매트릭스 조직이다.

Answer

26 ⑤ 27 ③ 28 ③ 29 ①

30 조직의 원리 중 조정의 원리가 필요한 이유로 가장 타당한 것은?

① 세분화 ② 전문화 목적
③ 전문성의 제고 ④ 구성원의 행동 통일
⑤ 관리자의 지도력 한계

31 우리나라 보건 의료부문 조직화의 과제에 관한 기술내용 중 가장 올바르지 않은 것은?

① 일선보건소 기능의 강화
② 민간 보건의료의 비중 강화
③ 공공부문과 민간부문의 협력
④ 의료기간 간 의료정보 공유
⑤ 정부 내 보건 행정 조직간의 체계적인 조정과 협력

32 관료제의 역기능에 해당하는 것은?

① 순환근무제
② 연공서열제
③ 종신고용제
④ 분권적인 의사결정을 위한 직위분류제
⑤ 실적제

33 집단적인 갈등의 해결 방안 중 유치 갈등이라 불리는 것은?

① LULU ② NAMBY
③ NIMBY ④ PIMBY
⑤ PIMFY

Check point

▶ 조정의 원리란 공동목적을 달성하기 위하여 행동 통일을 기하도록 집단적 노력을 질서 있게 배열하는 과정이다.

▶ 우리나라는 민간 보건의료 비중이 거의 90%에 육박해 세계에서 민간 보건의료 비중이 가장 큰 나라 중 하나이다.

▶ 연공서열제는 공이 없어도 승진하는 개념으로 관료제의 역기능에 속한다.

▶ • 기피갈등: LULU, NIMBY
• 유치갈등: PIMFY

Answer

30 ④ 31 ② 32 ② 33 ⑤

34 관료제의 능률성과 관계가 있는 원리는?

① 조정의 원리 ② 계층제의 원리
③ 명령통일의 원리 ④ 분업의 원리
⑤ 업무일원화의 원리

35 비공식 조직의 특성에 해당되지 않는 것은?

① 인위적 조직 ② 비합리성
③ 비가시적 조직 ④ 감정의 논리
⑤ 내면적 조직

36 개방형 혹은 폐쇄형 인사제도에 대한 설명으로 옳지 않은 것은?

① 폐쇄형에서 사기가 높게 나타난다.
② 적극적 인사제도 방식은 개방형이다.
③ 개방형은 직위의 전문성을 강조한다.
④ 폐쇄형은 개방형보다 직업의 안정성이 강화된다
⑤ 개방형과 폐쇄형 모두 직업공무원 제도 확립에 기여한다.

37 사회적 형평의 개념과 관련이 없는 것은?

① 수직적 형평과 수평적 형평이 있다
② 자유의 평등한 보장을 강조하는 행동규범이다.
③ 사회적 형평은 규제 완화에 의해서 구현되는 가치이다.
④ 기회균등에 실적과 능력의 차이를 인정하고 전제하는 행동규범이다.
⑤ 동일한 수혜 집단인 경우 무차별적 평등 원칙에 따라 배려해야 한다.

Check point

▶ 관료제의 장점은 분업의 원리에 따라 업무를 처리하므로 능률적이다.

▶ 인위적 조직은 공식 조직의 특성에 해당된다.

▶ 직업공무원 제도는 폐쇄형 인사제도이다.

▶ 사회적 형평은 규제 강화에 의해 형성된다.

Answer

34 ④ 35 ① 36 ⑤ 37 ③

38 행정과정론의 입장에서 보건행정의 최종 산출물이라 할 수 없는 것은?

① 만족도 ② 회복

③ 건강의 증진 ④ 사망

⑤ 의사-환자 치료

39 보건 행정이 일반 행정과 구별되는 가장 큰 차이점은?

① 과학행정, 기술행정

② 정치행정, 경영행정

③ 경영행정, 행동행정

④ 관리행정, 경영행정

⑤ 예술행정, 기술행정

40 보건 의료부문에 있어 국가의 일반적인 역할이 아닌 것은?

① 정보제공자의 역할

② 이익단체의 대변인 역할

③ 면허제도, 진료비 통제 등 규제자의 역할

④ 의료서비스 평가, 국가적 보건의료기술 연구 등 정보제공자의 역할

⑤ 건강보험 재정지원, 민간보건의료시설에 대한 재정 투자·융자 등 재원 조달자의 역할

41 비용편익분석(CBA)이 추구하는 궁극적인 목적은?

① 실현가능성 ② 효과성

③ 목표 달성도 ④ 성과성

⑤ 경제성

Check point

▶ 의사가 환자를 치료하는 것은 중간과정이다.

▶ 과학행정과 기술행정이 보건행정의 특징이다.

▶ 이익단체를 대변하는 것은 민간 단체의 역할이다.

▶ CBA는 경제성을 강조한다.

Answer

38 ⑤ 39 ① 40 ② 41 ⑤

42 비용편익분석(CBA)에서 가장 먼저 전제되어야 하는 것은?

① 화폐가치로 환산이 가능해야 한다.

② 편익 비용비율이 1보다 커야 한다.

③ 이자율보다 투자 수익률이 높아야 한다.

④ 현재 가치로 나타낼 수 있어야 한다.

⑤ 보건조직에서는 기획보다 먼저 CBA가 전제되어야 한다.

43 중간 관리자에게 가장 요구되는 리더십 유형은?

① 의사결정기술 ② 인간관계기술

③ 개념적 기술 ④ 실무적 기술

⑤ 의사소통기술

44 매슬로우의 욕구 5단계 중 가장 강한 단계는?

① 생리적 욕구 ② 안전욕구

③ 사회적 욕구 ④ 자아성취욕구

⑤ 존경욕구

45 다음에서 설명하는 인간형은?

> 인정욕구와 승진욕구 및 성취욕구로 동기를 부여하는 인간형

① X형 인간 ② Y형 인간

③ Z형 인간 ④ 개방형 인간

⑤ 복잡인간

Check point

▶ 화폐가치로 환산되어야 CBA가 산출된다.

▶ 인간관계기술은 특히 중간관리자에게 요구된다.

▶ 생리적 욕구는 제 1단계로 의식주에 대한 욕구이며 가장 강한 욕구이다.

▶ X형: 성악설 Y형: 성선설

Answer

42 ① 43 ② 44 ① 45 ②

46 공식 조직과 가장 관련이 많은 것은?

① 인간관계론　② 호손실험
③ Mayo　④ 시간과 동작 연구
⑤ Y이론

47 허즈버그의 2요인 이론에서 위생요인이 아닌 것은?

① 보수　② 대인관계
③ 조직의 정책　④ 작업조건
⑤ 성취감

48 맥클리랜드의 성취동기 이론과 거리가 먼 것은?

① 성취욕구　② 친교욕구
③ 권력욕구　④ 안전욕구
⑤ 성취, 친교욕구

49 행정 책임을 보장하는 방법으로서 장기적으로 가장 효과적이라고 생각되는 것은?

① 심사분석 강화　② 운영통제 확대
③ 감사제도 개선　④ 행정윤리 확립
⑤ 엄격한 강제처벌

50 보건의료 조직은 생산과 관리의 2원화 조직이므로 조직 내부 갈등은 자칫 업무의 효율성을 떨어뜨린다. 갈등해결을 위한 조직 원리는?

① 명령통일의 원리　② 조정의 원리
③ 통솔범위의 원리　④ 계층제의 원리
⑤ 전문화 원리

Check point

▶ 시간과 동작 연구는 공식 조직을 강조한다.

▶ 위생요인은 불만족 요인으로 ①②③④ 외에 '감독'이 포함된다. ⑤는 동기유발 요인이다.

▶ 성취동기 이론 – 친교욕구, 권력욕구, 성취욕구

▶ 윤리 확립이 가장 이상적이고 장기적인 접근방법이다.

▶ 조정은 이해의 대립과 갈등을 조정한다. 또한 조정의 원리는 조직의 원리 중 제 1원리이다.

Answer

46 ④ 47 ⑤ 48 ④ 49 ④ 50 ②

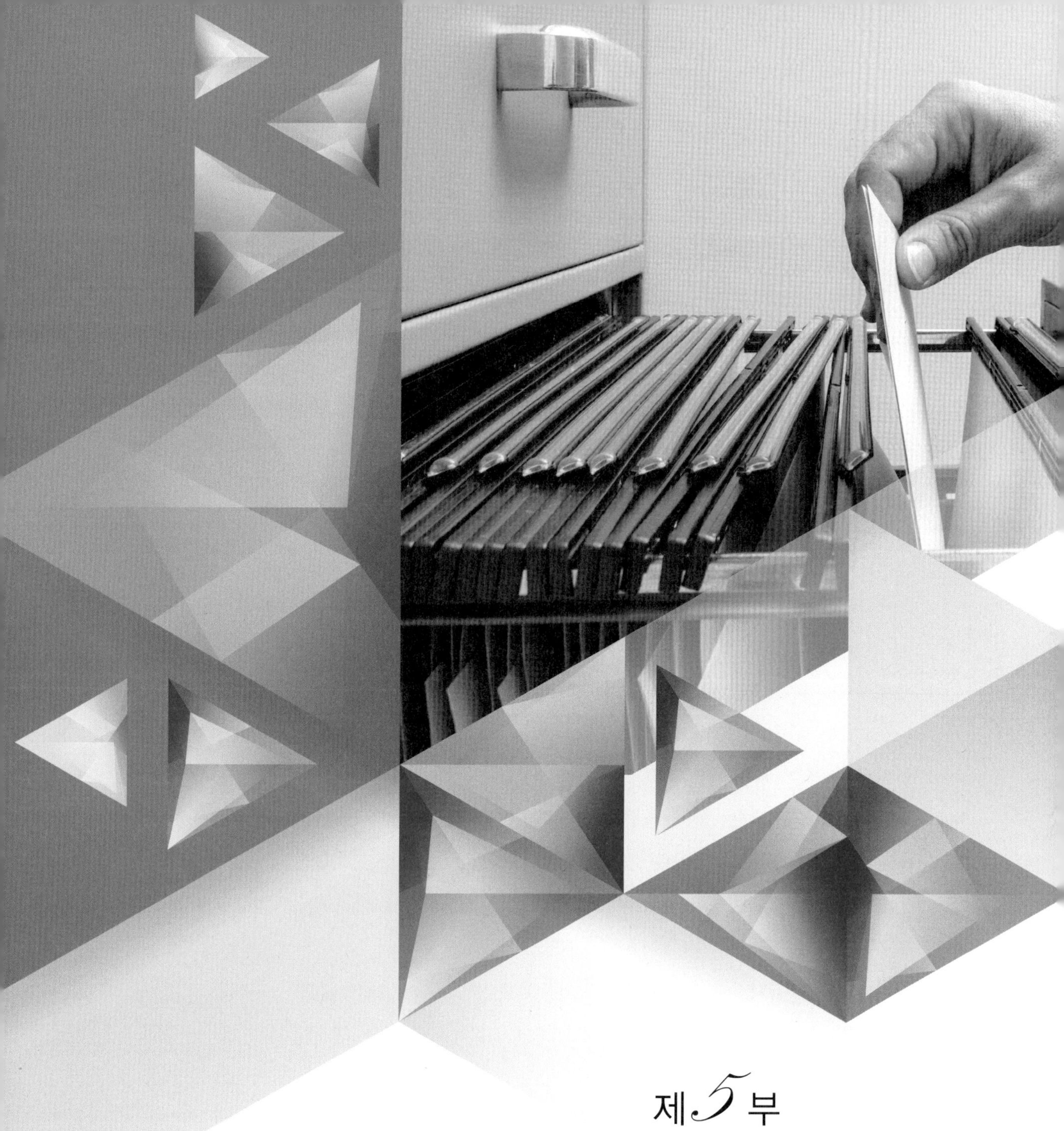

제 5 부

보건기획 및 보건경제

1. 보건기획
2. 보건정책
3. 보건경제
4. 보건재정과 재원
5. 진료보수지불과 의료비용

1. 보건기획

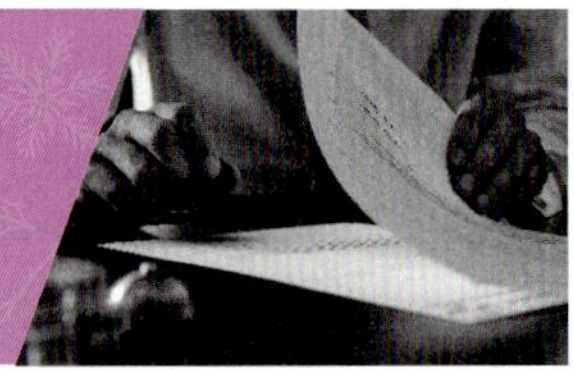

Check Point 보건기획의 목적과 원칙 등에 관한 다양한 문제를 종종 출제하는 점에 주의한다. 기획과정의 4단계를 반드시 숙지하고 의사결정에 있어서는 브레인스토밍과 특히 델파이기법의 내용을 심층 파악한다. 이후에 비교적 난해한 보건기획 방법에서는 PERT의 내용을 숙지해 둔다.

1. 보건기획의 개념

1. 보건기획의 정의

기획은 바람직한 목표를 달성하여 현재를 변화시키기 위해 현재와 미래에 가용 가능한 자원을 적절하고 효율적으로 사용하여 미래의 목표를 달성하기 위한 체계적인 방법으로 계획을 수립하는 절차와 과정을 의미한다.

보건기획은 당면하고 있는 여러 가지 문제를 해결하여 보건복지를 증진시키기 위한 합리적인 보건정책의 수립과 보건의료자원의 균등한 배분을 효과적으로 하기 위한 제반 활동이다. 또한, 보건관련 목표를 달성하기 위한 대안들 중 최선의 안을 선택하여 조직적 · 의식적 · 지속적으로 노력하는 것이다.

2. 보건기획의 특성[133)]

① 기획은 미래 지향적(목표 지향적)인 활동이다.

기획은 현재의 문제를 해결하고 경제변수, 보건의료 서비스 이용, 사회환경, 환자의 필요와 수요, 정치적 변수 등과 같은 미래를 대상으로 하기 때문에 미래 사건들을 예측하고 목적을 달성하기 위한 미래의 활동에 관심을 가진다.

② 기획은 행동 지향적이다.

기획은 단순히 계획서를 만드는 것이 아니라 계획된 전략과 활동 및 프로그램을 성공시킬 수 있는 자원과 권한을 포함하여야 한다.

133) 문재우 외, "보건행정학", 계축문화사, 2017

③ 기획은 최적의 수단을 제시한다.

우리가 추구하는 이상향과 같이 기획도 바람직한 미래의 상황을 묘사하지만 이상향과의 차이점은 기획은 그것을 성취하는 수단을 구체적으로 보여준다는 것이다. 따라서 기획은 목표를 달성하기 위한 최적의 수단을 계획적으로 제시하는 것이다.

④ 기획은 체계적인 일련의 의사결정 과정이다.

기획은 하나의 과정으로 계획적이고 반복적이며, 기획과정에서의 여러 단계는 단순한 행동이 아니라 체계적으로 연결되어 상호영향을 미치며 상호 의존하는 과정으로 이루어져 있다. 또한, 기획은 집행 자체가 아닌 앞으로 집행할 결정인 계획을 준비하는 과정이다. 합리적인 의사결정을 위해서는 상황분석, 장래추이분석, 우선순위 및 목표설정 등을 통한 효율성의 원리가 기초되어야 한다.

3. 보건기획의 목적

보건기획이 추구하는 목적을 미국 공중보건협회의 기획위원회에서는 12개로 제시하고 있다[134].

① 보건사업을 위한 조직의 개선
② 새로운 사업의 개발촉진과 기존사업의 강화 및 활용 추진
③ 보다 나은 협조로 보건사업의 질적 향상
④ 지역사회의 불필요한 사업계획 중지
⑤ 정부와 민간기관 간의 사업중복 회피
⑥ 보건사업의 지역 간 배분 개선
⑦ 신규 사업계획의 우선순위 결정과 보건사업 기획의 균형 있는 발전 및 지역사회 특수 보건수요를 위한 서비스
⑧ 부족한 보건인력의 효율적인 이용과 훈련시설의 개발 육성
⑨ 보건 요구와 문제의 파악, 해당 지역의 특성에 맞는 현실적인 목표설정 지원
⑩ 새로운 보건지식의 신속한 적용
⑪ 보건사업의 연구와 훈련의 밀접한 관계 조성
⑫ 지역사회 발전을 위한 경제적 · 물리적 계획과 보건수요의 종합적 계획 등이다.

134) 고성진 외, "유비쿼터스 보건행정학", 수문사, 2017

4. 보건기획의 원칙

① 목적성의 원칙

기획은 효과성을 확보하기 위해 명확하고 구체적인 목적과 목표를 제시해야 한다.

② 단순성의 원칙

기획은 간결해야 하며 난해하거나 전문적인 용어나 술어는 피해야 한다.

③ 표준화의 원칙

보건기획의 대상이 되는 예산과 서비스 및 사업방법 등의 표준화를 통하여 용이하게 보건기획을 수립할 수 있으며, 장래의 보건기획에도 이바지할 수 있다.

④ 신축성의 원칙

유동적인 보건행정 상황에 대응하여 수정될 수 있도록 작성되어야 한다.

⑤ 안정성의 원칙

보건기획은 소기의 목적을 달성하기 위하여 고도의 안정성이 요구된다. 즉, 빈번한 보건기획의 수정은 피해야 한다.

⑥ 경제성의 원칙

보건기획의 작성에는 막대한 물적 · 인적자원과 시간이 소요되므로 가능한 한 현재 사용 가능한 자원을 활용하도록 한다.

⑦ 장래예측성의 원칙

보건기획에 있어서 예측은 그 달성 여부에 결정적인 영향을 미치므로 그것은 어디까지나 명확할 것이 요구된다.

⑧ 계속성의 원칙

보건기획은 조직의 계층을 따라 연결되고 계속되어야 하며 구체화되어야 한다.

2. 보건기획의 과정[135)]

보건기획 과정은 보건기획을 이해하고 과학적인 방법을 적용하기 위해 몇 단계로 구분하여 진행한다.

---

135) 문재우 외, "보건행정학", 계축문화사, 2017

1. 목표설정

기획 과정에서 목표설정은 1단계에 해당하며, 정책결정의 인지와 같은 기본적인 과정이다. 이는 기획의 목적을 달성하고자 하는 궁극적인 목표가 무엇인지에 대해 규정하고 그것을 구체화하는 단계이다. 구체적이고 단기적인 경우가 많다.

① 목표는 정책의 테두리 안에서 설정되어야 하며, 정책의 수립을 전제로 하기 때문에, 목표설정은 일반적으로 법률이나 행정수반의 기본정책의 형식을 취하게 된다.

② 목표는 추상적이 아닌 가능한 한 구체적 · 양적으로 제시되어야 하며, 명확하게 표현되어야 하고, 제한된 인적 · 물적자원에 비추었을 때 현실적으로 가능해야 한다.

2. 현황분석

목표와 관련된 사항에 대하여 과거와 현재의 상황을 분석하고 어떤 상호 관련성이 있는지에 대해 연구 검토 · 추출하는 단계이다. 이는, 대체 안의 탐색이나 선택에 앞서 기획담당자가 과거의 자료 · 경험과 현재의 상황 간의 상관성(correlation)을 규명하여 이를 기반으로 미래의 행동노선에 대한 올바른 판단을 내릴 수 있게 하려는 데에 그 목적이 있다. 이를 위해서는 목표와 관련된 사항에 관한 정보를 수집 · 분석하고 장래의 가능한 상태를 예측할 수 있어야 한다.

3. 대안의 작성과 비교·평가

이 단계는 행동노선에 대한 대안을 모색 · 작성하고 여러 대안을 비교 · 평가하는 단계이다. 기획에 있어서 하나의 완전한 행동방안만이 존재하는 경우는 거의 없으며, 실제로는 몇 가지의 상이한 대안들이 있을 수 있다.

① 그러므로 기획담당자는 될수록 많은 대안을 찾아서 각 대안의 이해득실과 장 · 단점을 서로 비교 · 평가하여야 한다. 또한, 대안을 작성할 때 실현 가능성에 유의해야 하며, 최선의 방안을 도출할 수 있도록 노력해야 하고, 과거의 경험이나 선례를 따르기보다는 창의적이고 쇄신적인 대안을 찾도록 해야 한다.

② 대안의 비교 · 분석에는 비용효과분석(cost-effectiveness analysis) 또는 비용편익분석기법(cost-benefit analysis)이 활용되고 있다.

4. 최종안 선택[136)]

기획 과정에서의 마지막 단계는 최종안을 선택 · 결정하는 일이다. 여러 대안의 비교 · 평가를 통해 가장 효과적이고 능률적인 최종 기획안을 선택 · 결정하는 단계이다.

① 이 단계는 최적의 대안을 선택하는 것은 불확실성 때문에 결코 쉽지 않다. 경제적 · 기술적 합리성뿐만 아니라, 실현 가능성과 확실성의 확보와 예산의 뒷받침 및 지역사회 주민이나 국민의 지지와 같은 정치적 합리성을 고려해야 한다.

② 가장 바람직한 최종안을 선택하기 위하여 필요한 분석평가절차로서는 i) 예측된 제 결과에 대한 가치판단, ii) 불확실성에 대한 조절, iii) 선택의 검증 등이 있다.

3. 의사결정

1. 브레인스토밍(Brainstorming)

브레인스토밍은 1930년에 광고업을 하는 알렉스 오스본(Alex Faickney Osborn)이 시행착오를 줄이기 위해 개발한 기법으로 저서 응용 상상력(Applied Imagination, 1953)을 발간하면서 대중화되었다. 브레인스토밍은 Brain(두뇌)+storming(폭풍)이 조합되어 만들어진 단어로 머릿속에 폭풍이 몰아치듯이 다양한 아이디어가 샘솟는 것에서 유래된 표현이다. 브레인스토밍은 개인보다는 그룹 활동을 통하여 창의적이고 혁신적인 사고를 필요로 하는 문제에 대해 일상적인 사고기법이 아닌 창의적인 방안을 생산해 낼 수 있는 기법이다

브레인스토밍의 4원칙은 다음과 같다

① 판단의 지연(Deferment of Judgment)

상대방 의견에 대해 아이디어에 대한 기록이 끝날 때까지 비판하지 않고 우선 수용하는 것을 의미한다. 평가나 판단을 최종적으로 유보하는 것만으로도 자유로운 분위기를 생성할 수 있으며, 집단 구성원들의 적극적 참여를 유도할 수 있다.

② 자유로운 사고(Free-Wheeling)

실현 가능성이 없는 비상식적인 제안도 장려한다.

136) 문재우 외, "보건행정학", 계축문화사, 2017

기존의 고정관념이나 틀에 얽매이지 않고 새로운 의견이 제시되도록 분위기를 조성한다. 이는, 비상식적인 제안도 문제를 해결하는 데 있어서 기발한 발상이 될 수 있다. 자유롭게 이루어져야 하므로 자유분방한 기법이다.

③ 다양한 의견 산출(Quantity yield quality)

의견의 질에 신경을 쓰지 않고 되도록 많은 의견이 제시되도록 하면 발상의 다양성을 끌어올릴 수 있다. 이를 통해 다양하고 많은 양의 아이디어가 산출될 수 있으며, 문제에 대한 해결 가능성이 높아질 수 있다.

④ 결합과 개선(Combination and Improvement)

다른 참석자가 제안한 의견을 기반으로 추가하거나 그 의견을 개선하여 새로운 의견을 제시한다.

2. 명목집단기법(Nominal Group Technique)

명목집단기법은 NGT법이라고 한다. 일반적으로 집단의 의사결정은 구성원들의 대면접촉과 언어 · 비언어적 상호작용을 통한 의사소통인 상호작용 집단에서 발생한다. 그러나 상호작용을 하는 집단은 구성원이 집단의 의견에 동조하도록 압력을 가하여 집단사고와 같은 문제를 불러일으킬 수 있으므로 이를 방지하기 위해 명목집단기법이 등장하였다. 명목집단기법에서는 의사결정 과정 중 구성원 간에 토론이나 대화를 못하도록 하므로 집단은 명목상 집단일 뿐이다.

명목집단기법의 장점은 집단의 압력이 없이 자유롭고 개방적인 토론과 의사결정이 가능하다는 것이다. 단점은 명목집단을 지휘하는 리더의 역할이 매우 크므로 리더의 능력과 자질이 제대로 갖추어져 있어야 하며, 의사결정은 오로지 한 가지만 가능하다.

명목집단법의 구성은 다음과 같다.

① 일정한 시간을 주고 자신의 생각을 정리하여 글로 작성하게 한다.

② 플립 차트에 간단한 표현으로 참여자들의 개인적인 아이디어를 작성하여 제출한다.

③ 명확성과 평가를 위해서 기록된 아이디어에 대해 토론한다.

④ 집단 의사결정 규칙을 이용하여 순위와 등급을 정하고 수학적으로 도출된 집단적인 해결책과 함께 선택해야 할 아이디어에 대해서 투표한다.

3. 델파이기법(Delphi method)[137)]

델파이기법은 1940년대 미국의 RAND 연구소에서 개발된 예측방법론으로 원래 국가방위의 기술수요를 예측하고 사회기술 발전 추세에 대한 예측 등의 문제에 대해 집단의견을 수집하기 위해 연구 개발한 데서 비롯되었다.

① 델파이기법은 특별한 문제를 해결하기 위해 면밀하게 계획된 익명의 질문지 조사를 반복적으로 실시함으로써 참가자들이 직접 한 곳에 모여 논쟁을 하지 않아도 집단성원의 합의를 유도해 낼 수 있는 일종의 전문가 집단협의 방식의 대안적 조사방법이다. 우편이나 전자메일을 통신수단으로 전문가들이 직접 모이지 않고 의견을 수렴하고 의견을 제시한다.

② 목소리가 높아 토론을 장악하는 구성원의 문제점을 최소화할 수 있으며, 독립적인 아이디어를 창출할 수 있게 한다. 이 기법은 제안된 연구의 질을 평가하거나 해결책이 없는 진상조사용 문제 해결, 현재의 과학적 지식에 기반을 둔 미래에 대한 예측을 할 때 이용된다.

③ 장점은 다음과 같다.

첫째로 전문가 집단을 소집하여 한 장소에 모이게 할 필요가 없다는 것이다.

둘째로 전문가들을 모으는 데 소요되는 비용이 감소된다.

셋째로 명목집단기법과 마찬가지로 의사를 결정하는 과정에서 타인의 압력이 배제된다.

④ 단점은 다음과 같다.

첫째로 델파이기법 과정에서 응답이 불성실하거나 조작될 가능성이 있다.

둘째로 설문 내용에 따라 응답 차이가 클 수 있으며, 응답의 표현이 모호한 경우는 처리과정이 자의적으로 이루어질 가능성이 있다.

셋째로 소수의 의견이 경시될 수 있다.

4. 의사결정나무(Decision Tree)

의사결정나무(Decision Tree) 또는 나무모형(Tree Model)이라고 한다. 의사결정규칙을 나무 구조로 나타내어 전체 자료를 몇 개의 소집단으로 분류하거나 예측을 수행하는 분석방법이다. 상위집단에서 하위집단으로 나무구조를 형성하는 매 단계마다 분류변수

137) 문재우 외, "보건행정학", 계축문화사, 2017

와 분류기준 값의 선택이 중요하다. 나무모형의 크기는 과대적합 또는 과소적합이 되지 않도록 합리적 기준에 의해 조절되어야 한다.

의사결정나무는 시장조사 · 광고조사 · 의학연구 · 품질관리 등의 다양한 분야에서 활용되고 있으며, 구체적인 활용 예는 고객들의 신용점수화 · 캠페인 반응분석 · 고객행동예측 · 고객 세분화 등을 들 수 있다. 또한, 분류 또는 예측을 목적으로 하는 경우에 사용될 수 있으나 분석에 대한 정확도보다는 분석 과정에 대한 설명이 필요한 경우에 더욱 유용하게 사용한다.

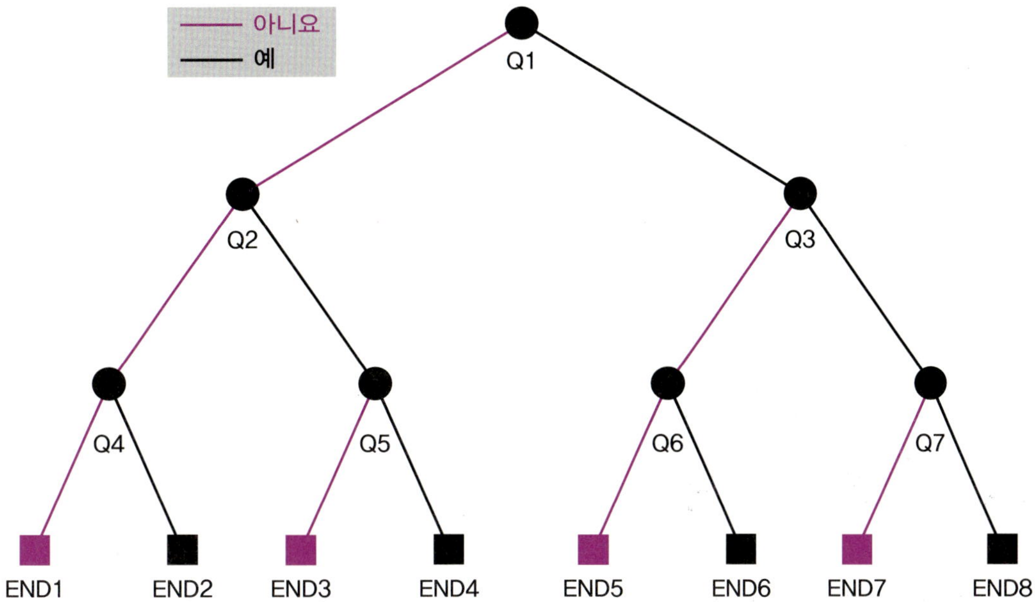

그림 5-1 의사결정나무

5. 간트 차트(Gantt Chart)[138)]

1901년 미국의 헨리 간트에 의해 창안되었으며, 일정관리를 위한 막대모양 형태의 도구이다. 프로젝트의 주요활동을 파악한 후에 각 업무별로 일정이 시작되는 시점과 끝나는 시점을 막대모양으로 표시하여 전체 일정을 한 눈에 볼 수 있도록 만들어졌다. 또한, 각 업무 사이의 관계를 보여 줄 수도 있다. 간트 차트는 순방향에서만 사용되고 역방향 연계는 할 수 없으며, 복잡하지 않은 사업계획을 예정할 때 유용한 방법이다.

---

138) 고성진 외, "유비쿼터스 보건행정학", 수문사, 2017

누구나 이해하고 사용하기 쉬워서 가장 널리 사용되는 기법으로 작업의 계획과 실적을 명확하고 계속적으로 파악할 수 있으며, 작업의 지연 원인을 규명하여 일정 계획을 쉽게 조정할 수 있다. 그러나 일정 관리만을 위한 정보만 포함되며, 돌발적 상황에 대한 대응을 위한 정보가 없고, 효율적 자원배분을 위한 정보가 없기 때문에 프로젝트 관리범위가 제한적이다.

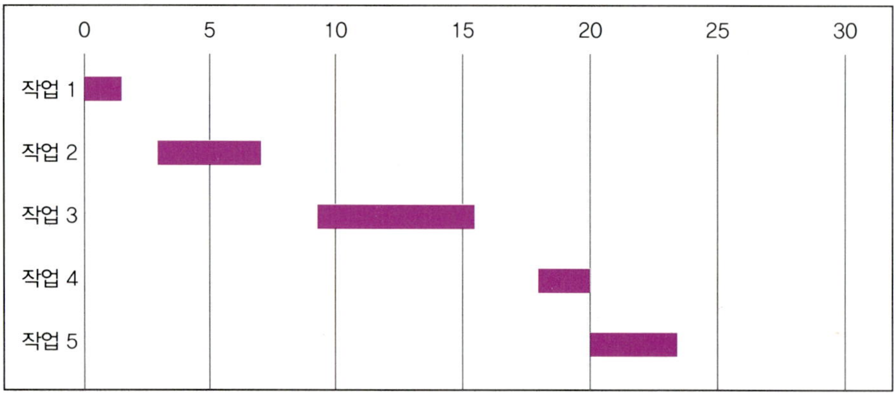

그림 5-2 간트 차트

4. 보건기획 방법

1. 기획예산제도(PPBS, Planning Programming Budgeting System)

기획예산제도(PPBS)는 기획 · 계획 · 예산 · 제도의 약어이다. 1954년 미국의 RAND 연구소에서 처음으로 개발되어 1965년 이후 미국 행정부에서 채택되었다.

이 제도는 장기적인 기획수립(Planning)을 하고, 그것을 실천하기 위해 사업을 구조화(Programming)하며, 이에 따라 단기적 예산편성(Budgeting)을 프로그램 작성을 통하여 유기적으로 연계하는 예산제도이다. 자원배분에 관한 의사결정에 있어서 가급적 의사결정자의 주관적 편견을 배제하고 객관적인 판단을 내리도록 해야 한다.

이 예산의 주된 목표는 설정된 공공목표를 달성하기 위한 대체적인 수단의 비용과 이익에 관한 분석자료와 함께 설정된 목표를 효과적으로 달성할 수 있도록 성과 측정치를 제공함으로써 정책결정을 합리적으로 이루어지게 하는 데 있다.

기획예산제도가 성공하기 위해서는 사업목표가 명확히 제시되어야 하며, 프로그램의 각종 대안에 대한 계량적 검토가 전제되어야 한다. 또한, 미래비용 계산과 장기적 시계를 확보해야 하므로 고도의 전문성과 기술성을 갖춘 외부 전문가의 도움이 필요하다. 그러나 기획예산제도는 정부 부문에서의 계량화 곤란이나 많은 시간과 노력 및 비용소요 등으로 인하여 약 10년 정도 유지하다가 1971년 폐지되었다.

기획예산제도의 과정은 다음과 같다.

첫째, **기획수립**(Planning)으로 장기적인 목표를 수립하여 우선순위를 결정한다.

둘째, **프로그램 작성**(Programming)으로 구체적 실천 계획수립 및 연도별 소요되는 비용을 추정한다.

셋째, **예산편성**(Budgeting)은 앞에서의 과정을 통해 결정된 소요 비용에 맞추어 예산을 편성하는 과정으로 구성된다.

2. 사업평가 및 검토기법(PERT, Program Evaluation and Review Technique)

사업평가 및 검토기법(PERT)은 프로그램(Program), 평가(Evaluation), 검토(Review) 및 기법(Technique)의 약어이다. 이 기법은 1958년에 미국의 해군에서 첫 원자력 잠수함을 건축하고 진수하기 위한 복잡한 행사를 준비하고 감독하는 데 사용되었다. 제2차 세계대전 동안 연합군이 많은 인원과 장비의 이동이 필요한 대규모 군사작전 계획을 위해 자주 사용되었다.

① 사업평가 및 검토기법(PERT)은 사업계획의 조직적인 추진을 위해 제한된 자원아래 최소의 비용으로 최단시간 내에 사업을 완성하기 위한 계획을 작성하는 데 사용되는 네트워크 분석기법이다. 목표달성 기한을 정해 놓고 목표달성을 위하여 설정된 주요 세부목표 또는 활동의 상호관계와 시간계획을 연결시켜 도표로 나타낸다.

② 이를 통해 작업에 필요한 시간을 계산하여 모든 프로그램을 끝낼 수 있는 최소시간이 어느 정도인지를 파악할 수 있다. 또한, 특정사업의 계획조직화 통제에 있어 중요한 기능을 수행한다. 각자의 역할을 상세하게 나타내 주며, 진행되는 활동 및 사건의 진전 상황을 추적/감독할 수 있게 하는 시간의 흐름을 보여 주는 지도로서 안내자의 역할을 할 수 있다.

③ 또한, 효율성과 성공 가능성을 높이기 위해 적절한 영역으로 인원을 이동 · 배치하고 강조점을 바꾸는 데 도움이 되는 기법이다. 많은 사람들의 활동을 통합할 필요가 있을 때, 그리고 특정한 목표를 달성하기 위해 일련의 복잡한 과업들을 완수해야 할 때 등에 유용하게 사용할 수 있다.

④ 사업평가 및 검토기법의 주요 활동은

첫째, 프로그램 목표 확인이며,

둘째, 수행될 활동들을 점검 · 순서결정 · 각 활동에 드는 시간 · 요구되는 자원의 확인이며

셋째, 활동들 간의 관계나 목표와 활동들의 관계를 네트워크로 연결한 그림으로 표기하는 것이다.

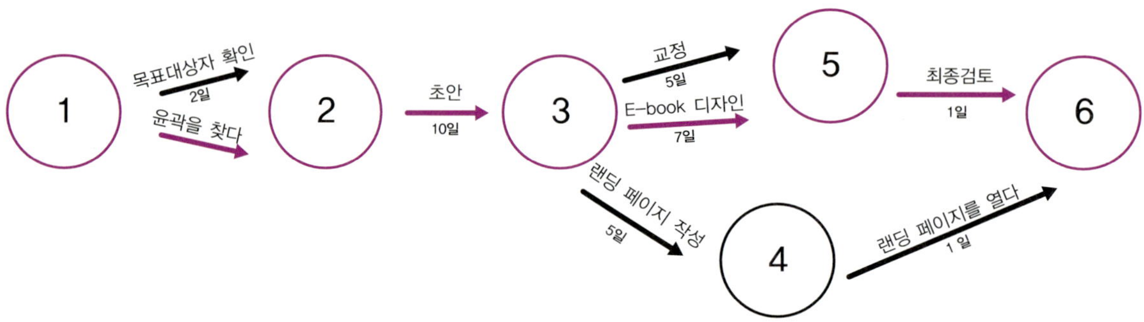

그림 5-3 사업평가 및 검토 기법(PERT)

3. 체계분석(SA, System Analysis)

체계분석(SA)은 정책결정 수립과정의 향상을 위해 정책 결정권자에게 사업에 대한 경비와 그 가치에 관여하여 정확하고 신뢰할 만한 정보를 제공하는 데 있다.

4. 비용-편익분석(CBA, Cost Benefit Analysis)

비용편익분석(CBA)은 경제성 평가 중에서 효율에 대한 경제적 평가방법이다, 보건사업의 성취 정도와 보건사업에 사용된 자원의 양을 각각 경제적으로 환산하여 비교분석하는 것이다.

① 일반적으로 비용–편익분석은 어떠한 사업이나 공공 프로젝트의 결정자들이 일정한 목표를 달성하기 위하여 서로 대안이 될 수 있는 사업이나 프로젝트에서 경제적으로 가장 타당성이 큰 방안을 판단하여 선택하는 데 도움을 주기 위한 분석 기법이다.

② 비용–편익분석에서의 산출물은 금액으로 변환이 가능하여야 한다. 사업 수행을 위해 투입된 비용과 사업을 수행한 후의 결과를 비용으로 계량화한 뒤에 크기를 비교한다. 비용과 편익을 이용하여 계산된 비(Ratio)의 값 또는 순편익(Net Benefit)을 이용하여 사업의 경제적 효율성을 평가한다.

③ 비용–편익분석(CBA)은 효과측정의 단위가 몇 명을 질병으로부터 예방했는가, 몇 명을 사망에서 구했는가, 질병의 경과를 얼마나 줄였는가, 등과 같이 자연적인 단위를 사용하기 때문에 이해하기 쉬우며 가장 많이 사용되는 방법 중의 하나이다. 이는 보건사업뿐만 아니라 여러 공공사업에서 그 타당성 여부를 판단하는 분석기법으로서 광범위하게 사용되고 있다.

④ 비용 – 편익분석(CBA)의 수행은 크게 5단계로 구분할 수 있다[139].

첫번째, 보건사업 프로그램(예방접종사업)에서 얻을 수 있는 건강과 또는 다른 결과물들의 비용과 편익을 나열하는 것이다.

두번째, 보건사업과 결과물들에 대한 가치를 배분하는 것으로, 가치는 화폐단위로 표현된다.

세번째, 의사결정나무(decision tree) 구조를 구성하고 확률을 계산한다.

네번째, 보건사업 프로그램의 순현재가치(Net present value)를 계산한다.

마지막으로 결과를 민감도분석(Sensitivity Analysis)으로 점검한다.

5. 비용-효과분석(CEA, Cost Effect Analysis)[140]

비용–효과분석(CEA)은 서로 다른 행동 코스의 상대비용과 효과를 비교하는 경제분석의 한 형태로 효과측정의 단위가 같은 여러 개의 사업을 비교할 때 사용한다. 즉, 소비된 자원의 기회비용들이 주어졌을 때, 이러한 목표가 성취될 가치가 있느냐를 알려줄 수

139) 천병철, "예방접종의 경제성 평가방법과 사례", 소아감염, 2008

140) 천병철, "예방접종의 경제성 평가방법과 사례", 소아감염, 2008

있다.

예를 들어, 소아의 사망을 줄이기 위해서 홍역예방접종과 수두예방접종의 효과를 비교할 수 있다. 이때 비교하는 단위로 사용하는 것이 비용–효과비(Cost-Effectiveness Ratio, CER)이다.

비용–효과분석은 결과를 자연 상태 그대로 해석하고, 이를 금액이나 다른 단위로 환산하지 않기 때문에 이해하기 쉽고, 환산에 들어가는 노력을 들이지 않아도 되는 장점이 있다. 그러나 이러한 이유로 서로 다른 결과를 가진 전략을 비교하지 못한다는 단점을 가지고 있다.

2. 보건정책

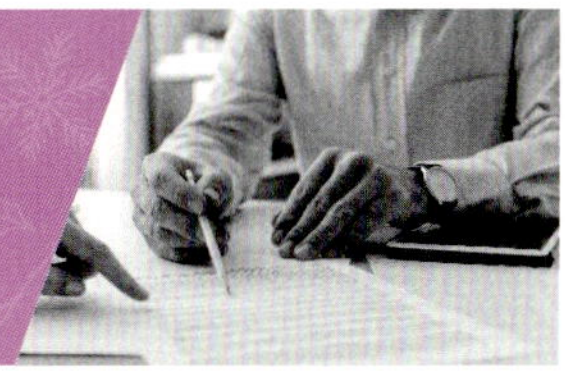

Check Point 다양한 보건정책의 이론모형을 비교 분석하고, 보건정책의 특징과 평가에 관한 내용을 요점별로 숙지한다.

1. 보건정책의 개념

정책은 개인이나 집단이 선택한 중요한 행동지침으로 바람직한 사회 상태를 이루려는 정책목표와 이를 달성하기 위해 필요한 정책수단에 대하여 권위 있는 정부 또는 공공기관이 공식적으로 결정한 기본방침이다. 정책은 목적 지향적 · 행동 지향적 · 변화 지향적 · 미래 지향적 · 공익 지향적이며, 정치적 연관성이 있다.

정책학의 실제 연구대상은 일반적 의미에서의 정책보다는 공공정책이다. 즉, 공공정책은 공공이익과 공공사항을 내포한 개념이다. 보건정책은 일반적인 정책의 모든 측면을 포함하며, 주된 관심분야가 의료분야일 때 적용되는 용어이다.

1. 보건정책의 정의[141)]

보건정책은 일반적으로 조직화된 노력을 통하여 국민의 건강회복 및 유지 · 증진을 도모하는 국가사회의 목적 달성에 귀결이 될 수 있도록 허용된 활동이다. 이를 기반으로 의료이용의 적절성과 형평성 증진, 의료 서비스의 경제적 효율성 제고, 국민의료비 지출의 적정화 등을 보건정책의 목표로 하고 있다.

보건정책의 수단으로 의료 서비스의 공급을 위한 조직체계와 재원조달제도를 주축으로 의료체계를 설계 및 운영하고 있다. 이러한 보건정책은 객관적인 현실인식 및 사회적 · 정치적 가치의 영향을 받는다.

141) 한국의학원, "21세기 한국 보건의료정책 개혁방향", 2002

2. 보건정책의 목표와 수단

대부분 국가의 공통적인 보건정책의 목표는 의료이용의 적절성과 형평성 증진, 의료서비스의 경제적 효율성 제고, 국민의료비 지출의 적정화 등이다. 목표추구 과정에서 소비자 선택의 자유와 공급자의 적절한 자율성을 보장하는 방안도 중요시된다. 이러한 목표를 달성하기 위한 보건정책의 주요수단으로 의료 서비스의 공급을 위한 조직체계와 재원조달제도를 주축으로 의료체계를 설계 및 운영하고 있다.

국민의료 목표의 구체적 내용과 우선순위 그리고 의료체계에 관한 정책결정은 여러 가지 현실적 과제와 여건에 대한 객관적 분석과 판단뿐만 아니라, 사회구성원들의 의료에 관한 가치관 · 태도 · 인식 등 주관적 가치판단에도 크게 의존한다. 다시 말해 이러한 보건정책의 목표설정은 객관적인 현실인식 및 사회적 · 정치적 가치의 영향을 받는다.

2. 보건정책의 이론모형[142)]

1. 합리모형(rational model)

어떤 문제를 해결하기 위한 합리적 의사결정은 일반적으로 다섯 단계를 거친다. 문제와 목표를 명확히 하고 대안을 탐색한 후에 결과를 예측하고 이를 평가하여 최종적으로 최선의 대안을 선택한다.

① **합리모형**은 인간이 이성과 합리성에 입각하여 정책을 결정하고 행동한다는 이론을 의미하는데, 기본전제는 정책결정가가 결정대상의 문제를 모두 파악하고, 모든 대안들에 대한 장 · 단점을 파악하여 목표달성에 대한 극대화를 도모한다고 보는 이상적이고 규범적인 접근방법이다. 합리모형은 다른 정책결정모형들이 이를 비판하거나 현실에 맞게 수정하는 과정에서 나왔기 때문에 대다수 정책결정모형의 원형이라고 할 수 있다.

② **합리모형의 단점**으로, 첫째는 실제의 의사결정은 합리모형에서 주장하는 합리적 · 분석적 결정이 아니라, 습관이나 직관 등의 방법에 의해서도 이루어진다는 것이다. 둘째는 처방적 · 규범적 측면에서 합리모형이 의사결정에서의 필요한 지식이나 논리를 바람직하게 제공하는지에 관한 것이다.

142) 정정길 외, "정책학원론", 대명출판사, 2008

③ 합리주의자들은 이러한 약점을 모두 인정하면서도 분석적 결정이 바람직하다고 주장하나, 점증주의자들은 인간의 부족한 능력을 전제하지 않고 불가능한 일을 의사결정자에게 강요함으로써 오히려 의사결정에 도움을 주지 못한다고 비판한다. 그러나 현실적으로 합리모형의 논리가 적용되는 정책분석이나 체제분석에서는 불확실한 상황에서 최선의 대안선택을 위해 필요한 논리나 기법이 적용되고 있다.

2. 만족모형(satisfying model)

March & Simon(1958)에 의해 제기된 만족모형은 합리모형이 지니고 있는 사실 판단상의 단점을 지적하는 데서 시작한다.

① **만족모형**은 인간의 제한된 합리성에 기초하여 최적의 대안보다는 시간과 공간 및 재정적 측면에서의 여러 요인들을 고려해서 현실적으로 만족할 만한 대안의 선택에 타당성을 두고 있는 이론이다.

인간의 인지능력 · 시간 · 경비의 부족을 전제로 모든 가능한 대안을 탐색할 수도 없고, 상황에 대한 충분한 정보수집도 할 수 없으며, 상황이 복잡하고 동태적이면 이러한 악조건이 더욱 악화되어 불확실성 속에서 대안을 탐색하고 결과를 예측해야 한다.

② March & Simon은 이중에서도 심리적 측면인 인지과정에 초점을 두어, 의사결정자가 최적의 대안이 아닌 만족할 만한 대안을 선택하게 되는 것을 설명하고 있다. 또한, 이러한 정책결정가를 행정인이라고 부르며, 행정인이 모든 대안을 검토하지 않고 만족할 만하거나 그 정도면 괜찮은 대안을 선택한다고 보고 있다. 이때의 대안은 무작위적이고 순차적(sequential)으로 탐색되며, 복잡한 상황을 단순화하고 생각하는 우선순위의 요소들만을 고려해 대안의 결과를 예측한다. 이는 인간이 정보 처리상 지니고 있는 인지능력의 제약과 사유능력의 제약 때문에 어쩔 수 없는 일이다.

③ **만족모형의 장점**으로는 실제의 의사결정을 설명하고 기술하는 경험적 · 실증적 연구로서는 획기적이며, 규범적 · 처방적 측면에서 의사결정에 비용이 들어가는 작업임을 명백히 밝히고 있다.

④ **단점**으로는 만족할 만한 대안을 찾은 후에 대안 탐색을 중단 시 검토되지 않은 대안 중에 훨씬 더 최선의 대안이 탐색되지 않고 포기된다는 점에서, 책임회피와 보수적 사고방식에 익숙한 공무원에게 만족모형을 적용하라고 권할 수 없다는 점이다. 또

한, 만족여부는 기대수준에 달려 있으며, 이것에 대한 객관적 기준이 없고, 차별적이고 중대한 의사결정에는 보다 분석적 결정이 이루어질 가능성이 크다는 점에서 규범적 · 처방적 · 실천적으로 크게 유용하지 못하다.

3. 점증주의 모형(incremental model)[143)]

Lindblom(1980)과 Wildavsky(1966)에 의해 제기된 점증주의 모형은 합리모형의 능력과 시간 및 정보 부족을 전적으로 거부하고, 합리정책의 실현가능성을 중요시하는 이론이다. 만족모형이 인간의 보편적인 의사결정에 초점을 맞춘 이론이라면, 점증주의모형은 정책결정가에 주로 적용되는 이론이다. 이 모형은 한꺼번에 정책의 변화를 시도하지 않고, 현실을 긍정하고 현재보다 약간 향상된 정책이나 결정을 점진적으로 수정 · 보완하는 방법을 채택하고 있다.

① 합리모형이 근본적 방법이라면 점증주의는 지엽적 방법(branch method)이라고 할 수 있으며, 흔히 중요한 결과도 예측에서 누락될 수 있는 등 제한적 분석 비교(limited comparison) 방식을 채택한다. 이는 정책결정에 있어 현존하는 정책에서 약간의 수정만 가하면 그 대안이 추진되었을 때 나타날 결과도 현재의 상태와 크게 다르지 않을 것이므로 예측이 용이하다는 생각에서 출발한다.

② 그 예측이 어렵다고 하더라도 일단 정책대안을 실시한 후 나타나는 결과에 따라 잘못된 점을 수정 · 보완하는 식으로 계속적인 정책결정을 추진한다. 즉, 시행착오를 거치면서 환류되는 정보를 수집 · 분석하여 불충분했던 사전예측을 보충하는 것이다. 이렇게 되면 일정시점에서의 정책결정에서 예상하지 못했던 중요한 결과도 추진과정에서 쉽게 파악되고 반영될 수 있다.

4. 혼합탐사 모형(mixed model)

Etzioni는 합리모형을 완전분석적 의사결정으로 파악하고 지나치게 이상주의적이라고 비판하며, 점증주의 모형은 근시안적이고 보수적인 정책결정을 정당화시켜 주는 역할을 하는 경향이 있어 합리모형과 점증모형의 양 이론을 비판하면서 하나의 의사결정 접근법으로 혼합탐사 모형을 제시하고 있다.

① 혼합탐사 모형은 모든 결정을 동일한 수준으로 보지 않고 근본적인 결정과 세부적

143) 문상식 외, "보건행정학", 보문각, 2019

인 결정 및 양극단 사이에 존재할 수 있는 많은 결정을 제시하여 의사결정 간의 상호관계를 밝혔다는 데 그 장점이 있다.

② 또한, 근본적 결정이 중대한 영향을 미치고 후속적인 세부적 결정의 범위와 방향을 제시하는 데 중요성이 있음을 지적하였다. 무엇보다도 합리모형과 점증모형의 약점 극복에 가장 큰 공헌을 하였다. 그러나 두 모형이 제시한 내용 이상의 특별한 새로운 면이 없다는 점과 거시적 · 개략적 분석과 미시적 · 정밀분석의 혼합이라는 측면에서 합리모형의 변형에 불과하다는 약점이 있다.

5. 최적 모형(normative optimal model)

최적 모형도 혼합탐사모형과 마찬가지로 합리모형과 점증모형 모두를 비판하며, 양자를 종합하면서 다른 새로운 요소들을 추가한 모형이다. 이 모형은 경제적 모형, 고전적 모형, 합리성 모형으로도 불린다. 가장 포괄적인 하나의 모형이라기보다는 정책결정체제 전반을 다루는 광범위한 정책학 패러다임이다.

① **최적 모형**은 의사결정에 대한 처음 목표를 의사결정자가 가지고 있으며, 문제를 파악하고 목표달성과 문제해결을 위한 여러 대안들과 그 결과에 대해서도 파악하고 있다는 것으로 간주한다. 또한, 합리적 분석만이 아니라 결정자의 직관적 판단도 중요한 요소로 간주하고, 양적 분석뿐만 아니라 질적 분석도 동시에 고려해야 한다고 주장한다.

② **최적 모형**의 단점으로 기존 모형들과 비교해 새롭지 않으며, 전제가 인간의 심리와 같은 합리적이지 않은 요인의 개입을 인정하지 않고, 대략적으로 결정을 미화할 위험성이 있기 때문에 의사결정 상황에는 잘 맞지 않는 단점이 있다. 또한, 그 패러다임의 광범위함으로 인해 '최적'의 의미가 불분명하여 효과성에 의문이 제기되기도 한다.

6. 쓰레기통 모형(garbage can model)

Cohen, March, Olsen 등에 의해 제시된 모형으로 조직의 구성단위나 응집성이 약한 혼란상태, 즉 무정부상태에서 이루어지는 비합리적 의사결정의 측면을 강조한 모형이다.

① 관료조직과 같이 계층제적 권위 중심의 하위조직이 연계되어 있는 상태가 아니라 상하관계가 분명하지 않은 대학이나 친목단체가 그 예가 될 수 있다. 또한, 다당제

인 의회에서 이루어지는 결정이나 범부처형 정책결정 등 상하위 계층제적 관계를 지니지 않은 참여자들에 의하여 의사결정이 이루어지는 경우도 이에 해당된다.

② 쓰레기통 모형은 사회 내의 신념체계나 가치체계가 바뀌거나 정치체제가 바뀌는 등의 혼란상태 또는 변동상황에서의 의사결정 행태를 설명하는 데 큰 도움을 준다.

③ 쓰레기통 모형은 세 가지 조건을 전제로 하고 있다.

첫째, 문제성 있는 선호(Problematic Preferences)이다.

의사결정 참여자들 사이에 무엇을 선택하는 것이 바람직한지에 대한 합의가 없는 경우나, 참여자 중 어느 개인이 스스로 자신이 무엇을 선호하는지 조차 모르면서 참여하는 경우를 말한다.

둘째, 불명확한 기술이다.

어떤 목표를 달성하기 위해서 무엇을 수단으로 선택해야 하는지 잘 모르는 경우를 말한다.

셋째, 수시적 참여자(Part-time Participants)의 참여여부가 일관되지 않은 경우이다.

참여자들은 순환보직이나 임기만료로 인해 일시적으로 결정에 참여하게 되는 경우로 지속적으로 결정에 관여하지 못하는 경우이다.

3. 보건정책의 특징

보건정책은 행정학의 분과학문으로서 정책학과 큰 차이는 없으나 보건분야가 가지는 특성으로 인해 일반 정책과 차이점을 가지고 있다.

(1) 국가 경제력과의 밀접한 관련성이 있다

국가정책에서 보건정책의 우선순위는 대체로 경제력과 비례한다. 보건정책은 경제개발단계에서 우선순위가 그다지 높지 않고, 경제정책의 부산물 정도로 간주하는 경향이 있고, 경제발전 후의 과제로 미루어진다. 따라서 경제력이 큰 국가일수록 보건정책에 대한 우선순위가 높다고 볼 수 있다. 따라서 선진국은 보건정책을 중시하지만, 개발도상국이나 후진국은 보건정책을 중시하지 않는 경향이 있다.

(2) 시장경제원리 적용의 한계가 있다.

보건 분야는 일반 정책과는 다르게 시장경제의 원리가 항상 적용되지는 않는다. 의료인력이 과다하게 공급되는 경우 수요와 공급의 법칙에 의해 전체 국민의료비가 절감되어야 하지만 현실은 그렇지 못하다. 또한, 보건의료 인력이 과다 공급된다고 하더라도 타 분야로의 전용이 불가능하기 때문에 국가적인 낭비를 초래하여 공급부족 시에도 단기간에 인력을 공급할 수 없는 한계를 가지고 있다.

(3) 정책파급 효과가 광범위하다.

보건의료 서비스는 외부 효과를 가지고 있으므로 보건정책은 국민 모두에게 많은 영향을 준다. 보건정책의 대상은 전체 국민이므로 보건정책은 효과의 범위가 광범위하고 파급기간도 장기간에 걸치기 때문에 국가의 적극적 개입과 간섭이 정당화되고 있다.

(4) 효율성보다는 형평성을 강조한다.

일반 정책과는 달리, 보건정책은 효율성에 제한을 받는다. 보건정책의 수립 시에는 특유의 형평성 문제로 정책 수단의 활용에 제한을 받는다. 보건정책은 인간생명을 다루어야 하는 위험의 절박성 때문에 효율성보다는 형평성이 강조된다.

(5) 보건의료 서비스 욕구가 급속히 증가한다.

보건의료 서비스에 대한 국민들의 요구는 소득과 의식 수준이 향상되면 급속히 증가한다. 이에 따라 국민들의 다양한 의료욕구에 대한 보건정책의 대처능력이 절실히 필요하다.

(6) 구조적으로 다양성이 있다.

보건의료 부문은 구조적 연결고리가 다양하다. 보건의료 부문을 학교교육 · 건강보험 · 참여주체의 다양성이나 정책 · 재원관계 등을 총체적으로 고려해 보면, 우리나라 정책 또는 사회경제 부문에서 구조적으로 가장 복잡하고 해결하기 힘들게 서로 얽혀져 있음을 알 수 있다.

4. 보건정책평가[144)]

정책평가란 현재 집행 중에 있는 프로그램이 그 목적을 달성하는 데 효과적인가 하는 효과성을 따져 보는 것으로서, 그 프로그램의 효과를 그 상황에 작용하는 다른 여타의 요인들의 영향으로부터 분리 · 구분하기 위하여 연구 설계의 원리에 의존하며, 현재 운용하고 있는 프로그램을 수정함으로써 프로그램을 개선하고자 하는 것을 목적으로 하는 의도적인 노력이다.

정책평가의 목적은 다음 세 가지로 정리할 수 있다.

① 지식과 학습이다

양질의 평가는 어떠한 중재가 기능을 수행하고 효과를 나타내는지에 관한 이해를 위하여 신뢰도 있는 정보를 제공하며, 정책 입안 과정이 과학적인 근거에 기반을 둘 수 있도록 한다.

② 관리 개선 및 조정을 한다.

지출점검에서와 같이 정책 수행과정에서 실제적인 자원조달 계획과 정책입안 과정을 지원하고, 정책과 프로그램의 목표 설정과 목표 달성을 위한 방안을 제시한다.

③ 책무성을 확보한다.

정책 평가를 통하여 재원이 어떻게 사용되고, 어떠한 이득을 얻었는지를 입증함으로써 프로그램의 관리자들로 하여금 효과성과 운영상의 질이라는 두 가지 측면에서 책무성을 부여한다.

144) 노화준, "정책평가론", 법문사, 2003

3. 보건경제

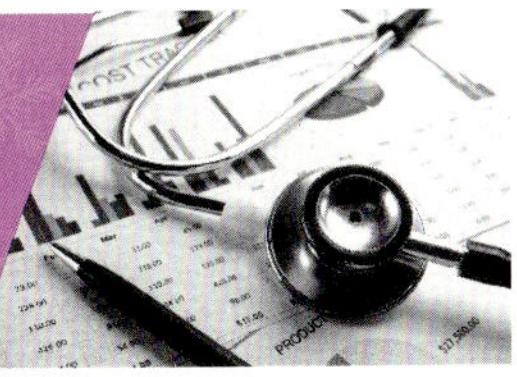

Check Point

보건경제의 개념에서는 결정요인과 정부의 개입과 관련된 내용을 공부해 둔다. 또한, 재정과 예산에서는 재정의 기본 원칙론을 숙지하고 재무제표와 관련해서는 기본적 내용을 파악한다. 의료이용에서는 의료요구, 요인, 도덕적 해이와 관련된 내용을 공부하고, 끝으로 탄력성을 구하는 공식에 주목한다.

1. 보건경제의 개념

1. 보건경제의 정의

보건경제학은 보건의료 분야에서 순수 이론적인 분야보다 경험적이고 실증적인 학문으로 분석기법과 모형을 적용하는 응용경제학이다. 보건경제학을 적용한다는 것은 희소성의 문제가 존재하기 때문에 이를 경제학의 도구와 기준을 사용하여 분석한다는 것을 의미한다.

한정된 자원을 가지고 가능한 한 많은 건강 혜택을 얻기 위해서는 자원 사용에 대한 우선 선택이 이루어져야 한다. 경제학적 모형에서 효율성과 형평성은 중요한 선택 기준이며, 보건의료사업을 접목시킨 분야이다.

2. 보건의료의 결정요인

보건의료는 건강에 대한 수요에서 파생된 내용이다. 의료수요에 영향을 미치는 요인은 유병요인, 사회 · 문화 · 인구학적 요인, 경제적 요인, 그리고 공급 요인, 대체재의 존재로 구분한다.

① 유병 요인에는 연령, 성별 등이 포함된다.

② 사회 · 문화 · 인구학적 요인

- 혼인상태, 가족 구성원의 수, 교육, 새로운 의료영역의 도입, 질병양상의 변화 등이 포함된다.

③ 경제적 요인

- 소득, 의료 서비스에 대한 가격이나 대체재의 존재 등이 포함된다.

④ 공급요인

- 공급자 유인 수요 등이 여기에 해당한다. 의료 서비스에 대한 수요는 의사외래방문의 횟수, 입원횟수, 입원기간, 총 의료비 지출 등으로 보통 측정이 이루어진다.

⑤ 대체재의 존재(대체재, 보완재)

- 대체재는 어떤 재화의 소비가 다른 재화의 소비를 대체할 수 있는 재화일 때 그 재화를 대체재라고 한다. 보통 대체재 관계의 경우는, 한 재화의 수요가 증가할 때, 상대적으로 대체재의 수요는 감소한다.
- 보완재는 어떤 재화를 소비할 때 함께 소비되는 재화를 일컫는다. 따라서 보완재 관계의 경우는, 한 재화의 수요가 증가할 때, 상대적으로 보완재의 수요도 증가한다.

3. 시장 실패와 정부의 개입

보건의료 서비스의 특성 때문에 시장경제에만 자원배분을 맡긴다면 공평하고 효율적인 자원배분은 이루어질 수 없다. 이를 시장 실패(market failure)라고 하며, 이러한 이유는 다음과 같다.

① 보건의료 서비스는 일반 상품과는 다르게 소비자의 무지가 존재하기 때문이다.

의학적 지식과 정보는 의료 공급자에게 편중되어 소비자는 공급자에게 의존할 수 밖에 없는 '정보의 비대칭성(asymmetry of information)' 때문이다.

② 다른 재화와는 달리, 보건의료 서비스는 한정된 면허를 소지한 사람에게만 제공되기 때문에 생산에 대한 독점권이 형성되어 있다.

의료 공급자의 면허는 법이 인정하는 독점이므로 보건의료 부문에 경쟁이 존재하기 어려운 제도적 원인이다.

③ 보건의료 공급은 비탄력적이다.

의료공급자 양성을 위해서는 오랜 기간과 노력이 필요하며, 의료기관 설치는 많은 비용이 소요된다. 이러한 제한적인 요건으로 인해 보건의료 시장에서 요구하는 공급량을 적시에 공급하지 못하는 경우가 있으며, 이러한 보건의료 비탄력성은 의료비 인상으로 연결된다.

④ 개인이나 기업의 생산활동이 시장기능을 통하지 않고 영향을 미칠 때, 이를 '**외부효과**'(external effect)라고 한다. 예를 들어, 감염성 질환을 예방하기 위해 예방접종 또는 치료를 받아 면역력이 생성된 경우는 주변의 사람들이 질환에 이환될 가능성이 감소할 수 있다.

⑤ **국민은 누구나 생존에 필요한 최소한의 보건의료 서비스를 누릴 권리가 있다.** 이는 헌법에 명시된 건강권이 뒷받침하고 있다.

이러한 시장의 기능이 원활하게 이루어지기 위해서 정부 규제 및 정부 개입이 필요할 수 있다.

① **집권적 접근** : 정부가 조세나 부담금 등을 활용한다.

② **분권적 접근** : 정부개입 없이 당사자 간 개별적 협상을 한다.

③ **공공선택이론** : 공공조직의 관할구역의 중첩성을 통해 지역 이기주의로 인한 외부성(파급효과, 제3자 효과) 문제를 해결한다.

2. 재정과 예산

1. 재정

국가의 물적자원을 효율적으로 관리하는 분야이며, 외부환경과 밀접한 관련성을 가진다.

재정의 3대 원칙은 다음과 같다.

① **양출제입의 원칙** : 얼마큼의 지출이 필요한가를 우선적으로 책정한 다음에 일정한 조세 수입을 고려한다.

② **수지균형의 원칙** : 조세수입과 경비지출이 일치한다.

③ **능력의 원칙** : 국민의 부담 능력에 따라 조세를 부과한다.

2. 예산

① 예산의 실질적 개념은 국가의 실질적인 세입세출예산으로 1회계연도의 예정된 계획서이다.

② 예산의 행정관리적 개념은 행정부 최고 관리계층의 이념을 달성하기 위해 편성된 예산이다.

3. 재무제표

1. 재무제표의 개념

재무제표는 기업 등의 경제활동 주체가 특정 시점의 경제적인 상태와 일정 기간 동안 있었던 경제적 활동을 일정한 형식에 맞추어 작성하는 종합 보고서이다.

2. 의료기관 회계기준[145)]

(1) 목적

의료기관의 개설자가 준수하여야 하는 의료기관 회계기준을 정함으로써 의료기관 회계의 투명성을 확보함을 목적으로 한다.

(2) 의료기관 회계기준의 준수대상

① 의료기관 회계기준을 준수하여야 하는 의료기관의 개설자는 100병상 이상의 종합병원의 개설자를 말한다.

② 병상 수는 해당 병원의 직전 회계연도의 종료일을 기준으로 산정한다.

(3) 회계의 구분

① 병원의 개설자인 법인의 회계와 병원의 회계는 이를 구분하여야 한다.

② 법인이 2 이상의 병원을 설치 · 운영하는 경우에는 각 병원마다 회계를 구분하여야 한다.

145) 의료기관 회계기준 규칙[시행 2019. 1. 1] [보건복지부령 제606호, 2018. 12. 28, 타법개정]

(4) 재무제표

① 병원의 재무상태와 운영성과를 나타내기 위하여 작성하여야 하는 재무제표는 다음과 같다.

- 재무상태표
- 손익계산서
- 기본금변동계산서(병원의 개설자가 개인인 경우는 제외한다.)
- 현금흐름표

② **재무제표의 세부작성방법**은 보건복지부장관이 정하여 고시한다.

(5) 회계연도

병원의 회계연도는 정부의 회계연도에 따른다. 다만, 학교법인이 개설자인 병원의 회계연도는 사립학교의 학년도에 따른다.

(6) 계정과목의 표시

재무제표는 이 규칙에서 정한 계정과목을 사용하여야 한다. 다만, 계정과목을 정하지 아니한 것은 그 성질이나 금액이 유사한 계정과목으로 통합하여 사용하거나 그 내용을 나타낼 수 있는 적절한 계정과목을 신설하여 사용할 수 있다.

(7) 재무상태표

재무상태표는 재무상태표 작성일 현재의 자산 · 부채 및 자본에 관한 항목을 객관적인 자료에 따라 작성하여야 한다.

(8) 손익계산서

손익계산서는 회계기간에 속하는 모든 수익과 이에 대응하는 모든 비용을 객관적인 자료에 따라 작성하여야 한다.

(9) 기본금 변동계산서

기본금 변동계산서는 기본금과 이익잉여금의 변동 및 수정에 관한 사항을 객관적인 자료에 따라 작성하여야 한다.

(10) 현금흐름표

현금흐름표는 당해 회계기간에 속하는 현금의 유입과 유출내용을 객관적인 자료에 따라 작성하여야 한다. 다만, 병원의 개설자가 학교법인 또는 지방공사인 경우에는 자금수지계산서로 이를 갈음할 수 있다.

(11) 결산서의 제출 및 공시

① 병원의 장은 매 회계연도 종료일부터 3월 이내에 다음 각 호의 서류를 첨부한 결산서를 보건복지부장관에게 제출하여야 한다.

- 재무상태표와 그 부속명세서
- 손익계산서와 그 부속명세서
- 기본금변동계산서(병원의 개설자가 개인인 경우는 제외한다)
- 현금흐름표

② 법인은 병원의 재무상태표와 손익계산서를 보건복지부장관이 정하는 인터넷 사이트에 공시하여야 한다.

4. 의료이용

1. 개념

(1) 의료 욕구(Want)

① 인지된 필요이다.

② 소비자가 신체적 이상을 느낌으로써 의료 서비스에 대한 소비의 필요성을 가지게 될 때 만들어진다.

③ 건강에 부여하는 가치 또는 증상 민감도에 따른 순수한 개인의 신체적 반응에 해당한다.

④ 개인이 느끼는 주관적인 건강문제와 전문가의 진단과 동일한 것은 아니다.

(2) 의료 요구(Need)

① 규범적 필요, 평가된 필요, 생물학적 필요, 의학적 필요이다.

② 현존하는 의료지식에 근거하여 의사, 간호사, 한의사 등과 같은 전문 의료인이 판단하기에 소비자가 의료 서비스를 이용할 필요가 있다고 할 때 성립된다.

③ 의료이용에 가장 직접적이고 기본적인 결정력을 가지는 부분이다.

④ 다른 재화와는 다르게 소비자의 주관보다 전문 의료인의 판단에 의존한다.

(3) 의료 수요(Demand)

① 표출된 필요이며, 가상된 수요이다

② 가장 중요하나 변수는 가격이다.

③ 수요량(quantity demanded)이다.

④ 의료욕구와 의료요구의 공통된 부분이다.

⑤ 의료욕구는 개인이 처한 상황에 따라 의료수요가 될 수도 있고, 되지 않을 수도 있다.

(4) 의료 이용(Utilization)

① 실제적으로 의료를 이용하는 개념이다.

② 의료 수요가 의료공급을 만나 의료 서비스를 이용하는 것이다.

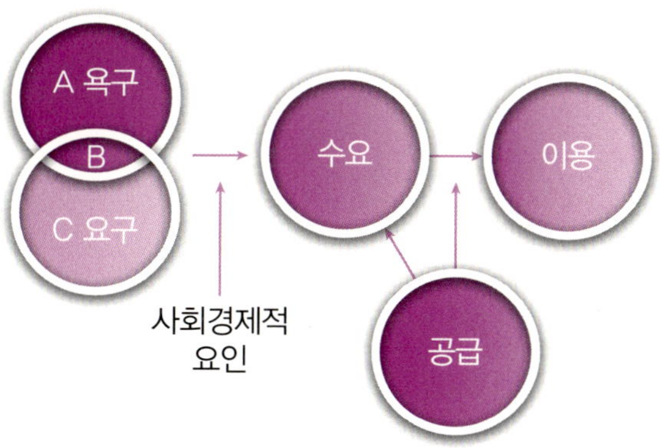

그림 5-4 의료 수요(B), 의료 욕구(A) 및 의료 요구(C)[146]

---

146) 양봉민, "보건경제학", 나남출판, 2006

2. 의료이용 요인

① 의학적 요인 : 질병상태, 의료필요

② 인구학적 요인 : 연령, 성별, 결혼상태, 가족 수, 거주지역

③ 사회구조적 요인 : 교육수준, 사회계층, 직업, 종족

④ 사회심리학적 요인 : 건강에 대한 믿음, 가치, 태도, 규범, 문화

⑤ 경제적 요인 : 가구소득, 서비스 가격, 의료보장, 의사-인구 비, 건강행태, 의료수요의 탄력성, 의료수요 가격탄력성

⑥ 의료 체계적 요인 : 의사의 진료행태, 환자의뢰행태, 단골의사, 의사-환자와의 관계, 재원조달 및 진료비 지불 방법

3. 도덕적 해이

① 도덕적 해이는 건강보험에서 의료보험급여와 함께 발생하는 소비자의 소비행태 변화를 말한다.

② 소비자는 단위당 가격이 높거나 전체 비용이 많이 드는 경제행위를 선호할 것이다.

③ 도덕적인 불성실과 도덕적 모험이다.

④ 의료소비자가 불필요한 의료 서비스를 과다 이용하여 의료이용의 효율성이 낮아질 수 있다.

⑤ 병이 발생할 확률을 증가시킨다.

⑥ 의료비를 상승시키는 요인이다.

5. 의료이용의 장벽

1. 경제적 장벽

건강 유지를 위한 의료 서비스 이용은 매우 중요하다. 우리나라는 전 국민 의료보험의 실시를 통해 의료이용에 대한 접근성을 높였지만 제한적인 급여로 인하여 의료이용에 대한 경제적 장벽이 존재한다. 이로 인해 가구의 소득은 의료이용에 영향을 주는 중요한 요인이라고 할 수 있다. 저소득층의 경우는 고소득층에 비해 영양이나 주거환경이 취약

하고 건강상태도 나쁠 수 있으므로 의료에 대한 필요가 더 높을 수 있다. 그러나 경제적 장벽은 소득 차이로 인한 의료이용의 제한으로 저소득층의 건강을 더욱 악화시킬 수 있다.

2. 시간적 장벽

의료기관까지 가는 데 걸리는 시간이나 대기시간 등이 의료이용에 대한 시간적 장벽이다. 특히, 거동이 불편한 노인의 의료이용은 보호자의 시간에 따라 달라질 수 있으며, 바쁜 직장인은 진료 가능한 시간에 맞추어 방문해야 하므로 의료이용에 있어 시간적 장벽이 발생한다. 이러한 소비자의 시간적 장벽을 제거하기 위해 의료기관에서는 진료 시간 연장 또는 야간이나 공휴일 진료 도입 등을 실시하고 있다.

3. 거리적 장벽

의료이용을 지속적으로 하기 위해서는 의료기관을 방문하기 위한 시간적 여유와 방문하고자 하는 의료기관이 가까운 곳에 위치해야 할 수 있다. 그러나 거리적으로 의료기관의 접근성이 떨어지거나 교통이 불편하면 의료이용이 낮아진다. 이러한 거리적 장벽은 농어촌이나 의료취약지역에서의 가장 큰 문제이다. 이러한 거리적 장벽은 질환이 상당히 진행될 때까지 의료이용을 지연시킬 가능성이 있다.

4. 조직적 장벽

조직적 장벽이란 사회체제나 의료체제 내에 존재하는 구조적 장벽이다. 질병치료는 단편적인 서비스가 아니라 계속적으로 전인적 서비스가 제공되어야 한다. 우리나라의 경우에는 각 의료기관간의 상호 연계부족과 의료기관의 이해 부족으로 불필요한 고통의 부담을 가중시키고 있다. 또한, 정부의 관료주의적 정책과 의료기관의 관료주의적 태도 역시 조직적 장벽으로 작용하고 있다.

5. 심리적 또는 개인적 장벽

의료이용에 영향을 미치는 장벽으로 연령과 성별 또는 사회심리학적 요인들이 있다. 미혼여성이 여성 질환을 가지고 있는 경우에 산부인과 방문이 쉽지 않을 수 있으며, 성병으로 인한 의료기관 방문도 쉽지 않을 수 있다.

6. 보건의료 서비스 가격의 탄력성

수요의 가격탄력성은 어떤 재화의 가격이 변할 때 그 재화의 수요량이 얼마나 변하는지 나타내는 지표를 말한다. 수요량의 변화율을 가격변화율로 나눠서 구하면 된다. 한 재화의 수요량이 가격 변화에 민감하게 변하면 탄력적이라고 하며, 가격이 변해도 수요량이 크게 변동하지 않으면 비탄력적이라고 한다. 수요의 가격탄력성은 다른 재화에 비해 가격 변화에 상대적으로 민감하지 않은 것으로 알려져 있다.

① 수요 탄력성의 결정요인은 대체재의 유무와 다소, 상품가격이 가계소득에서 차지하는 비중, 상품의 일상생활에 있어서 중요성과 기간의 장단이다.

② 탄력성은 밀접한 대체재가 많을수록 재화의 범위가 좁을수록 크다. 상품에 대한 수요량은 그 상품의 가격이 상승하면 감소하고, 하락하면 증가한다. 즉, 가격탄력성은 가격이 1% 변화했을 때 수요량은 몇 % 변화하는가를 절대치로 나타낸 크기이다. 탄력성이 1보다 큰 상품의 수요는 탄력적(elastic)이라고 하며, 1보다 작은 상품의 수요는 비탄력적(inelastic)이라고 한다.

③ 가격탄력성이 0일 때에는 가격이 계속 올라가도 수요량에 아무런 변화가 생기지 않으며 가격탄력성이 무한일 때는 가격이 조금만 올라가도 수요량이 0으로 떨어지고 조금만 낮아져도 수요가 치솟는다. 따라서 수요의 가격탄력성은 상품의 가격에 상관없이 상품의 탄력성을 동등한 차원에서 비교할 수 있게 한다.

$$E=\frac{\text{수요량의 변화율(\%)}}{\text{소득의 변화율(\%)}}=\frac{\triangle Q/Q}{\triangle \text{소득}/\text{소득}}$$

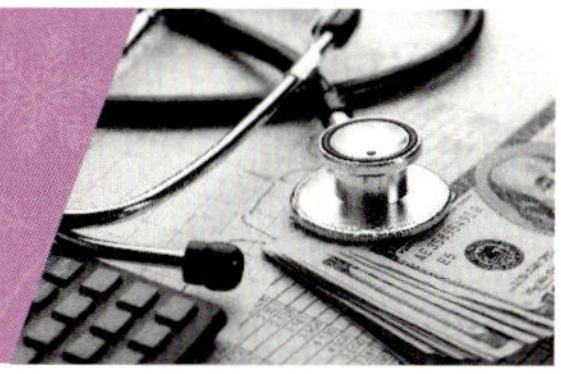

4. 보건재정과 재원

Check Point 보건재정의 기본 개념을 파악하고, 재원조달과 관련된 다양한 방안들을 파악한다. 특히, 재원 조달에서 가장 중요한 일반조세에 관하여 역점을 두고 공부한다.

1. 보건재정의 개념

재정은 '정부의 수입 · 지출 활동'을 말한다. 재정은 정부의 재원조달과 지출활동, 즉 중앙정부 및 기타 공공단체가 공공욕구를 충족시키기 위해 필요한 자원을 조달하고 관리 · 사용하는 경제활동을 의미하며, 국가의 정책을 화폐단위로 나타낸 것이다. 재정의 기능은 자원 배분의 조정, 소득 재분배, 그리고 경제 안정화 등으로 구분할 수 있다.

2. 재원 조달[147)]

의료기술의 발달에 따른 의료비 부담의 증가와 의료 서비스를 원활하게 공급 받기 위한 소비자의 기대는 보건의료 부문에서 재원조달에 대한 문제를 더욱 중요한 문제로 부각시켰다. OECD 국가들의 경우 국내총생산(GDP)에서 의료비가 많은 비중을 차지하고 있으며, 의료비의 증가는 결국 국가적 부담으로 다가온다. 그러나 점차 증가하는 재정부담을 국가에서 전적으로 부담하는 것은 거의 불가능한 일이다.

자본주의 경제뿐만 아니라 중앙 통제식 계획경제에서도 어느 한 가지 재원만으로는 보건의료의 각종 목적을 충분히 달성하기 어렵기 때문에 여러 가지 재원을 폭넓게 이용하고 있다. 보건의료에 대한 지불이 소비자에 의한 직접지불도 있지만 상당 부분이 제3자의 개입에 의해 간접지불이 되고 있다.

147) 양봉민, "보건경제학", 나남출판, 2006

1. 보험료

보험료는 보험자가 보험사고에 대비하여 보험급여에 해당하는 재원을 미리 충당하기 위하여 피보험자와 사용자 등으로부터 징수하는 금액이다.

2. 일반조세

보건의료에서 가장 중요한 재원은 일반 조세수입이다. 국가별로 총 국민소득에서 차지하는 일반 조세수입 비율에 차이가 있지만 상당한 부분을 차지한다. 일반 조세수입에 의한 보건의료의 재원조달은 다른 공적 사업으로부터의 재원을 보건의료 부문에 이전 분배하거나 또는 일반 조세수입이 증가할 때 보건의료 부문의 비중을 그대로 유지하면 증가할 수 있다.

국민경제 규모가 커질수록 조세율은 일반적으로 높아지므로 많은 나라들에서 경제가 성장하면서 동시에 보건의료 부문에 더 많은 투입을 할 수 있다. 이는 보건의료의 사회화의 정도를 심화시키기도 한다.

3. 기부

기부는 보건의료비에서 기부금이 차지하는 비중은 적지 않다. 기부형태는 재정지원의 형태를 띠기도 하며, 특수 장비나 물품지원이 될 경우도 있으며, 의료종사자에 대한 현물기부도 있다.

국가 경제가 성장하고 개인소득이 증가할수록 기부도 증가한다. 개발도상국의 경우에 개인이나 기업 기부는 낮지만 외국기관의 기부가 큰 비중을 차지한다.

우리나라의 경우에는 1980년대 후반부터 기부 수혜국에서 기부국으로 변모하였으며, 1996년 OECD에 가입하면서 개발도상국에 대한 기부국으로 정식 분류되기 시작하였다.

4. 소비세 수입

지방정부일수록 소비세 수입은 전체 수입에서 큰 부분을 차지하며, 소비세 수입을 근거로 한 공공사업이 활발하다. 소비세는 보건의료나 교육 등과 같은 특정사업을 위한 좋은 재원이다. 어떤 재화나 용역에서 얻게 되는 세수를 특정사업 용도로 사용할 수 있는 데, 예를 들면, 담배나 주류 판매에서 얻는 세수를 보건의료사업을 위한 재원으로 사용하는 것 등이다.

우리나라는 1998년부터 국민건강증진법에 의거하여 담배세의 일부를 국민건강증진을 위한 공공보건의료사업에 사용하여 재원조달을 부분적으로 소비세 수입에 의존하고 있다.

5. 사회보험

근로자 또는 고용주에게 임금의 일정률을 보험료로 납부하도록 강제함으로써 근로자들을 위한 보건의료 서비스 제공 재원을 마련하는 것이 재원조달체계에 해당한다. 소득을 기준으로 하여 질병발생 확률이 높은 근로자일수록 상대적으로 더 큰 혜택을 받을 수 있다. 우리나라를 포함한 몇몇 개발도상국에서 채택하고 있다.

5. 진료보수지불과 의료비용

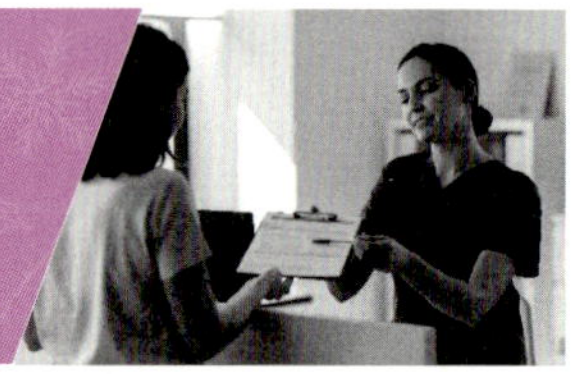

Check Point

행위별 수가제에 중점을 두고 각종 진료보수지불방식의 핵심 내용을 파악하여 구별할 수 있어야 한다. 의료비용에서는 의료비의 증가요인과 그 대책을 숙지한다.

1. 진료보수 지불방식[148)]

1. 행위별 수가제도(Fee-for-Service)

행위별 수가제는 의료기관에서 의료인이 환자 진료에 소요되는 약제 또는 재료비를 별도로 산정하고, 의료인이 제공한 진료행위에 대한 각각의 항목별로 일정 가격을 책정하여 진료비를 지급하도록 하는 제도이다. 이 제도는 제공된 서비스의 단위당 가격과 서비스 양을 곱한 만큼 지불하는 것으로, 진단 · 치료 · 투약과 개별 행위의 서비스를 총합하여 지불하는 방식이다.

가장 보편적이고 시장접근적인 방법으로서 대부분의 자본주의 경제체제를 가진 국가에서 이 제도를 채택하고 있으며, 우리나라는 의료보험 도입 당시부터 채택하고 있다. 의료인이 제공하는 시술내용에 따라 값을 정하여 의료비를 지급하므로 의사의 재량권과 자율성이 크기 때문에 일반적으로 의사들이 선호한다. 특히, 일반의사보다는 전문의의 치료방식에 더 적합하다.

(1) 장점

① 환자에게 충분한 양질의 의료 서비스 제공이 가능하다.

② 신의료기술 및 신약개발 등에 기여한다.

③ 의료의 다양성이 반영될 수 있기 때문에 의사 · 의료기관에서 제도 수용성이 높다.

(2) 단점

① 환자에게 많은 진료를 제공하면 할수록 의사 또는 의료기관의 수입이 늘어나게 되

148) 건강보험심사평가원(http://www.hira.or.kr)

어 과잉진료나 과잉검사 등을 초래할 우려가 있다.

② 과잉진료 및 지나친 신의료기술 등의 적용으로 국민의료비가 증가할 수 있으며, 수가 구조의 복잡성으로 청구오류나 허위 · 부당청구 우려가 있다. 이러한 이유로 의료비 상승의 직접적인 요인으로 작용할 수 있다.

2. 포괄수과제(Case Payment)

포괄수가제는 한 가지 진료행위가 기준이 아니고, 환자가 어떤 질병의 진단을 받았는가에 대한 질병군(또는 환자군)별로 미리 책정되어 있는 일정액의 진료비를 지급하는 제도이다. 즉, 의료 서비스의 항목을 분리해서 가격을 산정하지 않고 건당 일정액을 산정하는 방식이다. 일반적으로 진단명 기준환자군(DRG) 분류체계에 기초를 둔 포괄수가제를 이용한다.

(3) 장점

① 경영과 진료의 효율화가 가능하다.

② 과잉진료, 의료 서비스 오남용을 억제할 수 있다.

③ 의료인과 심사기구 · 보험자 간의 마찰을 감소시킬 수 있다.

④ 진료비 청구방법의 간소화가 가능하다.

⑤ 진료비 계산의 투명성을 제고할 수 있다.

(4) 단점

① 비용을 줄이기 위하여 서비스 제공을 최소화하여 의료의 질적 수준이 저하되고 환자와의 마찰 우려가 있으며, 조기 퇴원을 할 수 있다.

② DRG 코드 조작으로 의료기관의 허위 · 부당청구 우려가 있다.

③ 의료의 다양성이 반영되지 않으므로 의료기관의 불만이 크고 제도 수용성이 낮을 수 있다.

3. 인두제(Capitation)

인두제는 영국에서 주로 사용되고 있는 제도이다. 이 제도는 의료인이 맡고 있는 환자 수, 즉 자기의 환자가 될 가능성이 있는 일정지역의 주민의 수(등록인 수)에 1인당 단가인 일정금액을 곱하여 이에 상응하는 의료인에 대한 보수가 결정되는 방식이다. 주민이 의사를 선택하고 등록을 마치면, 등록된 주민이 환자로서 해당 의사의 의료 서비스 여부에 관계없이 보험자 또는 국가로부터 각 등록된 환자 수에 따라 의료인은 일정액을 보상받는 방식이다. 인두제는 비교적 단순한 1차 보건의료에 적용되는 방식으로 의료전달체계의 확립이 선행되어야 한다. 전문의의 진료는 주치의사 또는 가정의의 1차 진료 후에 후송의뢰가 필요한 경우에만 받을 수 있다.

(1) 장점

① 진료비 지불의 관리 운영이 편리지출 비용에 대한 사전 예측이 가능하다.

② 자기가 맡은 주민에 대한 예방의료, 공중보건, 개인위생 등에 노력한다.

③ 국민의료비 억제가 가능하다.

④ 행정적 업무와 절차가 간단하기 때문에 관리 · 운영면에서 간편하다.

(2) 단점

① 환자의 자유로운 선택권이 제한을 받게 된다.

② 의료 서비스의 양을 최소화하여 과소진료의 위험성이 있다.

③ 고급의료, 최첨단 진료에 대한 경제적 유인책이 없어 신의료기술의 적용이 지연될 수 있다.

④ 중증 질병환자의 등록기피 발생 우려가 있다.

⑤ 의사의 수입이 제한적이며, 환자의 후송의뢰가 증가할 수 있다.

4. 봉급제(Salary)

사회주의국가나 공산주의국가와 같은 국영의료체계의 병원급 의료기관의 근무의사에게 주로 적용되는 방식이다. 벽 · 오지에 거주하는 국민도 필요한 시기에 의료 서비스를 제공받을 수 있으나 그 진료수준은 낮은 편이다. 법 · 제도상으로는 공공의료의 혜택을 모든 국민이 받을 수 있게 되어 있으나, 제한된 의료시설과 의료 인력으로 인해 의사의 윤리적 기준이 낮은 나라의 개인적인 친밀관계나 뇌물수수관계에 따라 의료혜택의 기회가 부여될 여지가 없다.

(1) 장점

의료 서비스 제공을 위한 직접비용이 독립계약 하에서 보다 상대적으로 적다.

(2) 단점

① 의사들의 과소 진료가 우려된다.

② 고급의료나 최첨단 진료에 대한 경제적 유인책이 없어서 신의료기술의 적용이 지연될 수 있다.

③ 중증 질병환자의 등록기피가 발생할 수 있다.

5. 총액 계약제(Global Budgeting)

① 국민에게 제공되는 의료서비스에 대한 진료비 총액을 추계하고 보험자측과 의사단체(보험의협회)가 협의한 후, 사전에 결정된 진료비 총액을 지급하는 방식으로(의사단체는 행위별 수가기준 등에 의하여 각 의사에게 진료비를 배분) 독일에서 보험의에게 적용하는 방식이다.

② 진료행위별 수가제와 인두제의 장점을 취합한 혼합형 의료보수 지불방식으로 과잉진료나 과잉청구의 문제가 거의 해소된다.

③ 총액 계약제는 전체 보건의료체계 또는 보건의료체계의 특정 부문에 국한하여 적용이 가능하다.

④ 전체 보건의료체계 또는 총액계약제가 적용되는 보건의료 부문의 비용에 대한 효과적 조정이 가능하므로, 진료의 가격과 양을 동시에 통제 및 조정함으로써 진료비 지출 증가 속도를 조절하고 예측할 수 있다.

⑤ 과잉진료나 과잉청구의 문제가 거의 해소되었다.

(1) 장점

① 진료비 심사 · 조정과 관련된 공급자 불만이 감소된다.

② 의료비 지출의 사전 예측이 가능하여 보험 재정의 안정적 운영이 된다.

③ 의료 공급자의 자율적 규제가 가능하다.

(2) 단점

① 보험자 및 의사단체 간 계약 체결의 어려움이 상존한다.

② 전문과목별, 요양기관별로 진료비를 많이 배분 받기 위한 갈등의 유발 소지가 있다.

③ 신기술 개발 및 도입, 의료의 질적 향상 동기가 저하되며, 과소 진료의 가능성 등 의료의 질 관리가 어렵다.

2. 의료 비용

우리나라의 국민의료비 규모는 2018년 144.4조 원으로 지난 30년 동안 꾸준히 증가하고 있다. 국민의료비가 지속적으로 증가하면서 의료비의 국민부담이 증가될 우려가 커지고 있는 가운데 우리나라 공공의료비 비중은 2018년 8.1%로 OECD 평균인 8.8%에는 미치지 못하지만 조만간 OECD 평균수준에 도달할 것으로 보인다[149]. 의료비 증가로 인한 개인의 부담은 사회경제적 지위에 따라 차이가 있으며, 특히 저소득층이나 노인 및 만성질환자에서 부담이 가중되고 있다.

우리나라의 경우는 의료의 공적 부담이 낮기 때문에 의료비에 대한 부담이 소득보다 발생한 의료비에 비례하고 있으며, 지불능력이 낮은 집단의 의료비에 대한 부담이 커지고 있다. 지불능력이 수반된 적절한 의료비의 증가는 국가 경제에 기여할 수 있지만, 적정 수준 이상의 급격한 의료비의 증가는 의료제도의 지속가능성을 위협하고 경제 전체에 부담으로 작용할 수 있다.

1. 의료비 증가요인[150]

(1) 의료수요 증가요인

의료에 대한 수요가 증가하면서 의료비가 증가하였다.

① **소득이 증가하면 의료에 대한 수요가 증가**한다. 소득이 높을수록 보철이나 미용 성형 등 삶의 질과 관련된 선택적 의료에 대한 수요가 증가한다.

② **의료보험의 확대**이다. 의료보험이 적용될 때 본인부담비가 낮아지므로 의료이용이 증가함으로써 의료비가 증가한다.

③ **고령인구의 증가, 만성질환과 장애 보유 기간 증가**이다. 노인인구 증가의 가속화로 의료에 대한 수요 또한 급격히 상승할 것이다.

④ **의료공급자에 의한 수요 증가**이다. 의료공급자가 검사 횟수, 약 처방, 의료기관 방문 횟수 등을 과도하게 늘릴 경우에 불필요한 의료이용이 발생함으로써 의료비 증가의 원인이 된다.

---

149) 국가통계포털(http://kosis.kr)

150) 예방의학, 대한예방의학회, 2013, 계축문화사

(2) 의료 서비스 생산비용 상승 요인

① 고가의료장비 생산이나 도입비용의 상승이다. 의료 서비스를 생산하는 비용은 재료비, 인건비, 시설 및 장비비 등을 포함하므로 생산비용의 상승은 의료수가 상승에 반영되어 의료비를 증가시키게 된다.

② 보건의료인 교육 수련 비용 상승

(3) 제도적 요인

① 의료공급자에 대한 진료비 보상방식이다. 진료비보상방식에 따라 의료 이용량 증가 또는 의료 서비스 생산비용 상승 등의 결과를 가져올 수 있다.

② 최신 의료기술이나 고가의료장비 도입 촉진

2. 의료비 증가에 대한 대책

(1) 수요측 관리방안

의료이용 시 본인이 진료비의 일부를 부담하게 함으로써 의료이용을 신중하게 하도록 유도한다(의료보험 하에서 나타나는 도덕적 해이를 줄이기 위한 목적).

(2) 공급측 관리방안

① 고가의료장비 도입 억제

연령이나 성별 등을 감안한 지역별 의료요구도를 근거로 고가장비의 균형 분포를 유도한다.

② 노인인구 증가에 대비하여 적절한 서비스 제공 체계를 갖춘다.

노인 특성상 와상환자가 많으므로 노인요양시설, 주치의, 비의사인력 등을 활용한다.

(3) 진료비 보상방식 개편

행위별수가제를 개혁한다. 이는 사전 보상방식의 비용절약적 특성이 가미된 형태로 진료비 보상방식을 개편하는 것이 바람직하다.

핵심문제 및 해설

01 보건기획의 과정을 바르게 나열한 것으로 옳은 것은?

① 대안의 작성–목표설정–현황분석–대안의 비교·평가–최종안 선택

② 목표설정–현황분석–대안의 작성–대안의 비교·평가–최종안 선택

③ 대안의 비교·평가–최종안 선택–목표설정–현황분석–대안의 작성

④ 현황분석–목표설정–대안의 비교·평가–최종안 선택–대안의 작성

⑤ 대안의 작성–현황분석–목표설정–대안의 비교·평가–최종안 선택

02 보건기획의 일반적 특성으로 옳지 않은 것은?

① 현실 지향적이다.

② 행동 지향적이다.

③ 미래 지향적이다.

④ 최적의 수단을 제시한다.

⑤ 의사결정 과정이다.

03 정책결정모형에 관한 설명으로 옳지 않은 것은?

① 만족모형은 정책담당자들이 최선의 합리성을 추구하기보다는 시간과 공간 및 재정적 측면에서의 여러 요인들을 고려해서 만족할 만한 수준에서 결정을 한다는 견해이다.

Check point

▶ **보건기획 과정**은 보건기획을 이해하고 과학적인 방법을 적용하기 위해 목표설정, 현황분석, 대안의 작성, 대안의 비교 · 평가, 최종안 선택 과정 등을 거친다.

▶ **보건기획**은 미래의 목표를 달성하기 위한 체계적인 방법으로 계획을 수립하는 절차와 과정이다.

▶ **쓰레기통모형**은 조직의 구성단위나 응집성이 약한 혼란상태, 즉 무정부상태에서 이루어지는 비합리적 의사결정의 측면을 강조한 모형이다.

Answer

01 ② 02 ① 03 ④

② 혼합탐사는 결정을 근본적 결정, 세부적 결정, 양극단 사이에 존재할 수 있는 많은 결정 등으로 나누고 합리적 결정과 점증적 결정을 적절히 혼합하여 의사결정을 하는 모형이다.

③ 최적모형은 합리적 분석만이 아니라 결정자의 직관적 판단도 중요한 요소로 간주하고 양적 분석뿐만 아니라 질적 분석도 동시에 고려해야 한다고 주장한다.

④ 쓰레기통모형은 조직화된 혼란 상태에서의 결정을 다루고 있는데 문제·해결책·선택기회·시간의 네 요소가 독자적으로 흘러 다니다가 우연한 계기로 교차하여 만나게 될 때 결정이 이루어진다고 본다.

⑤ 합리모형은 정책결정가가 단계를 의식적으로 거치면서 목표달성에 대한 극대화를 도모한다고 보는 이상적이고 규범적인 접근방법이다.

Check point

04 보건기획의 원리 중 옳지 <u>않은</u> 것은?

① 목적성의 원칙–기획은 효과성을 확보하기 위해 명확하고 구체적인 목적과 목표를 제시해야 한다.

② 단순성의 원칙–기획은 간결해야 하며 난해하거나 전문적인 용어나 술어는 피해야 한다.

③ 경제성의 원칙–시장경제원리가 적용된다.

④ 표준화의 원칙–기획은 대상이 되는 재화, 서비스 및 작업방법 등의 표준화를 통하여 용이하게 수립할 수 있어야 한다.

⑤ 계속성의 원칙–기획은 조직의 계층을 따라 연결되고 계속되어야 하며 구체화되어야 한다.

▶ **경제성의 원칙**은 막대한 물적 · 인적자원과 시간이 소요되므로 가능한 한 현재 사용가능한 자원을 활용하도록 한다.

Answer

04 ③

05 다음 중 사업평가 및 검토기법(PERT)에 대한 설명으로 옳지 않은 것은?

① 프로그램 평가기법이다.

② 프로그램이 진행되는 시간을 도표로 나타낸다.

③ 연기준 기법이라고도 한다.

④ 세부목표와 프로그램 간의 상호관계를 보여 준다.

⑤ 진행되는 활동 및 사건의 진전상황을 추적/감독할 수 있도록 안내자의 역할을 한다.

06 질병군별 포괄수가제에 대한 설명으로 옳은 것은?

① 수술환자의 재원기간단축을 유도할 수 있다.

② 신의료기술의 도입에 유리하다.

③ 제공되는 의료 서비스 양을 최대화한다.

④ 일차예방을 중요시한다.

⑤ DRG 코드 조작으로 인한 의료기관의 허위–부당청구 우려는 없다.

07 보건사업의 평가 방법 중 효율에 대한 경제적 평가방법으로 옳은 것은?

① 비용–효과분석

② 비용–편익분석

③ 사업평가 및 검토기법

④ 생존분석

⑤ 체계분석

Check point

▶ **사업평가 및 검토기법**(PERT)은 사업계획의 조직적인 추진을 위해 제한된 자원아래 최소의 비용으로 최단시간 내에 사업을 완성하기 위한 계획을 작성하는 데 사용되는 네트워크 분석기법이다.

▶ **포괄수가제의 장점**은 첫째, 경영과 진료의 효율화가 가능하다. 둘째, 과잉진료, 의료 서비스 오남용을 억제할 수 있다. 셋째, 의료인과 심사기구 · 보험자 간의 마찰을 감소시킬 수 있다. 넷째, 진료비 청구방법의 간소화가 가능하다. 다섯째, 진료비 계산의 투명성을 제고할 수 있다.

▶ **비용–편익분석**은 경제성 평가 중에서 효율에 대한 경제적 평가방법으로 보건사업의 성취정도와 보건사업에 사용된 자원의 양을 각각 경제적으로 환산하여 비교분석 하는 방법이다.

Answer

05 ③ 06 ① 07 ②

08 대안설정 방법 중 전문가들에게 개별적으로 설문서와 그 종합된 결과를 전달 · 회수하는 과정을 거듭함으로써 독립적이고 동등한 입장에서 의견을 접근해 나갈 수 있도록 하는 설문조사를 통한 예측기법은?

① PERT

② Cost–Benefit Analysis

③ Cost–Effectiveness Analysis

④ 델파이기법

⑤ 브레인스토밍

09 집단의사결정기법 중 창의적인 집단의사결정 방법은?

① 명목집단법

② 델파이기법

③ 브레인스토밍

④ 전자회의

⑤ PERT

10 계획–사업–예산–체계의 관리계획 기법은?

① PERT

② PPBS

③ POSDCoRB

④ OR

⑤ SA

Check point

▶ **델파이기법**은 특별한 문제를 해결하기 위해 면밀하게 계획된 익명의 질문지 조사를 반복적으로 실시함으로써 참가자들이 직접 한 곳에 모여 논쟁을 하지 않아도 집단성원의 합의를 유도해 낼 수 있는 일종의 전문가 집단협의 방식의 대안적 조사방법이다.

▶ **브레인스토밍**은 개인보다는 그룹 활동을 통하여 창의적이고 혁신적인 사고를 필요로 하는 문제에 대해 일상적인 사고기법이 아닌 창의적인 방안을 생산해 낼 수 있는 기법이다.

▶ **계획예산제도의 과정**(PPBS)은 첫째, 기획 수립(Planning)으로 장기적인 목표로 수립하여 우선순위를 결정한다. 둘째, 프로그램 작성(Programming)으로 구체적 실천계획 수립 및 연도별 소요되는 비용을 추정한다. 셋째, 예산편성(Budgeting)은 앞에서의 과정을 통해 결정된 소요비용에 맞추어 예산을 편성하는 과정으로 구성된다.

Answer

08 ④ 09 ③ 10 ②

11 보건의료사업의 비용편익분석과 비용효과분석에 관한 설명으로 옳지 않은 것은?

① 비용–편익분석에서는 편익도 화폐가치로 표현되어야 한다.

② 비용–효과분석은 내부경제나 양적가치의 분석에 더 적합하다.

③ 비용–효과분석은 총 비용과 총 효과를 비교하여 대안 중에서 하나를 선택하고자 할 때 사용한다.

④ 비용–편익분석에서는 미래의 불확실한 비용과 편익을 현재가치로 환산하기 위해 할인이라는 개념을 사용한다.

⑤ 비용–효과분석에서 편익은 화폐가치가 아니어도 가능하다.

12 보건기획 방법으로 옳지 않은 것은?

① PPBS ② OR

③ SA ④ PERT

⑤ New House model

13 보건정책의 특징으로 옳지 않은 것은?

① 국가 경제력과의 밀접한 관련성이 있다.

② 시장경제원리 적용의 한계가 있다.

③ 보건의료 서비스 욕구가 급속히 증가한다.

④ 정책파급 효과가 광범위하다.

⑤ 형평성보다는 효율성을 강조한다.

Check point

▶ **비용–효과분석**은 서로 다른 행동 코스의 상대비용과 효과를 비교하는 경제분석의 한 형태로 효과측정의 단위가 같은 여러 개의 사업을 비교할 때 사용한다. 즉, 소비된 자원의 기회비용들이 제공되었을 때, 이러한 목표가 성취될 가치가 있느냐를 알려줄 수 있다.

▶ New House model은 병원관리의 질과 양의 균형모형이다.

▶ **보건정책**은 의료이용의 적절성과 형평성 증진, 의료 서비스의 경제적 효율성 제고, 국민의료비 지출의 적정화를 보건정책의 목표로 하고 있다.

Answer

11 ② 12 ⑤ 13 ⑤

14 정책평가의 목적으로 옳지 않은 것은?

① 양질의 평가는 신뢰도 있는 정보를 제공한다.

② 정책 입안 과정이 과학적인 근거에 기반이 될 수 있도록 한다.

③ 프로그램의 효과가 그 상황에 작용하는 다른 요인들의 영향으로부터 분리되지 않도록 한다.

④ 관리 개선 및 조정을 한다.

⑤ 책무성을 부여한다.

15 보건정책모형으로 바람직한 의사결정을 제시하는 것에서 한 단계 더 나아간 모형은?

① 합리모형 ② 점증주의 모형

③ 만족모형 ④ 최적 모형

⑤ 혼합모형

16 보건정책 결정이론에 관한 설명 중 의사결정에 대한 처음 목표를 의사결정자가 가지고 있으며, 의사결정자가 문제를 파악하고 목표 달성과 문제해결을 위한 여러 대안들과 그 결과에 대해서도 파악하고 있다는 것으로 간주한 모형은?

① 합리모형

② 점증주의 모형

③ 만족모형

④ 최적모형

⑤ 혼합모형

Check point

▶ **정책평가의 목적**은 지식과 학습, 관리 개선 및 조정, 책무성 확보이다.

▶ **점증주의 모형**은 정책결정가에 주로 적용되는 이론으로 한꺼번에 정책의 변화를 시도하지 않고, 현실을 긍정하고 현재보다 약간 향상된 정책이나 결정을 점진적으로 수정 · 보완하는 방법을 채택하는 모형이다.

▶ **최적 모형**은 합리모형과 점증모형 모두를 비판하며, 양자를 종합하면서 다른 새로운 요소들을 추가한 모형이다.
이 모형은 경제적 모형, 고전적 모형, 합리성 모형으로도 불린다. 가장 포괄적인 하나의 모형이라기보다는 정책결정체제 전반을 다루는 광범위한 정책학 패러다임이다.

Answer

14 ③ 15 ② 16 ④

17 쓰레기통 모형과 관계가 있는 것으로 옳은 것은?

① 참가자들의 합리적인 선호에 의해 결정된다.
② 응집력이 강한 집단에서 이루어진다.
③ 친목단체의 의사결정 시 많이 나타난다.
④ 정책결정체제 전반을 다루는 광범위한 모형이다.
⑤ 합리정책의 실현가능성을 중요시하는 모형이다.

18 의료 욕구(Want)에 대한 설명으로 옳지 않은 것은?

① 의료 이용에 가장 직접적이고 기본적인 결정력을 가지는 부분이다.
② 소비자가 신체적 이상을 느껴 의료 서비스에 대한 소비의 필요성을 가지게 될 때 만들어진다.
③ 인지된 필요이다.
④ 개인이 느끼는 주관적인 건강문제와 전문가의 진단과 동일한 것은 아니다.
⑤ 건강에 부여하는 가치 또는 증상 민감도에 따른 순수한 개인의 신체적 반응에 해당한다.

19 의료 수요(Demand)에 대한 설명으로 옳지 않은 것은?

① 의료 수요가 의료공급을 만나 의료 서비스를 이용하는 것이다.
② 가장 중요하나 변수는 가격이다.
③ 수요량(quantity demanded)이다.
④ 의료 욕구와 의료 요구의 공통된 부분이다.
⑤ 의료 욕구는 개인이 처한 상황에 따라 의료 수요가 될 수도 있고, 되지 않을 수도 있다.

Check point

▶ **쓰레기통 모형**은 조직의 구성단위나 응집성이 약한 혼란상태, 즉 무정부상태에서 이루어지는 비합리적 의사결정의 측면을 강조한 모형이다.
조직과 같이 계층제적 권위 중심의 하위조직이 연계되어 있는 상태가 아니라 상하관계가 분명하지 않은 대학이나 친목단체 등이 그 예가 될 수 있다.

▶ **의료 욕구**는 인지된 필요이며, 소비자가 신체적 이상을 느껴 의료 서비스에 대한 소비의 필요성을 가지게 될 때 만들어진다. 또한 건강에 부여하는 가치 또는 증상 민감도에 따른 순수한 개인의 신체적 반응에 해당한다.
개인이 느끼는 주관적인 건강문제와 전문가의 진단과 동일한 것은 아니다.

▶ **의료 이용**(Utilization)은 실제적으로 의료를 이용하는 개념으로 의료수요가 의료공급을 만나 의료 서비스를 이용하는 것이다.

Answer

17 ③ 18 ① 19 ①

20 의료 이용에서 다음의 내용이 설명하는 것은?

> 6세 미만 소아환자 입원 본인부담률 조정과 관련해서도 입원료가 무료이다 보니 과다한 의료이용이 이루어지고 있다는 의식이 밑바탕에 자리 잡고 있다.

① 시간적 장벽
② 의료필요
③ 거리적 장벽
④ 조직적 장벽
⑤ 도덕적 해이

21 의료 이용의 장벽에 대한 설명으로 옳은 것은?

> 질병치료는 단편적인 서비스가 아니라 계속적인 전인적 서비스가 제공되어야 한다. 사회체제나 의료체제 내에 존재하는 장벽이다. 우리나라의 경우는 각 의료기관간의 상호 연계부족과 의료기관의 이해 부족으로 불필요한 고통의 부담을 가중시키고 있다. 또한, 정부의 관료주의적 정책과 의료기관의 관료주의적 태도 역시 장벽으로 작용하고 있다.

① 경제적 장벽
② 시간적 장벽
③ 거리적 장벽
④ 조직적 장벽
⑤ 심리적 또는 개인적 장벽

22 보건재정을 위한 재원조달의 종류로 옳지 <u>않은</u> 것은?

① 보험료
② 소득세
③ 일반조세
④ 기부
⑤ 소비세 수입

Check point

▶ **도덕적 해이**는 건강보험에서 의료보험급여와 함께 발생하는 소비자의 소비행태 변화를 말한다. 의료소비자가 불필요한 의료 서비스를 과다 이용하여 의료 이용의 효율성이 낮아질 수 있으며, 의료비를 상승시키는 요인이다.

▶ **조직적 장벽**은 사회체제나 의료체제 내에 존재하는 구조적 장벽이다.

▶ **소득세**는 개인이 얻은 소득에 대하여 부과하는 조세, 국세, 직접세이다.

Answer

20 ⑤ 21 ④ 22 ②

23 정책결정과정 순서 중 가장 먼저 수행하는 단계는?

① 정책대안설정　② 비교평가
③ 정책정보 수집　④ 정책목표 설정
⑤ 현황분석

24 보건기획의 목적으로 알맞은 것은?

① 보건사업을 위한 조직의 개선
② 합법적 활동
③ 사후의 준비과정
④ 현재지향적인 행동과정
⑤ 의료비 감소

25 행위별이 아닌 진단명에 따라 이미 결정된 진료비를 지불하는 방법은?

① 포괄수가제　② 행위별수가제
③ 총괄계약제　④ 인두제
⑤ 봉급제

26 의료비 상승 요인으로 적절하지 않은 것은?

① 초과수요 존재
② 비용 및 원재료의 인상
③ 진료비 보상제도의 변화
④ 건강검진의 강화
⑤ 국가 경제력

Check point

▶ 정책결정 단계 : 목표설정 – 현황분석 – 대안설정과 비교평가 – 집행

▶ 보건기획의 목적
① 보건사업을 위한 조직의 개선
② 새로운 사업의 개발촉진과 기존사업의 강화 및 활용 추진
③ 보다 나은 협조로 보건사업의 질적 향상
④ 지역사회의 불필요한 사업계획 중지
⑤ 정부와 민간기관 간의 사업중복 회피
⑥ 보건사업의 지역 간 배분 개선
⑦ 신규 사업계획의 우선순위 결정과 보건사업 기획의 균형 있는 발전 및 지역사회 특수 보건 수요를 위한 서비스
⑧ 부족한 보건인력의 효율적인 이용과 훈련시설의 개발 육성
⑨ 보건 요구와 문제의 파악, 해당 지역의 특성에 맞는 현실적인 목표설정 지원
⑩ 새로운 보건지식의 신속한 적용
⑪ 보건사업의 연구와 훈련의 밀접한 관계 조성
⑫ 지역사회 발전을 위한 경제적 · 물리적 계획과 보건수요의 종합적 계획 등

▶ 포괄수가제는 한 가지 진료행위가 기준이 아니고, 환자가 어떤 질병의 진단을 받았는가에 대한 질병군(또는 환자군)별로 미리 책정되어 있는 일정액의 진료비를 지급하는 제도이다.

▶ 의료비 상승원인
① 소득증가
② 의료보험 확대
③ 고령인구 증가 및 만성질환과 장애급여 기간 증가
④ 의료공급자에 의한 수요 증가

Answer
23 ④ 24 ① 25 ① 26 ②

27 보수지불제도 중 인두제의 장점으로 보기 어려운 것은?

① 의료비가 저렴하다.

② 행정이 간편하다.

③ 의사의 자율성이 보장된다.

④ 의료의 계속성이 보장된다.

⑤ 예방을 중요시 한다.

28 정책결정모형이 옳게 짝지어진 것은?

① 점증주의모형 – 모든 결정을 동일한 수준으로 보는 모형이다.

② 최적모형 – 양적인 의사결정보다 질적인 의사결정을 중요시한다.

③ 합리모형 – 객관적 합리성과 주관적 합리성을 갖춘 합리적 인간이다.

④ 만족모형 – 제한된 합리성을 기준으로 표준절차 운영 등의 의사결정이다.

⑤ 자동화모형 – 불확실한 상황에서 정보의 지속적인 제어와 환류를 중시하는 모형이다.

29 집단의사결정의 대안적 기법인 브레인스토밍의 4원칙에 해당하지 <u>않는</u> 것은?

① 판단의 지연 ② 자유로운 사고

③ 엄밀한 평가 ④ 다양한 의견 산출

⑤ 결합과 개선

Check point

▶ 인두제(Capitation)

장점	단점
• 진료비 지불의 관리 운영이 편리지출 비용에 대한 사전 예측 가능 • 자기가 맡은 주민에 대한 예방의료, 공중보건, 개인위생 등 노력 • 국민의료비 억제 가능 • 행정적 업무와 절차가 간단하기 때문에 관리 · 운영면에서 간편	• 환자의 자유로운 선택권 제한 • 의료 서비스의 양 최소화로 과소진료의 위험성 • 고급의료, 최첨단 진료에 대한 경제적 유인책이 없어 신의료기술의 적용 지연 • 중증 질병 환자의 등록기피 발생 우려 • 의사의 수입 제한적, 환자의 후송의뢰가 증가

▶ **합리모형**
경제적 합리성, 인간의 전지전능성

만족모형
제한된 합리성, 심리적 만족도

점증모형
정치적 합리성, 현재보다 나은 수준

혼합모형
기본적 결정 – 합리모형
부분적 결정 – 점증모형

최적 모형
합리모형 + 초합리성, 환류

▶ 브레인스토밍에서는 자유롭고 창의적인 발상이 욕구되기 때문에 다른 구성원의 아이디어를 부정하거나 비판하는 것은 금지된다.

Answer

27 ③ 28 ② 29 ③

30 비용-효과분석이 추구하는 궁극적인 목적은?

① 실현가능성 ② 효율성

③ 목표달성도 ④ 상호의존성

⑤ 경제성

31 보건정책의 3대 구성요소로 옳은 것은?

① 정책목표, 정책수단, 정책대상집단

② 정책수단, 정책집행, 정책평가

③ 정책목표, 정책수단, 정책평가

④ 정책수단, 정책평가, 정책대상집단

⑤ 정책수단, 정책집행, 정책평가

32 사업평가 및 검토기법(PERT)에 해당하지 않는 것은?

① 프로그램 ② 평가

③ 검토 ④ 편익

⑤ 기법

33 의료비 증가에 대한 대책이 아닌 것은?

① 진료비의 일부를 본인이 부담하게 한다.

② 고가의료장비 도입을 억제한다.

③ 행위별수가제를 개혁한다.

④ 보건의료인의 교육 수련 비용을 늘린다.

⑤ 노인인구 증가에 대비한 서비스 제공체계를 갖춘다.

Check point

▶ 비용-효과분석은 소비된 자원의 기회비용들이 주어졌을 때, 이러한 목표가 성취될 가치가 있느냐를 알려줄 수 있다.

▶ 보건 정책의 3대 구성요소는 정책목표, 정책수단, 정책대상집단이다.

▶ 사업평가 및 검토기법(PERT)은 프로그램(Program), 평가(Evaluation), 검토(Review) 및 기법(Technique)의 약어이다.

▶ 보건의료인의 교육 수련 비용 상승은 의료비 증가의 원인 중 하나이다.

Answer

30 ③ 31 ① 32 ④ 33 ④

34 다음 중 행위별수가제도의 장점은?

① 신의료기술 및 신약개발 등에 기여한다.

② 경영과 진료의 효율화가 가능하다.

③ 과잉진료를 억제할 수 있다.

④ 진료비 계산의 투명성을 제고할 수 있다.

⑤ 진료비 부당청구가 줄어든다.

35 보건의료의 결정요인에 해당하지 않는 것은?

① 유병 요인 ② 경제적 요인

③ 미래 요인 ④ 대체재의 존재

⑤ 공급 요인

36 시장 실패의 요인으로 옳은 것은?

① 정보의 대칭성

② 생산에 대한 비독점권 형성

③ 보건의료 공급의 탄력성

④ 외부 효과

⑤ 생존에 필요한 최대한의 서비스를 누릴 권리

37 국민의료비 증가 요인과 관계 없는 것은?

① 정보의 비대칭성

② 의약분업

③ 노령화 현상

④ 의료기술 발달

⑤ 소득의 증가

Check point

▶ 행위별수가제도의 장점
- 환자에게 충분한 양질의 의료 서비스 제공이 가능하다.
- 신의료기술 및 신약개발 등에 기여한다.
- 의료의 다양성 반영으로 제도 수용성이 높아진다.

▶ 보건의료의 결정요인
① 유병 요인 : 연령, 성별 등
② 사회 · 문화 · 인구학적 요인 : 혼인상태, 가족 구성원의 수, 교육, 새로운 의료영영의 도입, 질병 양상의 변화 등
③ 경제적 요인 : 소득, 의료서비에 대한 가격 등
④ 공급 요인 : 공급자 유인 수요 등
⑤ 대체재의 존재 : 대체재, 보완재

▶ 시장 실패의 요인
- 정보의 비대칭성
- 생산에 대한 독점권 형성
- 보건의료 공급의 비탄력성
- 외부효과
- 누구나 생존에 필요한 최소한의 보건의료 서비스를 누릴 권리

▶ 의약분업은 효율적 유통체계로 의료비가 감소한다.

Answer

34 ① 35 ③ 36 ④ 37 ②

Check point

38 우리나라의 보건의료 재원조달 방식은?

① 조세

② Lotto 복권

③ 보험료

④ 기부금과 보조금

⑤ 지방자치단체 건강세 수입

▶ 보험료가 주요 자원이다.

39 정책결정모형의 특성 중 '규범적 · 총체적 · 연역적 접근, 인간의 전능성 전제'를 특징으로 하는 모형은?

① 혼합모형 ② 만족모형

③ 최적모형 ④ 점증모형

⑤ 합리모형

▶ 이상적이며 완전한 합리는 합리모형의 특징이다.

40 사회보장제도는 어느 정책 유형에 가까운가?

① 재분배정책 ② 추출정책

③ 분배정책 ④ 보호적 규제정책

⑤ 경쟁적 규제정책

▶ 재분배정책이란 국민 간의 격차 시정과 관련된 정책으로 부, 재산, 권리 등의 분포상태를 변화시킨다(누진조세제도, 사회보장제 등).

41 다음 중 보건기획의 원칙으로만 묶인 것은?

① 목적성, 고정성, 복잡성, 장래예측성, 계속성

② 일회성, 단순성, 신축성, 경제성, 표준화

③ 목적성, 경제성, 안정성, 계속성, 신축성

④ 파격성, 안정성, 경제성, 계속성, 장래예측성

⑤ 소비성, 일회성, 목적성, 복잡성, 표준화

▶ 보건기획의 원칙으로는 목적성, 단순성, 표준화, 신축성, 안정성, 경제성, 장래예측성, 계속성 등이 있다.

Answer

38 ③ 39 ⑤ 40 ① 41 ③

42 정책과 기획의 관계를 설명한 내용 중 옳지 않은 것은?

① 기획은 정책보다 장기적이다.

② 기획은 이상적 목표를 가지나 정책은 치유적 목표가 대부분이다.

③ 정책은 기획보다 더 합리적이다.

④ 정책은 기획보다 집행력이 더 강하고 구체성이 높다.

⑤ 기획은 정책보다 더 포괄적이고 일관성이 높다.

43 보건기획의 목적이 아닌 것은?

① 수익성의 극대화

② 새로운 기술 개발 및 도입에 대처

③ 불확실한 미래에 대비

④ 실천을 통한 문제 해결 및 현실 개선

⑤ 이해 대립의 조정

44 기획과 정책의 공통점이라 할 수 있는 것은?

① 기술적 제약성 ② 지속적 집행

③ 강제 ④ 의사결정

⑤ 의식적 설득

45 사회보험과 관련이 없는 것은?

① 강제적용의 원칙이 강조된다.

② 자산조사가 필수적이다.

③ 기여를 전제로 한 급여가 이루어진다.

④ 사회적 적절성과 밀접하다.

⑤ 정률제 방식이다.

Check point

▶ 기획은 합리성을 바탕으로 하나 정책은 현실성을 근본으로 한다.

▶ 수익성은 관련이 없다.

▶ 기획, 정책, 판결 등의 공통점은 문제에 대한 의사결정이다.

▶ 필수적인 자산조사는 공공부조와 관련이 있다.

Answer

42 ③ 43 ① 44 ④ 45 ②

46 의료이용의 장벽에 대한 설명이 옳지 않은 것은?

① 경제적 장벽으로 인해 저소득층은 고소득층에 비해 영양이나 건강상태가 나쁠 수 있다.

② 거리적 장벽은 질환이 상당히 진행될 때까지 의료이용을 지연시킬 가능성이 있다.

③ 시간적 장벽을 완화시키기 위해 의료기관은 진료 시간 연장이나 야간 진료를 도입한다.

④ 심리적 장벽은 연령과 성별에 따른 차이가 거의 없다.

⑤ 조직적 장벽은 사회체제나 의료체제 내에 존재하는 구조적 장벽이다.

47 진료수가의 결정요인과 거리가 먼 것은?

① 소요시간 ② 의사 수

③ 환자 지불능력 ④ 행위당 수가제

⑤ 약품과 진료대 이윤부과 여부

48 의료수요의 가격탄력성이 가장 작은 것은?

① 치아 결손을 금으로 보철한 경우

② 교통사고가 나서 의식이 없는 경우

③ 영아가 정기예방을 할 경우

④ 독감예방주사

⑤ 건강보험 가입자가 정기신체검사를 받는 경우

49 의료수요의 가격탄력성이 가장 큰 것은?

① 맹장수술 ② 혈우병

③ 분만 ④ 교통사고

⑤ 미용을 위한 성형수술

Check point

▶ 심리적 장벽은 개인적 장벽이라고도 하며 연령과 성별 또는 사회심리학적 요인들에 따라 다양한 요인이 있다.

▶ 환자 지불능력과는 무관하다.

▶ 의료수요는 대개 위급성이 요구되므로 탄력성이 작으며, 특히 교통사고와 응급의료는 '0'에 수렴한다.

▶ 응급하지 않은 경우일수록 탄력성이 크다.

Answer

46 ④ 47 ③ 48 ② 49 ⑤

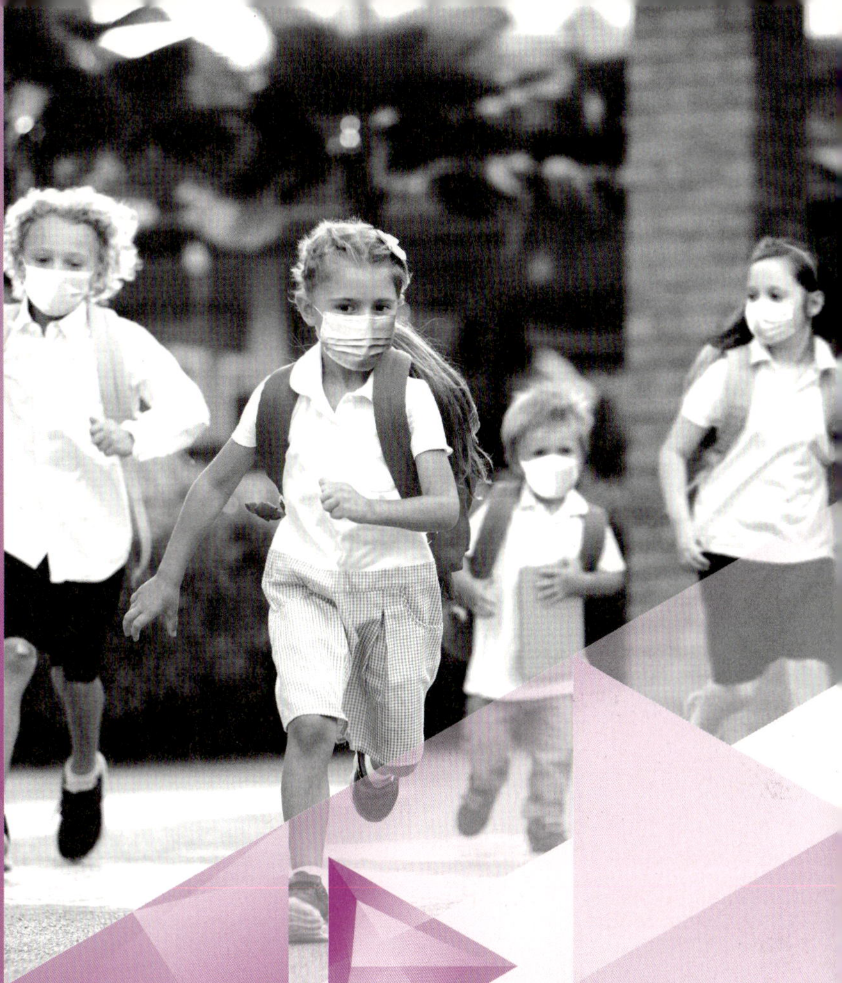

제 6 부

보건교육 · 건강증진사업과 보건지표의 활용

1. 보건교육
2. 건강증진사업
3. 의료의 질과 보건사업평가

1. 보건교육

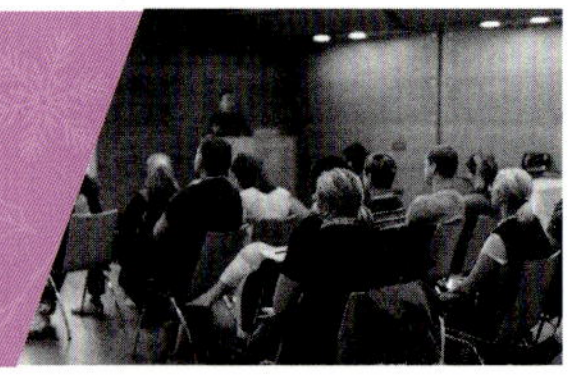

Check Point 보건교육과 관련하여 캐나다의 라론드 보고서는 종종 출제되는 내용이다. 특히, 건강의 형평성과 관련하여 건강 결정요인의 내용을 파악하고, 우리나라 헌법상의 건강권의 내용을 숙지한다. 보건교육 방법론에 있어서 역할에 따른 고려사항은 필수로 파악한다. 다음으로 교육매체의 종류와 보건교육사업의 종류를 기본적으로 공부해 둔다.

1. 보건교육

1. 보건교육의 정의

(1) 보건교육 개념의 변화

1951년	**미국의 학교보건교육용어제정위원회** (A Joint Committee on Terminology in School Health Education) 학교 보건교육(school health education)을 "개인과 그룹의 건강과 관련된 지식, 태도, 행동에 영향을 주는 학습경험을 제공하는 절차"라고 정의했으며[152], 보건교육(health education)은 "건강과 관련된 변화를 끌어내는 과정이나 노력과 관련된 개인의 태도나 행동에 변화 혹은 영향을 미치는 개인의 모든 경험의 합(the sum of all those experiences of an individual)이다(World Health Organization; WHO, 1959)[153]"이라고 함.

↓

1974년	**캐나다의 라론드 보고서(1974)[154]** 그 동안 보건 영역에서의 전통적인 관점의 이론은 의학에 초점이 맞춰져 있어 의료의 질과 건강의 수준을 동일시 여기며, 이러한 이론은 건강관리에 있어 '질병 치료'에 초점이 맞춰져 있다는 한계가 있다고 설명했다. 또한, 질병 상태에 영향을 미치는 것에는 하나의 요인이 아닌 여러 요인이 영향을 미치기 때문에 '생활습관의 변화'가 중요하다고 언급함.

151) Terminology in School Health Education, Journal of the American Association for Health, Physical Education, and Recreation 1951;22:7:14–15.

152) World Health Assembly, 12. (1959). Twelfth World Health Assembly, Geneva, 12–19 May 1959: resolutions and decisions: plenary meetings: verbatim records: committees: minutes and reports: annexes. World Health Organization.

캐나다 라론드 보고서를 기점으로 전통적인 의학모형에서 행동의 변화에 중심을 두는 사회적 모형으로 변화해 가는 근거가 되었다. 이후 이러한 이론에 따라 '보건교육'이라는 용어보다 포괄적인 의미를 내포하고 있는 '**건강증진**(health promotion)'이라는 용어를 혼용하여 사용해 왔다.

① 지금까지 가장 많이 사용되고 있는 보건교육에 대한 정의는 Green (1980)[154]의 "**건강에 도움이 되는 행동을 자발적으로 수행할 수 있도록 설계된 모든 조합의 학습경험**"으로 Green은 보건교육에서 '조합(combination)'이라는 용어를 사용해 건강 행동 변화에 영향을 주는 요인을 다양한 학습 방법과 경험에 근거하여 수행해야 한다는 것을 강조했다.

② 이렇듯 여러 기관과 학자들에 의해 정의된 보건교육은 개인과 집단의 건강 행동 변화에 초점을 두고 기존의 의학에서 주장하는 치료(treatment)의 개념보다는 집단의 건강증진과 예방(health promotion and prevention)의 관점으로 변화했다. 또한, 보건교육이 자발적인 건강 행동(생활습관)의 변화를 목적으로 다양한 학습 방법과 경험을 조합(combination)하여 수행해야 한다는 것을 공통으로 강조하고 있다.

③ 결과적으로 보건교육은 개인이나 집단, 더 나아가 지역사회 수준에서 건강 증진을 목적으로 개인의 건강 관련 지식이나 행동에 영향을 미치는 모든 학습경험 행위라고 볼 수 있으며, 보건교육의 목적은 대상자의 자발적인 태도에 따라 건강 행동 실천을 돕는 것이라고 할 수 있다.

현재의 보건교육은 이러한 이론들을 종합하여 "**개인이나 집단의 지식 향상이나 그들의 태도에 영향을 미침으로써 그들의 건강 개선을 도울 수 있도록 설계된 모든 조합의 학습 경험이다**(WHO, 2020)[156]."로 정의되었다.

(2) 우리나라에서의 보건교육

우리나라는 1995년 1월에 국민건강증진법[156]을 제정 · 공포하며 보건교육에 대해 정

153) A New Perspective on the Health of Canadians: a Working Document which came to be known as the Lalonde report, was presented in the House of Commons on April 1, 1974. URL: https://www.phac-aspc.gc.ca/ph-sp/pdf/perspect-eng.pdf

154) Green, L., Kreuter, M., Deeds, S., Partridge, K., & Bartlett, Palo Alto. E. Health education planning: a diagnostic approach. 1980.

155) WHO 보건교육 정의. URL: https://www.who.int/topics/health_education/en/

156) 국민건강증진법. URL: http://www.law.go.kr/법령/국민건강증진법/

의하였다. 국민건강증진법의 목적은 국민에게 건강에 대한 가치와 책임의식을 함양하고, 건강에 대한 올바른 지식을 보급하여 국민 스스로가 건강생활을 실천할 수 있는 여건을 조성함으로써 국민의 건강 증진을 도모하는 것으로 한다.

국민건강증진법에서 정의한 보건교육은 '개인 또는 집단이 건강에 유익한 행위를 자발적으로 수행하도록 하는 교육'으로 국민건강증진사업에는 보건교육, 질병 예방, 영양개선, 신체활동장려, 건강관리 및 건강 생활의 실천 등을 통한 국민의 건강을 증진하는 사업이 포함되어 있다. 이는 관계 법령에 따라 보건복지부장관이 관계 중앙행정기관의 장과 협의하여 총괄한다.

보건교육의 실시는 관계 법령 제12조에 따라

① 국가 및 지방자치단체는 모든 국민이 올바른 보건의료의 이용과 건강한 생활습관을 실천할 수 있도록 그 대상이 되는 개인 또는 집단의 특성 · 건강 상태 · 건강 의식 수준 등에 따라 보건교육을 실시하고,

② 국가 또는 지방자치단체는 국민건강증진사업 관련 법인 또는 단체 등이 보건교육을 실시할 경우에는 이에 필요한 지원을 할 수 있으며,

③ 보건복지부장관, 시 · 도지사 및 시 · 군 · 구의 장은 제2항의 규정에 의해 보건교육을 실시하는 국민건강증진사업 관련 법인 또는 단체 등에 대하여 보건교육의 계획 및 그 결과에 대한 자료를 요청할 수 있고,

④ 제1항의 규정에 의한 보건교육 내용은 대통령령으로 정한다.

국가에서 인증하는 보건교육 전문가는 보건복지부장관이 인정하는 국민건강증진 및 보건교육에 관한 전문지식을 가진 자로 보건교육사 자격증을 받은 자이다. 국가 및 지방자치단체는 대통령령이 정하는 국민건강증진사업 관련 법인 또는 단체 등에 대하여 보건교육 종사자를 채용하도록 권장해야 한다.

2. 보건교육의 목적

WHO가 주최한 제1차 공중보건교육전문위원회가 제시한 보건교육의 목적은,

① 개인이나 집단의 구성원으로서 최적의 건강 상태를 실현하기 위해 필요한 일을 스스로 수행할 수 있는 능력을 갖출 수 있도록 돕고,

② 건강은 개인뿐만 아니라 지역사회 수준의 귀중한 재산임을 인식시키고,

③ 보건사업의 발전과 활용에 힘써야 한다고 언급하였다.

보건교육은 개인의 보건행태뿐만 아니라 개인의 건강 상태에 영향을 미칠 수 있는 다양한 요인들을 고려해야 한다. 특히, 개인의 건강 관련 지식(knowledge), 환경요소(environment factor)와 보건정책(health policy) 그리고 사회적 지지(social support)를 제공하는 친구, 가족과 같은 주요 인물 등이 이에 해당한다.

앞서 언급된 보건교육의 정의에서처럼 과거 치료 중심의 건강관리에서 예방 중심의 건강관리로 변화하는 지금 질병 발생 전 예방에 초점을 두고 개인 수준을 벗어나서 집단과 지역, 더 나아가 국가 수준의 건강증진을 도모하는 것을 목적으로 둔다.

보건 행정학적 관점에서의 보건교육은 다양한 요인을 통해 모두가 평등하게 건강을 유지할 수 있도록 하는 데 최종 목표를 두고 제공된 보건지식을 실천하면서 격차를 감소시키고 최종적으로 건강 격차가 해소되는 것으로 한다. 또한, 인간의 기본권 중 하나인 건강권을 보장하고 국가가 국민의 건강에 대해 의무와 책임을 다해야만 한다.

(1) 건강 형평성(health equity)

건강 형평성은 보건교육과 건강증진에서 가장 중요하게 생각하는 기본 개념으로 '개인이나 인구 집단 사이에 피하거나 개선할 수 없는 건강 격차가 존재하지 않는 상태로 모든 사람이 완전한 건강을 얻을 수 있는 잠재적 기회가 공정해야 하며, 이를 달성하는 데 불리한 사람이 없다는 것'을 의미한다.[157]

① 우리나라는 5년마다 국민건강증진법에 따라 국민건강증진종합계획을 수립하여, 국가의 보건 현황에 따른 국민건강증진목표를 설계하고 추진 방향을 계획한다. 제4차 국민건강증진종합계획(health plan 2020, 2016-2020)의 총괄 목표는 '건강수명연장과 건강 형평성 제고'로 2005년인 제2차 국민건강증진종합계획(HP 2010)부터 건강 형평성이 포함되어 왔다[158].

② 각 국가에서 시행하는 보건 및 건강증진 관련 정책에서 건강 형평성이 중요시되는 것은 우리나라뿐만이 아니다. 건강 형평성이 중요하게 언급되는 이유가 있다. 건강 수준에 영향을 미치는 다양한 결정요인(determinants factors)에는 생물학적 요인(biological factor), 행태요인(behavior factor), 환경요인(environmental factor), 그리고 사회적 요인(social factor)이 포함되는 데 이에 대한 주요 내용은 아래 그림과 같다.

157) WHO 건강 불평등 정의 URL: https://www.who.int/topics/health_equity/en/

158) 국민건강증진종합계획: https://www.khealth.or.kr/board?menuId=MENU00725&siteId=null

③ 이러한 요인들은 상호작용에 의해 복합적으로 건강에 영향을 미치며, 질병은 하나의 요인만으로 발생하지 않으며[159], 모든 사람은 평등하게 건강할 권리(건강권)가 보장되어야 한다. 이러한 이유로 보건교육에서도 교육 프로그램을 구축할 당시에 다양한 건강의 결정요인과 그 상호관계를 반드시 고려해야만 한다.

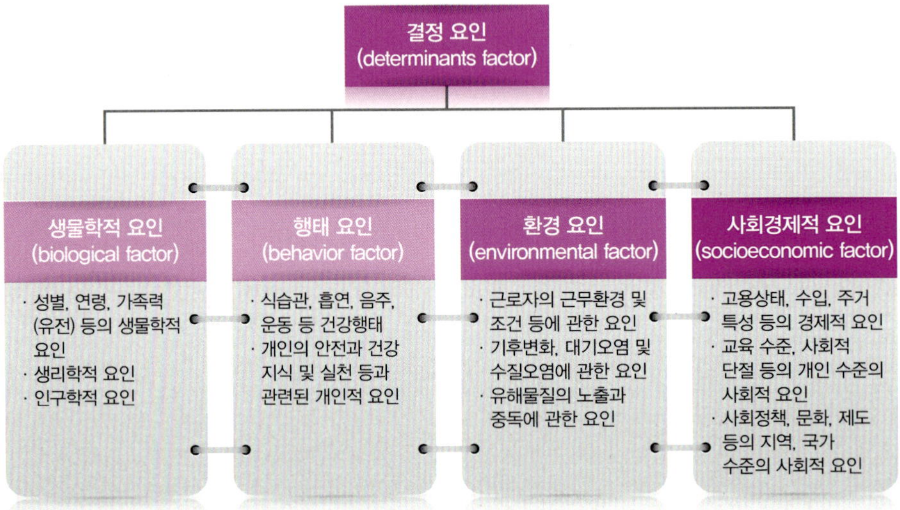

그림 6-1 건강 결정요인

(2) 인간의 건강권

건강권은 1948년 세계인권선언 제25조에서 언급하며 법적 토대를 마련하였다. 여기서 언급된 건강권의 개념은 다음과 같다.

① 모든 사람은 자신과 가족의 건강과 안녕에 적합한 생활 수준을 누릴 권리가 있고, 이러한 권리에는 음식 · 입을 옷 · 주거 · 의료와 생활에 필요한 사회 서비스 등을 누릴 권리가 포함된다.

② 실업 상태에 놓였거나, 질병이나 장애가 있거나, 배우자와 사별한 경우, 혹은 나이가 많이 들었거나, 그 밖에 자신의 힘으로 어찌할 수 없는 형편이 되어 생계가 곤란해진 모든 사람은 사회나 국가로부터 보호받을 권리가 있다.

③ 사회적 약자(자식이 딸린 어머니 그리고 어린이와 청소년)는 사회로부터 특별한 보살핌과 도움을 받을 자격이 있고, 모든 어린이와 청소년은 그 부모의 결혼 여부에 상

159) 조성일. 건강 형평성. Journal of the Korean Medical Association, 2015. 58(12), 1104-1107.

관없이 똑같이 보호받아야 한다.[160]

이후 세계의 많은 나라에서 다양한 방법으로 헌법에 국민의 건강권을 보장하고 있다.

세계 각국의 헌법에 명시된 건강권

① 건강에 대한 권리(the right to health)

② 공중보건학 조치에 대한 권리(the right to public health)

③ 의료 서비스에 대한 권리(the right to medical care)

헌법에서 국민의 건강권을 보장한다는 것은 국민의 건강에 대한 국가의 의무와 책임에 대한 것으로 헌법에서 건강권을 상세히 명시할 필요가 있다. 이러한 이유로 헌법의 권리보장 수준도 구분할 수 있는데, 이는 **헌법상 표현**에 따라 아래 두 가지로 구분된다.

① 국가의 자원제약에 따라 의무는 있으나 강제할 수 없다는 **지향적 권리**(aspirational right)

② 건강권에 대한 의무를 헌법에 명확히 명시하고 반드시 보장해야 할 의무를 밝히는 **보증된 권리**(guaranteed right)[161]

우리나라도 헌법 제2장 국민의 권리와 의무 제34조에서 '모든 국민은 인간다운 생활을 할 권리를 가지며, 국가는 사회보장 · 사회복지의 증진에 노력할 의무를 지며, 노인과 청소년의 복지향상을 위한 정책을 실시할 의무가 있고, 신체장애인 및 질병 · 노령 기타의 사유로 생활능력이 없는 국민은 법률이 정하는 바에 의하여 국가의 보호를 받는다. 또한, 국가는 재해를 예방하고 그 위험으로부터 국민을 보호하기 위해 노력해야 한다.'

그리고 제36조제3항에서 '모든 국민은 보건에 관하여 국가의 보호를 받는다.'라고 헌법상 보건권에 해당하는 내용이 제정되어 있고[162], 헌법은 아니나 국민건강증진법 제3조제1항에서 '국가 및 지방자치단체는 건강에 관한 국민의 관심을 높이고 국민건강을 증진할 책임을 진다.'라는 내용이 규정되어 있다.[163]

---

160) 세계인권선언: https://amnesty.or.kr/resource/%EC%84%B8%EA%B3%84%EC%9D%B8%EA%B6%8C%EC%84%A0%EC%96%B8/

161) Heymann, J., Cassola, A., Raub, A., & Mishra, L. Constitutional rights to health, public health and medical care: The status of health protections in 191 countries. Global Public Health, 2013; 8(6): 639-653.

162) 대한민국 헌법: http://www.law.go.kr/법령/대한민국헌법

163) 국민건강증진법: http://www.law.go.kr/법령/국민건강증진법

위 건강권의 3가지 구분에 의하면 첫 번째에 해당하는 **'건강에 대한 권리와 책임'**만이 포함되었고, 국가의 의무와 책임에 대한 **'공중보건학적 조치에 대한 권리'**와 **'의료 서비스에 대한 권리'**가 포함되어 있지 않고, 국가가 보장해야 할 의무를 명확히 명시하지 않음으로써 지향적 권리에 해당한다고 볼 수 있다.

이러한 이유로 우리나라는 2018년 대통령의 개헌안[164]에는 헌법 제35조제5항으로 '모든 국민은 건강하게 살 권리를 가진다. 국가는 질병을 예방하고 보건의료제도를 개선하기 위해 노력해야 하며 이에 필요한 사항은 법률로 정한다.'에 대한 내용으로 개헌안이 제시되었으나 아직까지 개정되지 않았다.

일각에서는 개정안에서 언급된 '모든 국민'이라는 표현은 외국인 노동자 등의 취약계층이 배제될 수 있다는 단점이 있으나 헌법에서 국민의 건강권에 대해 국가의 책임과 의무를 명시하는 것만으로도 중요한 의의가 있다고 설명한다.

헌법 상 건강권이 명시되어 있지 않지만 보건행정학적인 관점에서 국가 및 지자체에서 수행하는 보건교육 및 건강증진 프로그램에서는 인간의 건강권에 근거하여 취약계층과 위험집단의 건강을 보장하기 위해 노력해야만 한다.

3. 보건교육의 방법

(1) 보건교육 방법의 개념

보건교육에서 가장 중요한 것은 교육 대상을 선정하는 것이다. 교육 대상을 선정한 후에는 교육 대상자의 보건학적 요구도(needs)에 따라 보건교육 내용을 선정하고, 이에 맞는 교육 방법을 선정하며, 효과적인 프로그램을 활용하여 보건교육을 실시하는 것이 일련의 보건교육 계획에 해당한다.

보건교육은 학습자의 건강 관련 지식, 믿음, 가치와 태도에 영향을 주어 건강 행동 변화 유발 혹은 촉진하도록 교육자가 돕는 것으로 역할에 따라 고려해야 할 사항이 있다. 역할에 따라 보건교육 계획 단계에서 고려해야 할 사항을 놓치면 적절한 보건교육 내용과 방법을 사용하지 못해 보건교육의 목적을 달성하기 어렵다.

164) 청와대 2018년 3월 개헌안: https://www1.president.go.kr/articles/2669

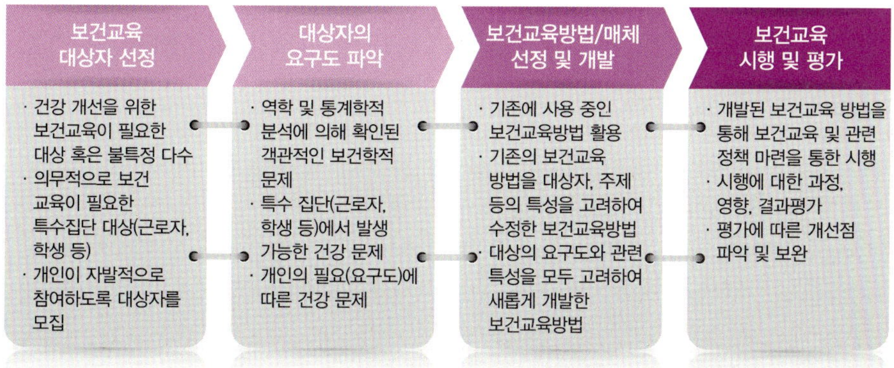

그림 6-2 보건교육 방법

표 6-1 보건교육에서 역할에 따라 고려해야 할 사항

역할	고려해야 할 사항
학습자	• 필요도에 따른 객관적인 보건교육 내용 요구(제안) • 보건교육에 대한 적극적 태도(참여) • 개인에게 맞는 적절한 매체 활용 • 교육자와의 충분한 의사소통
교육자	• 학습자 분석(이전 학습경험, 능력, 동기, 인구 · 사회 · 문화적 배경 등) • 대상자의 요구도 및 학습 능력(수준) 파악 • 요구도에 따른 적정 보건교육 주제 및 목표 선정 • 대상자의 특성과 요구도, 주제에 맞는 보건교육 방법 선정 및 개발 • 보건 교육환경과 매체 선정 • 보건교육 시행 중 과정 평가를 통한 진행 점검 • 보건교육 시행 후 단기적 성과평가(영향평가)와 장기적 성과평가(결과평가) • 평가 결과에 따른 문제점 파악 및 확인된 문제점 개선(교육내용 및 방법 보완)

실제로 학습자의 특성을 충분히 고려하지 못하거나 요구도 조사를 하지 않아 학습자에게 관련이 없는 주제로 보건교육을 수행하게 된다면, 이는 건강 관련 지식의 습득과 건강 행동 변화의 실패로 이어져 결과적으로 잘못된 보건교육으로 평가된다.

또한, 보건교육에 있어서 내용만큼 중요한 것이 전달 매체인데, 아무리 좋은 내용으로 프로그램을 구축한다고 하더라도 적정한 매체나 교육 방법을 선정하지 못하게 되면 교수자의 의도가 학습자에게 충분히 전달되지 않는다. 잘못된 보건교육 방법에 대한 예는 아래 예시에서 확인할 수 있다.

[예시 1] 사무직 근로자에게 사업장 의무 보건교육으로 소음이나 진동 등에 대한 안전교육과 유해요인 노출 등에 관한 교육을 함.

사무직 근로자는 근무환경을 고려해 볼 때 소음이나 진동 등에 대한 안전교육과 유해물질 노출보다는 근골격계 질환의 예방 등에 대한 보건교육을 수행하는 것이 적절하다. 실제 사무직 근로자가 건강에 유해한 수준의 반복적인 소음이나 진동 및 유해물질에 노출되는 경우는 드물기 때문에 대상자의 특성과 요구를 충분히 반영하지 못한 보건교육 방법임을 알 수 있다.

[예시 2] A 어린이집(만 6세 미만)에 등원하는 어린이를 대상으로 개인 위생교육을 하는데, 교육 방법으로 인쇄물 배포와 40분의 강의를 시행함.

어린이에게 개인 위생교육을 하는 것은 아주 중요하다. 어릴 때부터 경험한 위생교육은 아동기와 청소년기를 지나며 성인이 되어서까지 영향을 미칠 수 있기 때문에 아주 적절하게 시행되었다고 볼 수 있다. 다만, 만 6세 미만 아동이 다니는 어린이집에는 글을 아는 어린이의 비율이 낮고 집중력과 이해도가 낮기 때문에 40분의 강의를 수행하는 것은 부적절하다.

어린이들에게는 인쇄물보다는 직접 시범을 보여 주고 체험을 하는 등의 교육 방법을 구성하며, 강의 시간을 20분 내외로 구성하는 것이 적절하다.

(2) 보건교육 방법의 유형

보건교육 방법은 교육 운영 중심이 누가 되느냐에 따라 교수자 중심 교육 방법, 학습자 중심 교육 방법, 상호작용 중심 교육 방법 등 3가지로 유형을 구분할 수 있다.

1) 교수자 중심 교육 방법

- 교수자 중심 교육 방법은 말 그대로 교수자(강사)가 수업(강의)의 흐름을 주도하는 것으로 대표적인 예로 강의나 시범 등이 해당된다. 교수자 중심 교육 방법은 1인의 교수자(강사)가 다수의 학습자(학생)에게 특정 보건교육 주제에 대한 정보를 전달하는 방법으로 정해진 시간과 공간적 제약보다 다수에게 정보를 전달할 수 있다는 장점이 있다.

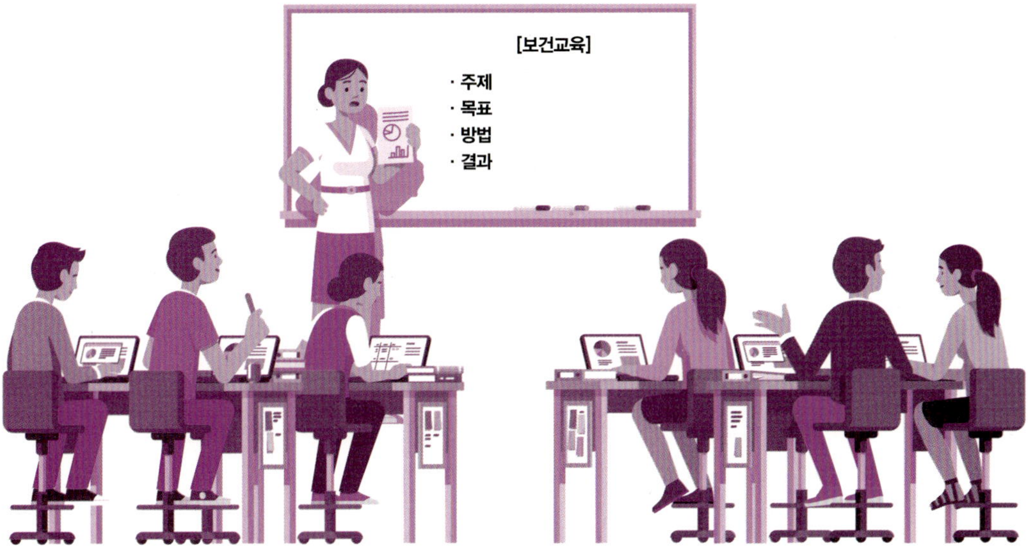

그림 6-3 교수자 중심 교육 방법

그 반면에 학습자가 수업에 적극적으로 참여하지 않을 경우에는 수업의 결과(학습 목표 달성 정도)가 좋지 않을 수 있다는 단점이 있다. 또한, 교수자와 학습자 사이에 양 방향의 의사소통이 이뤄지지 않아 일방적인 지식전달의 성격이 강하며, 다수의 학습자를 대상으로 하므로 개개인의 학습 능력과 수준을 고려하기 어렵다.

2) 학습자 중심 교육 방법

① 학습자 중심 교육 방법은 학습자 사이의 정보나 의견을 나누고 서로 협력하여 문제를 해결해 나아가며 수업(강의)의 흐름을 주도한다. 대표적인 예로 토론법, 역할극, 프로젝트 법, 문제중심 법(Problem based learning: PBL) 등이 포함된다.

② 학습자 중심 교육 방법에서 가장 중요한 것은 학습자 사이의 의견을 교환하는 것인데, 교환하는 방법과 서로 교환한 의견을 기반으로 새로운 관련 문제를 해결하는 방법에 따라 더 많은 종류로 구분되기도 한다. 실제로 토론법에는 토론의 운영방식(참여 인원, 사회자의 역할, 토론 방법과 구성 등)에 따라 원탁식 토론, 배심 토론, 공개토론, 강연식 토론 등으로 구분된다.

③ 학습자 중심 교육 방법은 교수자 중심 교육 방법보다 학습자가 수업에 적극적으로 참여할 수 있다는 점에서 장기적인 학습효과에 긍정적인 영향을 줄 수 있고, 학습자가 직접 문제를 해결하거나 과제를 수행하면서 비판적 사고 증진과 자기 주도 및

협동 학습능력을 함양하고 실전과 유사한 문제를 경험한다는 장점이 있다.

그러나 수업을 운영하는 방식에 있어서 토론을 위한 관련 지식, 과제와 문제 해결을 위한 자료, 실습 등을 위한 장소와 자원 등을 마련하며 시 · 공간적 제약이 따른다는 점에서 교수자 중심 교육 방법보다 운영 조건이 까다롭다.

3) 상호작용 중심 교육 방법

① 학습 효과를 증대시키는 것은 교수자의 전문 지식과 학습자의 적극적인 참여이다. 특히, 교수자와 학습자 및 학습자 사이의 의견 교류는 학습효과에 긍정적인 영향을 미친다. 앞서 언급된 교수자 혹은 학습자 중심의 상호작용은 교수자와 학습자 및 학습자 사이의 무한한 연결고리를 고려하지 못한다는 점에서 한계가 있었다. 이러한 점을 보완하기 위해 상호작용 중심 교육 방법이 고안되었다.

② 상호작용 중심 교육 방법은 단순히 교수자와 학습자 사이의 상호관계만으로 이뤄지는 것은 아니다. 학습자 사이의 의견 교류와 선택 · 수렴 · 타협 등을 교수자가 적절히 조율하여 최상의 의견을 도출하도록 돕고, 서로의 의견을 동등하게 받아들이는 태도를 함양할 수 있도록 한다. 이 교육 방법에는 질문법, 브레인스토밍, 협동학습, 버즈학습법, 또래 교육 등이 포함된다.

(3) 보건교육 매체의 선정

보건교육을 수행하는 데 대상자의 특성을 고려한 적절한 매체의 선정은 매우 중요하다. 보건교육 프로그램을 개발하고 교육 방법을 마련한 후에는 보건교육 대상과 내용을 고려하여 어떠한 방법(매체)을 활용하여 해당 내용을 가장 효율적이고 효과적으로 전달할 것인지를 선택해야 한다.

1) 보건교육 매체의 종류

① 보건교육에서 교육 매체는 단순히 정보를 전달하는 것뿐만 아니라 '행동의 변화'를 유도해야 한다는 점에서 유의해서 선정해야 한다. 보건교육 매체를 활용하는 것은 1) 대상자의 주의를 집중시켜 정보를 전달하는 데 보조적 수단으로 도움을 주는 역할과 2) 다수를 대상으로 하는 보건교육의 특성상 지식의 수준이 다른 대상자의 이해에 도움을 주고, 3) 적절한 매체의 특성을 활용해 학습 내용을 간접적으로 경험

할 수 있으며, 4) 교수자의 교수 기능을 최대한으로 발휘할 수 있도록 돕는 보조적 역할의 기능이 있다.

② 교육 매체의 종류는 매체를 활용한 의사소통 방법에 따른 분류, 매체를 받아들이는 감각의 종류에 따른 분류, 전자기기 활용에 따른 분류로 구분할 수 있다.

표 6-2 보건교육 매체의 종류

매체의 구분	종류
매체를 활용한 의사소통 방법에 따른 분류	• 단방향 소통(one-way communication) • 양방향 소통(two-way communication) • 다방향 소통(multiway communication)
매체를 받아들이는 감각의 종류에 따른 분류	• 시각자료(visual materials) • 청각자료(audio materials) • 시청각자료(visual and auditory materials) • 경험/체험(experience)
전자기기 활용에 따른 분류	• 오프라인 매체(offline source) • 온라인 매체(online source)

2) 보건교육 매체의 선정

① 보건교육 방법을 구성하는 것과 마찬가지로 적절한 보건교육 매체를 선정하기 위해 고려해야 할 사항이 있다. 보건교육 구성에서 가장 중요한 것은 대상자 선정, 대상자의 보건교육 요구도 파악을 통한 주제 선정, 주제에 적절한 프로그램 개발이다. 이 과정은 보건교육 매체를 선정할 때에도 동일하게 적용된다.

② 다른 교육 프로그램에 비해 보건교육 프로그램은 생애 전반기에 걸쳐 성별, 나이, 직업 및 사회적 지위 등 인구 사회학적 특성에 따라 요구되는 보건 관련 지식이 다르다. 특히, 성인 이전의 성장 과정이나 중장년 이후의 노화 과정 등에 따라 활용 가능한 매체가 다르며, 정보를 받아들이는 방법에도 차이가 있다.

이러한 문제를 고려하지 못하면 아무리 좋은 보건교육 프로그램이라고 하더라도 대상자에게 충분한 정보 전달이 이뤄지지 못해 보건교육 결과에 좋지 않은 영향을 미친다. 관련 내용은 아래 예시에서 알 수 있다.

[예시 1] 노년의 만성질환 대상자에게 만성질환의 관리와 합병증 예방에 대한 교육 프로그램을 휴대폰 애플리케이션(application)으로 제공함.

대부분의 노년층은 휴대폰 사용이 능숙하지 않다. 특히, 질병의 특성에 따라 상이하겠지만 만성질환자의 경우는 건강한 노년기 성인에 비해 신체활동에 제약이 따를 수 있다. 이러한 대상자 특성을 고려하지 않고, 교수자(보건교육 정보 제공자)의 편의에 따라 휴대폰 애플리케이션(application)이라는 매체를 활용하여 정보를 제공한다면 실제 보건교육 대상(노년층)의 대부분이 적절한 정보를 받지 못하게 되고, 결국 교육 결과(목표달성도)에도 영향을 미친다.

보건교육에서 휴대폰 애플리케이션(application)이나 SNS 등의 매체를 활용할 때에는 표적 대상이 해당 매체를 많이 활용하는 경우에 적정하며, 노년층의 경우는 강의와 유인물, TV 정보 프로그램 등의 시청각 매체를 활용하되 매체를 활용하면서 사전 지식이나 능력을 요구하지 않는 매체를 선정하는 것이 좋다.

4. 보건교육 수행 시 고려해야 할 사항

보건교육은 단순히 정보를 전달하는 것이 목적이 아니라 대상자가 교육을 통해 건강 지식을 습득 · 함양하고, 관련 건강 신념을 가져 보건행태에 긍정적인 행동 변화를 일으켜 대상자의 건강 증진과 질병 예방을 최종 목표로 한다.

보건교육에서는 1) 대상자에게 필요한 적정 보건교육 주제 선정, 2) 대상자의 이해를 돕고 효과적이고 효율적인 보건교육 방법과 매체 선정, 3) 객관적인 평가가 가장 중요하다. 이를 적절하게 고려해야 좋은 단 · 장기적 보건 결과를 도출할 수 있다.

반드시 고려해야 할 내용

① 보건교육 대상자 선정

② 대상자의 요구도(needs)를 고려한 보건교육 주제 선정

③ 보건교육 대상과 주제에 적절한 보건교육 프로그램 개발 및 선정

④ 보건교육 대상의 특성을 고려한 적절한 보건교육 매체 개발 및 선정

⑤ 프로그램 운영 중 과정평가의 수행을 통한 즉각적인 수정 · 보완

⑥ 보건교육 완료 후 영향평가와 결과평가를 통해 문제점 수정 · 보완

2. 보건교육 사업

1. 보건교육 사업의 목적

보건 행정학적 관점에서 보건교육 사업은 개인의 건강 관련 지식의 함양을 통해 건강 신념과 건강 행동 실천을 유발하여 질병을 예방하는 것이다.

① 궁극적으로 질병을 예방하게 되면 유병인구[165]의 감소로 질병 관리를 위해 발생하는 사회적 비용(social costs)[166]이 감소한다.

② 질병 진단 후 장기간 관리가 필요한 만성질환이거나 유병률[167]이 높은 질환일수록 사회적 비용의 크기가 커 질병 예방을 통해 사회경제적 재원의 낭비도 방지할 수 있다.

③ 이러한 이유로 보건교육 사업은 개인의 건강증진과 더 나아가 국가 차원의 건강증진을 위해 꼭 필요하기 때문에 생애주기별 등의 방법으로 대상자의 특성을 구분하여 필요한 보건교육 및 건강증진 사업을 수행하게 된다.

2. 보건교육 사업의 종류

개인의 효과적인 건강증진을 위해 개인의 학습 수준과 특성을 고려한 맞춤형 보건교육을 진행하는 것도 좋지만, 현실적으로 비용-효과적인 문제로 한 명의 교수자가 다수의 학습자를 대상으로 진행하는 것이 대부분이다. 이 때, 무작위로 모집한 대상보다는 대상의 특성을 고려하고 대상에게 필요한 보건교육을 사업화하여 수행하는 것이 더 효과적이다. 보건교육 사업의 종류도 이러한 집단의 특성에 따라 구분할 수 있다.

(1) 지역사회 보건교육 사업

① 필요성과 특징

지역사회 구성원은 지리적 거리뿐만 아니라 직업 · 문화 · 종교 · 경제적인 특성이 유사하다는 점에서 다양한 요인에서 유사성을 보이는 개인의 집합체이다. 즉, 지역사회의 보건교육 요구도는 유사한 특성으로 모인 개인의 요구도라고 볼 수 있다.

---

165) 유병인구: 현재 질병에 이환된 상태인 인구집단

166) 보건학에서의 사회적 비용은 질병의 발생으로 인해 국가나 사회가 부담하는 전체 비용을 의미함.

167) 유병률: $\frac{\text{질병 진단 경험이 있는 사람의 수}}{\text{전체 인구 집단의 수}}$

또한, 개인과 지역사회는 서로 상호보완적 존재로 어느 한쪽에서만 진행하는 보건교육은 지속성을 유지하기 어렵다. 개인의 건강 지식과 신념에 지역사회의 사회적 지지(법과 규제 등)가 동반되었을 때 건강 행동의 실천 유지가 가능하기 때문이다. 특히, 최근 질병의 치료보다는 예방의 중요성이 대두되며 장기적인 생활습관 변화에 초점을 두고 있어 지역사회의 역할이 더욱 중요해지고 있다.

② 목적

- 지역사회 구성원의 건강 지식 함양과 실천을 통한 지역사회 수준(community level)의 건강증진 및 질병 예방
- 지역 내 구성원 사이의 건강 불평등(격차) 최소화

(2) 사업장 보건교육 사업

① 필요성

사업장의 구성원은 유사한 직업을 가진 개인의 집합체이다. 지역사회와는 달리, 하루의 특정 시간(근무시간) 동안 유사한 환경에 노출된다는 점과 사업장 · 근로 형태 · 담당 업무에 따른 직업군의 형태에 따라 특정 질병에 대한 위험도가 결정되기도 한다. 특히, 사업장에서의 보건 안전교육은 법률 제17326호에 따른 산업안전보건법[168]으로 제정하여 관리하고 있다. 이에 대한 시행령은 대통령령으로 규정하며 다른 보건교육에 비해 책임과 의무적 성격이 강하다.

특히, 해당 법에서는 특수 직업군에 따른 보건 안전교육에 대한 규정을 명확히 하고 있다. 이러한 안전 등에 관한 보건교육 이외에도 사무직 근로자를 위한 근골격계 질환 관리 · 예방 및 소음이나 진동 등의 노출에 대한 규정 및 질환 관리 · 예방 등을 주제로 보건교육을 실시하기도 한다.

근로자 이외에도 안전보건관리책임자 등에 대한 보건안전교육을 법으로 규정하여 사업장 내 직무에 대한 내용과 사업장에서 안전관리 책임자로서 보건관리 및 교육사업의 계획에 대한 전반적인 내용(기획 · 수행 · 평가)이 교육내용에 포함된다.

② 특징

사업장 보건교육은 장기적으로는 질병의 위험요인 노출과 질병 발생의 인과성 평가가 가능하며, 현장에 즉시 적용할 수 있어 학습의 효과를 단기적으로 확인할 수 있다.

168) 산업안전보건법: http://www.law.go.kr/법령/산업안전보건법

또한, 법적 규제를 통해 대상자의 교육 참여율이 높고, 국가 · 사회 · 사업장의 규칙을 통해 근로자의 건강을 보호 · 유지할 수 있다는 점에서 학습의 파급효과가 크고 빠르게 나타나는 편이다.

③ 목적

근로자의 직무와 관련된 병과 안전사고로 인한 인명피해는 물론 관련 비용 등이 감소하여 생산성과 직무만족도 향상

(3) 의료기관 보건교육 사업

① 필요성과 특징

의료기관에는 다직종의 보건의료 인력을 비롯하여 환자를 대상으로 하는 보건교육 사업이 주를 이룬다. 하지만 보건교육 사업의 특성상 보건의료 인력과 같은 전문가 혹은 준전문가 집단을 대상으로 하는 경우에 교육 내용이 건강정보 전달보다는 사업장에서의 보건교육과 같이 안전교육에 관한 주제로 구성되는 경우가 해당한다.

또한, 환자를 대상으로 하는 경우 환자의 질병 관리와 삶의 질 개선 등에 초점을 맞추고, 관련 합병증을 예방하는 등의 방법으로 진행되며 대상자의 특성을 고려하기보다는 질병이나 진료과/업무 부서를 중심으로 시행된다는 점에서 다른 보건교육 사업과 차이가 있다.

• 의료기관 종사자를 위한 보건교육

의료기관 종사자의 경우는 직무 특성상 위험인자에 반복적으로 노출되거나, 전파 가능성이 있는 질환 등에 대한 감염관리 등이 포함된다. 예를 들어, 방사선사의 경우에는 '장기적으로 저선량 혹은 고선량 방사선에 노출되는 것으로 발생 가능한 질병을 예방하기 위한 보건교육'과 '병리과에서 혈액이나 검체를 다루는 것에 대한 안전교육' 등이 있다.

• 환자를 위한 보건교육

환자 보건교육은 이미 질병에 이환된 환자를 대상으로 한다는 점에서 1차 예방보다는 2차 혹은 3차 예방적 관점에서 접근한다. 다른 보건교육 사업은 여러 명 대상의 인구 사회학적 특성에 집중하고, 질병 발생 전에 1차 예방의 목적으로 사업을 기획하고 시행하는 반면, 환자를 대상으로 하는 보건교육에서는 특정 질병을 정해 두고 교육을 진행한다는 점에서 질병의 예방과 관리에 더 구체적이고 정확한 정보를 제공할 수 있다.

또한, 지속적인 환자 보건교육은 이미 질병에 이환되었음에도 환자와 의료진과의 원활한 의사소통을 통해 적절한 관리를 통한 장기적으로 보았을 때 긍정적인 효과를 보인다.

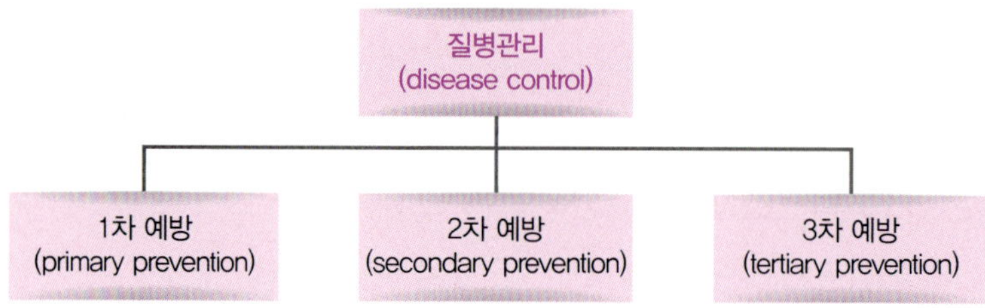

그림 6-4 질병의 조기진단 및 관리(치료)를 위한 집단 검진 등

② 목적

- 의료기관 종사자의 보건교육은 사업장 보건교육과 유사한 목적을 가지고 있으며, 개인의 건강 증진과 질병 예방뿐만 아니라 보건의료 전문가로서 의료기관에 방문하는 환자나 보호자 등 불특정 다수에 대한 질병 예방 및 관리
- 환자 보건교육은 유사한 질병이나 증상이 있어 생활습관의 개선을 통해 질병 발생을 예방하거나 질병의 중증도를 관리하고, 환자뿐만 아니라 보호자의 의식변화와 질환과 관련된 정확한 지식을 인지하고 이에 대한 건강 행동 실천(태도 변화)을 유도

(4) 학교 보건교육 사업

① 필요성과 특징

학교 보건교육은 직접적으로는 학교에 다니는 학생과 교직원을 대상으로 하는 보건교육이지만, 간접적으로 학생과 교직원의 가족들에게 영향을 미친다는 점에서 지역사회 보건교육 사업과 대상자가 겹친다.

학교 보건교육은 큰 의미에서 1) 학생과 교직원의 건강 유지와 증진을 위한 전반적인 보건관리 내용을 포함하는 것과 좁은 의미에서 2) 직접적으로 건강을 평가하고, 질병을 예방 · 치료하는 등의 행위로 나뉜다. 우리나라의 경우 학교 보건교육 사업은 대부분 좁은 의미에서 교내 보건교사에 의해 1회성 보건교육 혹은 응급처치 등이 주를 이룬다.

학교 보건교육 사업은 성장기 어린이 · 청소년이 성인이 되기 전 정확한 건강 관련 지식을 생애주기에 따라 제공하고, 이를 습득하여 생애 전반에 걸쳐 건강 행동을 유지할 수 있도록 하는 기반을 마련해 준다는 점에서 중요하다. 또한, 간접적으로 학생이나 교직원이 학교 보건교육을 통해 얻은 지식을 가족들에게 전달하며 교육 대상보다 효과가 크게 나타나는 모형을 가지고 있다.

이러한 이유로 학교 보건교육 사업은 단순히 질병의 예방과 치료에 대해 단기적으로 시행하는 것보다는 보건 서비스와 더불어 영양 · 신체활동 · 질병의 위험요인 · 정신건강 요인과 더 나아가 지역사회 구성원으로서 해야 할 역할을 포함하여 장기적이고 지속적으로 수행하는 것이 중요하다.

② 목적

- 교내 구성원과 지역사회 구성원이 건강을 유지 · 증진할 수 있도록 건강에 대한 올바른 지식을 습득하여 건강관리와 행태의 실천을 통해 장기적으로 건강하고 질 높은 삶을 영위하는 기반 마련

2. 건강증진사업

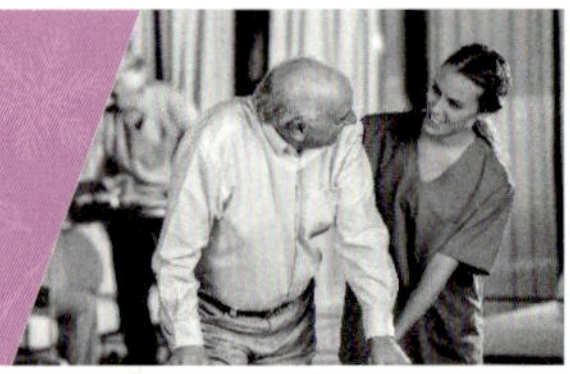

Check Point 건강증진사업의 개념에서 자주 출제되는 오타와 헌장의 내용을 분석하고, 건강증진의 활동영역과 건강증진사업의 개입방법 등의 내용과 함께 HP 2030의 자료를 필수로 숙지해 둔다. 다음으로 지역사회 통합건강증진사업의 비전과 전략을 꼼꼼히 파악해 둔다.

1. 건강증진사업

1. 건강증진의 정의와 개념

(1) 건강증진(health promotion)

1) 정의

WHO에서 정의한 건강증진(health promotion)은 '질병의 근본 원인을 해결하고 예방함으로써 개인의 건강과 삶의 질을 향상하고 보호하도록 설계된 광범위한 사회 및 환경적 개입'('A wide range of social and environmental interventions that are designed to benefit and protect individual people's health and quality of life by addressing and preventing the root causes of ill health, not just focusing on treatment and cure')으로 정의하고, 크게 3가지 요소로 구분하여 설명한다[169].

① 건강을 위한 좋은 관리(good governance for health)

건강증진은 단순히 개인의 노력만으로 얻게 될 수 없고, 건강을 위해 중앙정부에서 관련 정책을 마련해 국민을 보호할 수 있어야 한다. 또한, 단순히 보호를 위한 정책이 아닌, 규제 등을 통해 공중보건의 목표를 달성할 수 있도록 중재할 필요가 있다.

② 건강 문해력(health literacy)

의료 서비스 이용 등 건강에 영향을 미치는 많은 요인 가운데 건강한 선택을 위해 올바른 지식 · 기술 · 정보를 습득해야 하고, 이를 선택할 기회가 제공되어야 한다.

169) WHO 건강증진 정의: https://www.who.int/news-room/q-a-detail/what-is-health-promotion

③ 건강 도시(health cities)

도시(지역사회) 차원에서 리더십(leadership)과 책무(commitment)를 통해 건강한 도시 계획을 통한 예방적 역할을 수행해야 한다.

2) 개념

건강증진은 1986년 11월 21일, WHO가 캐나다 수도 오타와에서 개최한 제1차 건강증진 국제회의에서 본격적으로 합의되었고, 이는 캐나다 오타와 헌장(Ottawa Charter)으로 알려져 있다. 오타와 헌장에는 건강증진에 대한 개념을 확립하고 방향을 제시하였다.

"the process of enabling people to increase control over, and to improve, their health. To reach a state of complete physical, mental and social well-being, an individual or group must be able to identify and to realize aspirations, to satisfy needs, and to change or cope with the environment."[170)]

"건강에 대한 통제력을 높이고 건강을 개선할 수 있도록 하는 모든 과정이며, 신체적, 정신적, 사회적 복지 상태의 완전한 상태에 도달하기 위해 개인이나 집단의 염원을 구별하고 실현해야 하며, 요구를 충족시키고, 환경을 변화하거나 대처할 수 있어야 한다."

결국, 건강증진에 대한 접근은 단순히 신체적으로 건강한 삶의 목표로 두는 것이 아니고 일상생활의 자원으로서 생활습관에서의 관리가 중요하다고 언급하였다.

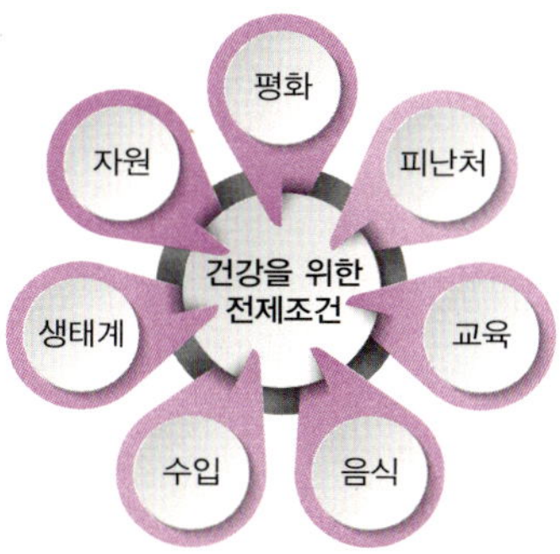

건강을 위한 전제조건(prerequisites of Health)으로는 평화(peace), 피난처(shelter), 교육(education), 음식(food), 수입(income), 안정적인 생태계(a stable eco-system), 지속가능한 자원(sustainable resources)과 사회적 정의와 형평성(social justice and equity)에 대한 기본 전제가 확실해야 한다고 하였다.

170) WHO 오타와 헌장(건강증진): https://www.who.int/healthpromotion/conferences/previous/ottawa/en/

오타와 헌장에서는 건강증진을 위한 3가지 기본적인 접근 전략

① Advocate (지지하다)

건강은 개인, 사회, 경제 개발의 중요한 자원(major resource)으로 삶의 질에도 중요한 자원이다. 특히, 정치, 경제, 사회, 문화, 환경, 행동 및 생물학적 요소 모두가 건강과 연관될 수 있음으로, 건강증진 활동을 통해 건강을 옹호하고 건강에 영향을 미치는 조건을 유리하게 만들어야 한다.

② Enable (가능케 하다)

건강증진은 건강의 형평성에 초점을 둔다. 모든 사람이 현재의 건강 격차를 최소화하고, 최대한의 건강 잠재력(health potential)을 달성할 수 있도록 동등한 기회와 자원을 확보하는 것을 목표로 해야 한다.

③ Mediate (중재하다)

건강의 전제 조건과 전망은 건강만으로는 보장할 수 없다. 정부, 건강 및 기타 사회경제 부문, 비정부 및 자발적 조직, 지방 당국, 산업 및 언론에 의해 모든 관련자에 의한 조정된 행동을 요구한다. 그리고 모든 대상은 개인과 가족 및 공동체 집단으로서 참여한다. 이러한 많은 대상과 주제들 가운데 건강을 추구하기 위해 서로의 관심사를 중재할 책임은 사회에 있다.

건강증진전략과 프로그램은 국가 및 지역의 요구도(needs)와 가능성(possibilities)에 따라 서로 다른 사회적 · 문화적 · 경제적 시스템을 고려하여 조정되어야 한다.

3) 건강증진의 주요 활동영역[171)]

– **건전한 건강 공공정책 구축**(Build healthy public policy)

건강증진은 단순한 건강관리를 뛰어넘어 다양한 분야와 수준에서 '건강'을 정책 결정권자(policy makers)의 안건으로 두고, 건강 결과에 대한 인식과 책임을 지시(decisions)한다. 건강 정책은 불특정 다수에게 적용되며 보완적인 접근법으로 적용되어 공공의 건강 이익을 위해 더욱 안전하고 건강한 환경과 상품과 서비스를 보장해야 한다.

171) WHO 오타와 헌장(건강증진 접근 전략): https://www.who.int/healthpromotion/conferences/previous/ottawa/en/index1.html

① 지지적 환경 조성(Creative supportive environment)

우리 사회는 모든 분야가 복잡하고 상호 연관되어 있다. 이는 건강에서도 마찬가지이며, 건강에서는 사회생태학적 접근의 기초가 된다. 자연과 사람 사이의 상호적 관계를 인정하고 조화롭게 살아갈 수 있는 건강한 사회를 만드는 데 도움이 되어야 한다. 이런 점에서 건강에 대한 긍정적인 이익의 보장을 위해 자연 및 건설 환경 등도 건강증진 전략에서 고려되어야 한다.

② 지역사회 활동 강화(Strengthen community actions)

건강증진에서 더 나은 건강을 달성하기 위해서는 우선순위 선정, 의사결정, 전략 계획과 실행하는 전 과정에서 구체적이고 효과적인 지역사회 활동이 동반된다. 이러한 전 과정의 핵심은 지역사회 역량 강화가 기반이 되고, 지역사회 개발 내에는 지역사회의 인적 그리고 물적 자원을 적절히 활용하여 사회적 지원의 강화를 통해 지역사회 구성원의 건강 문제에 지속해서 접근하여 개선을 도모한다.

③ 개별 능력 개발/향상(Develop personal skills)

건강증진은 정보 제공, 건강 교육, 삶의 기술 향상을 통해 개인 및 사회 개발을 지지한다. 개인 또는 지역사회 등의 집단 수준에서 건강을 보호하고 유지하며, 질병을 예방하는 것이나 부상 및 질환 발생 이후의 조치나 관리 방법 등에 대해서도 배우고 이러한 능력을 향상해야 한다.

④ 재정적 의료 서비스(Reorient health services)

의료 서비스에서 건강증진에 대한 책임은 개인, 지역사회 구성원, 전문가와 의료 서비스 기관 및 정부 모두에게 있다. 건강은 예방, 임상 및 치료 서비스 전반에 걸쳐서 책임을 느끼고 개인부터 지역사회 구성원, 더 나아가 사회와 국가 전체에서 관련된 구성 요소 사이의 열린 통로(open channels)를 제공해야 한다.

⑤ 미래 지향(Moving into the future)

건강은 현재의 문제로 즉시 나타나는 것이 아니고, 지속적인 습관 등에 의해 장기적인 영향에 따른 결과로 나타나기 때문에 자신의 생활환경을 스스로 통제하여 사회 구성원 모두가 건강을 얻을 수 있는 조건을 보장해야 한다.

2. 건강증진사업의 목적

기본적으로 건강증진사업은 '건강을 향상하기 위해 수행하는 모든 것'이라고 정의할 수 있다. 포괄적 의미에서의 목적은 건강수명 연장, 질병 발생의 감소, 사망률 감소 등이다. 그리고 구체적 의미에서의 목적은 개인의 건강 행동 실천, 생활 습관과 환경의 변화 등이 포함될 수 있다. 건강증진사업은 목적에 따라 지속해서 행동 변화를 유지해 건강한 생활습관을 유지하도록 돕는 보조적 역할을 한다.

(1) 사업대상

건강증진사업의 대상은 개인, 집단, 지역사회 더 나아가 국민 전체가 될 수도 있다. 단기목표는 개인의 건강증진이지만, 장기목표는 소속된 생활 터 집단이나 지역사회와 국가 차원에서의 건강증진으로 개입 시 여러 수준의 특성을 고려해 개입될 필요가 있다.

(2) 개입방법

건강증진의 개입에서는 사회생태학적 단계를 고려한 중재 전략이 필요하다. 건강 문제는 개인 수준의 행동 변화가 중요하지만, 개인의 행동을 결정하는 조직 · 생활 터 · 지역사회 그리고 중앙정부 차원에서 수행해야 할 개입이 존재하기 때문이다. 이러한 다양한 수준(level)의 개입 전략이나 목표를 고려한 건강증진사업 모형을 다수준 건강증진사업(multi-level community health promotion)이라고 한다.

미국 질병관리본부에서는 사회생태학적 요소에 따라 크게 4개 수준인 개인(individual), 개인 간(interpersonal), 기관이나 조직(organizational), 환경(environmental)으로 구분하여 단계별 중재 전략(intervention strategy)을 제시했다[172].

이러한 수준은 경계와 범위가 명확하지 않아 서로 상호연관성이 존재하고, 제시된 수준 가운데 어느 한 수준이 제외된다면 해당 수준의 특성이 고려되지 않아 건강증진사업의 결과에 영향을 미칠 수 있다. 특히, 다수준 모형에서 가장 중요한 것은 대상자의 특성과 개인 수준의 특성을 각 수준의 요인에 맞게 고려해 주어야 한다는 점이다.

① 개인의 노력만으로 개선할 수 없는 조직이나 지역사회 및 정책 수준의 문제점들을

172) Meador, A., Lang, J. E., Davis, W. D., Jones-Jack, N. H., Mukhtar, Q., Lu, H., ... & Molloy, M. E. (2016). Peer Reviewed: Comparing 2 National Organization-Level Workplace Health Promotion and Improvement Tools, 2013 – 2015. Preventing chronic disease, 13.

적절한 시점에 함께 개선되어야만 개인의 건강 행동 변화와 이에 따른 결과에 도움이 되기 때문이다.

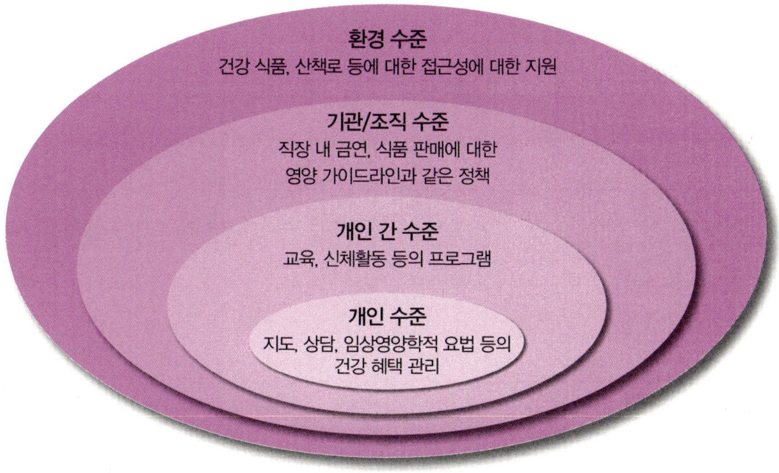

그림 6-5 미국 질병관리본부(Centers for Diseases Control, CDC)에서 제안한 사회생태학적 건강증진개입 전략 권고 모형(2016)

[예시 1] A 지역과 B 지역의 비만율을 비교하여 조사하였을 때, A 지역보다 B 지역에서 비만율이 5%p[173] 높은 것을 확인하였다. B 지역의 비만율이 A 지역보다 높은 원인을 찾고자 할 때 고려되어야 할 내용은?

② 먼저 다수준 모형에 따라 B 지역 거주자에 대해 아래 [표 6-3]와 같이 크게 개인수준과 지역수준에서 원인을 구분하여 찾을 수 있다.

표 6-3 개인수준과 지역수준의 원인

개인수준	· 나이 특성 · 소득수준 및 교육수준 · 건강하지 않은 식습관 · 낮은 신체활동 실천율
지역수준	· 공원 및 산책로의 유무 · 패스트푸드, 불량식품 판매점 등의 비율 · 신선식품의 물가(도시 위치에 따른 운송비 등) · 지역의 강력범죄 발생률 등

173) %p (퍼센트포인트): 백분율의 차를 나타내는 단위(10% − 5% = 5%p)

개인 수준에서 A 지역 거주자보다 B 지역 거주자의 평균 나이가 높거나 교육 수준이 낮아서 건강 관련 지식이 결여된 경우, 또는 소득수준이 낮아 건강 음식을 챙겨 먹거나 운동을 할 수 있는 경제적 여유가 없는 경우, 건강하지 않은 식습관을 갖거나 신체활동을 하지 않는 대상의 비율이 높을 수 있다.

이러한 요인들은 개인의 특성만을 고려한 것이다. 보건교육을 통한 건강 관련 지식 향상이나 개인의 노력으로 건강한 식습관과 신체활동을 수행할 경우는 개선될 가능성이 있다. 하지만 개인의 노력만으로 개선이 불가능한 B 지역의 공원 조성률, 산책로의 유무, 불량식품 상점의 개수, 신선 식품의 가격, 지역의 강력범죄 발생률 등은 개인이 스스로 신체활동을 하거나 건강한 식품에 접근할 가능성(접근성)을 저해하는 지역 수준 요소로 지역사회의 개입이 필요하다.

③ 결과적으로 건강증진사업을 수행하면서 단순히 개인의 요인만을 고려해서는 안 된다. 다양한 요인을 고려하여 수준에 따른 개입 전략을 그 특성에 따라 구분하면 아래 4가지로 구분할 수 있다.

1) 개인 및 개인 간 수준의 개입

개인의 건강에 관한 지식 · 태도 · 행태 등에 대한 변화에 직 · 간접적으로 개입하여 개인의 건강증진을 도모하는 것으로, 개인 수준에서 발생하는 건강행태(흡연 · 폭음 · 비만 등)를 조절하는 데에 효과적이다. 다만, 개인의 건강에 대한 인지된 감수성(사전 지식이나 건강 행태 변화에 대한 의지)에 따라 결과에 영향이 있을 수 있다[174].

또한, 개인의 행동 변화에 대한 의향은 개인의 태도(attitudes)뿐만 아니라 주관적 규범(subjective norms)과 인지된 행동 통제(perceived behavioral control)가 함께 고려될 때 건강 행동 실천으로 이뤄질 수 있기 때문에 이를 유의해야만 한다[175][176]. 이 외에도 개인이 건강 행동실천을 위해 건강 행동에 대한 계획과 행동 실천 및 유지 단계를 고려하는 방법[177]이나 개인의 실천에 자기효능감(self-efficacy)이 고려되는 이론[178] 등이 존

174) Hochbaum, G., Rosenstock, I., & Kegels, S. Health belief model. United states public health service, 1952: W432W8784.

175) Fishbein, M., & Ajzen, I. Belief, attitude, intention, and behavior: An introduction to theory and research. 1977.

176) Ajzen, I. The theory of planned behavior. Organizational behavior and human decision processes, 1991;50(2):179-211.

177) Lapsanski, D. V. The impact of personality and systems variables on smoking cessation and recidivism: an extension of the transtheoretical model of change. 1984.

178) Bandura, A., Taylor, C. B., Williams, S. L., Mefford, I. N., & Barchas, J. D. Catecholamine secretion as a function of perceived coping self-efficacy. Journal of consulting and clinical psychology, 1985;53(3):406.

재해 개인 수준에서 영향이 있는 다양한 요인을 고려할 필요가 있다.

2) 조직 수준의 개입

개인의 건강 증진과 유지는 단순히 개인만의 노력으로는 어렵다. 조직이나 지역사회의 구성원이 만든 전통(traditional)과 사회적 규범(social norm)은 국가 차원에서의 법적 조치와는 달리 집단의 특성을 반영한다는 점에서 좀 더 현실적이다. 이러한 규범이나 전통에 '건강 행동'에 관한 규정을 추가하여 건강 행동을 자발적으로 실천할 수 있는 제도 장치를 마련하고 개인의 건강 증진과 유지에 도움이 될 수 있도록 지원한다. 최근에는 조직 차원에서의 개입 방법으로 기업에서 재직자가 금연에 성공할 경우에 인센티브를 지급하는 등의 방법이 사용되고 있다.

3) 지역사회 및 생활 터 수준의 개입

지역사회에서의 개입은 그 규모에 따라 크게 두 가지로 구분된다. 작은 범위에서는 개인이 지역사회 구성원으로서 집단생활을 하는 작은 규모의 생활 터 수준의 개입이 있지만 큰 범위에서는 지역사회 전체 구성원에게 시행하는 개입이 있다.

① 생활 터 수준의 개입

생활 터[179] 수준의 개입이란 지역사회 구성원 가운데 사회적 역할(학생, 직장인/근로자 등)에 따라 실제로 일상생활 과정에서 가장 많은 시간을 보내는 장소에서의 건강증진 개입 전략을 의미한다. 건강증진사업 대상의 특성에 따라 사회적 역할과 그 장소를 구분할 수 있다.

학생-학교 · 근로자-작업장 · 환자-의료기관 등으로 구분할 수 있고, 이들의 인구 사회학적 또는 사회심리학적 특성에 따라 체계적으로 구분하고 건강증진사업의 효과가 최대한으로 창출될 수 있도록 적절히 개입한다. 지역사회 전체 수준에서 다수를 대상으로 하는 보편적인 건강증진사업에 비해 구체적이다.

② 지역사회 전체 수준의 개입

생활 터와는 달리, 지역사회 전체 수준의 개입은 구성원 전체를 대상으로 하므로 지역사회 전체의 주요 문제에 초점을 둔다. 해당 지역의 가장 중요한 혹은 심각한 건강 문제에 대하여 지역사회 차원에서 별도의 규칙이나 규범을 두거나, 대중매체를 통한 지역광

179) 생활 터(Living site): 일상생활 중에 가장 많은 시간을 보내는 장소

고(공익광고, 캠페인, 뉴스 등)를 이용한 정보제공 등이 여기에 포함된다. 생활 터 수준의 개입보다 보편적이며 정보를 제공하는 대상이 특정되어 있지 않다는 점에서 구체성이 떨어진다.

4) 중앙정부 수준의 개입

중앙정부는 하위 수준(개인, 조직, 지역사회)에서 개선할 수 없는 헌법 제정, 시행규칙 마련, 관련시설의 허가, 자원(인적 · 물적)의 마련, 집행(강제성) 등의 권한이 있다. 즉, 국가 차원에서 심각한 수준의 건강 문제를 개선하기 위해 모든 국민에게 제공되어야 마땅한 정보를 제공하고, 법적 규제를 통해 관리한다. 이 과정에서 권리(rights)에 대한 문제가 언급되고는 한다. 아래 예시를 통해 확인할 수 있다.

[예시 1] 흡연권이 우선일까? 혐연권이 우선일까?

흡연권은 흡연자가 외부의 제재 없이 담배를 피울 수 있는 권리이며, 혐연권은 담배를 피우지 않는 비흡연자가 자신의 건강과 생명을 지키기 위해 흡연자의 흡연 자율권에 대한 규제를 호소하는 권리를 의미한다. 대한민국 헌법 제10조의 행복추구권('모든 국민은 인간으로서의 존엄과 가치를 가지며, 행복을 추구할 권리를 가진다. 국가는 개인이 가지는 불가침의 기본적 인권을 확인하고 이를 보장할 의무를 진다.')과 제17조의 사생활의 자유권('모든 국민은 사생활의 비밀과 자유를 침해받지 아니한다.')에 따라 흡연권이 해당 범주에 속한다고 주장하였다.

이에 대해 우리나라에서는 2004년 8월 26일 헌법재판소의 판결(전원재판부 2003헌마457)에 따라 건강증진법 시행규칙 제7조에 대해 위헌이 확인되어 흡연권과 혐연권의 우열에 대해 정의하였다[180].

결국, 흡연에 관한 건강증진사업 구성 시 중앙정부의 판례 결과에 따라 흡연행위를 법률로써 제한하고 국민의 건강을 보호한다.

180) 국가법령정보센터 헌재 결정례 정보: http://www.law.go.kr/LSW//detcInfoP.do?detcSeq=137638#sa
181) 대한민국 헌법: http://www.law.go.kr/법령/대한민국헌법

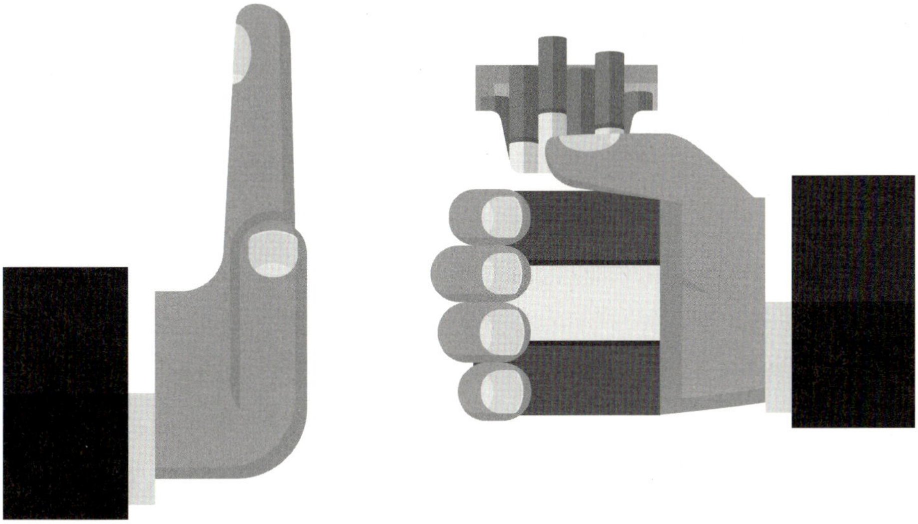

흡연권과 혐연권의 우열에 대한 정의

1. 흡연권은 사생활의 자유를 실질적 핵심으로 하는 것이고 혐연권은 사생활의 자유뿐만 아니라 생명권에까지 연결되는 것이므로 혐연권이 흡연권보다 상위의 기본권이다.
2. 상 · 하의 위계질서가 있는 기본권끼리 충돌하는 경우에는 상위기본권우선의 원칙에 따라 하위기본권이 제한될 수 있음으로, 흡연권은 혐연권을 침해하지 않는 한에서 인정되어야 한다.
3. 흡연은 국민의 건강을 해치고 공기를 오염시켜 환경을 해친다는 점에서 국민 공동의 공공복리에 관계되므로, 공공복리를 위하여 개인의 자유와 권리를 제한할 수 있도록 한 헌법 제37조제2항[183]에 따라 흡연행위를 법률로써 제한할 수 있다.
4. 금연구역의 지정에 관하여 규정하고 있는 국민건강증진법 시행규칙 제7조는 국민의 건강을 보호하기 위한 것으로서 목적의 정당성을 인정할 수 있고, 일정한 내용의 금연구역을 설정하는 방법의 적정성도 인정할 수 있으며, 달성하려는 공익이 제한되는 사익보다 커서 법익 균형성도 인정되고, 금연구역 지정의 대상과 요건을 고려할 때 최소침해성도 인정되므로, 과잉금지원칙에 위반되지 아니한다.
5. 국민건강증진법 시행규칙 제7조는 흡연자들의 권리를 보다 제한하고 있으나, 국민의 건강과 혐연권을 보장하기 위하여 흡연권을 제한하는 것으로서 차별에 합리적인 이유가 있음으로 평등원칙에 위반되지 아니한다.

2. 건강증진사업계획

1. 국민건강증진종합계획[182)]

(1) 국민건강증진법

우리나라는 1995년 처음으로 국민건강증진법을 제정한 이후 건강증진 문제를 해결하기 위해 지속해서 개정해 왔다(마지막 개정일: 2020년 12월 29일, 시행일 2021년 1월 1일)[183)].

① 국민건강증진법의 목적은 '국민에게 건강에 대한 가치와 책임 의식을 함양하도록 건강에 관한 바른 지식을 보급하고 스스로 건강생활을 실천할 수 있는 여건을 조성함으로써 국민의 건강을 증진함'으로 정의되어 있고, 이 법에서 정의하는 국민건강증진사업은 보건교육 · 질병 예방 · 영양개선 · 건강관리 및 건강생활의 실천 등을 통해 국민의 건강을 증진하는 사업을 의미한다.

국민건강증진사업은 건강 수명(healthy life expectancy)[184)]의 연장과 건강 형평성(health equity)[185)] 제고에 주목적을 둔다.

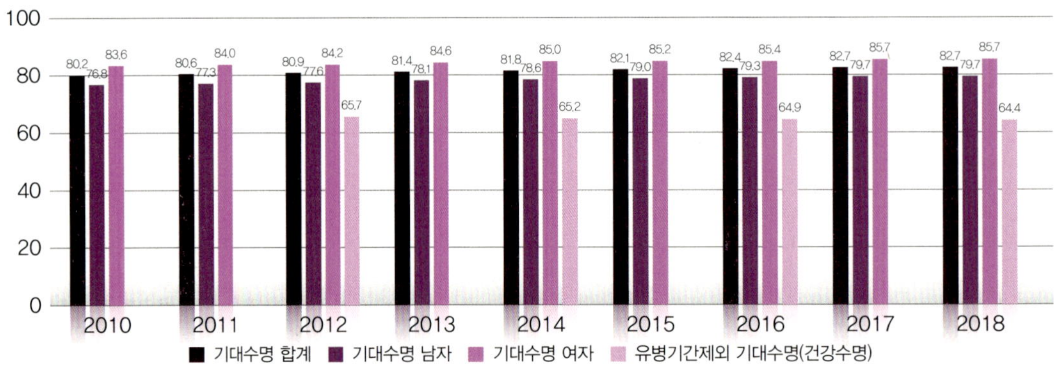

그림 6-6 우리나라 기대여명 및 유병 기간 제외 건강수명(통계청)

182) 국민건강증진종합계획: https://www.khealth.or.kr/board?menuId=MENU00725&siteId=null

183) 국민건강증진법: http://www.law.go.kr/법령/국민건강증진법

184) 평균수명에서 질병이나 부상으로 활동하지 못한 기간을 뺀 기간(건강한 상태로 얼마나 살았는가?)

185) 인구집단 사이에서 건강 불평등에 따른 건강 격차의 형평성(동등한 성질)

② 통계청에서는 국가 승인 통계 제101035호에 따라 매년 12월 전년도까지의 생명표(life table)를 발표한다[186]. 현재 우리나라의 기대여명[187]은 2010년 80.2세(남: 76.8세, 여: 83.6세)에 불과했던 것이, 2015년 82.1세(남: 78.6세, 여: 85.0세)로 증가하였고, 2018년에는 82.7세(남: 79.7세, 여: 85.7세)로 보고되었다. 그 반면에 건강수명은 2012년 65.7세로 2012년의 기대여명(80.9세)과 약 15년 차이가 있었는데, 2018년 건강수명이 64.4세로 2018년 기대여명과 약 18년으로 늘어났다.

③ 이렇듯 기대여명의 증가와 건강수명의 감소는 삶을 지속하면서 유병 기간이 과거보다 증가함을 의미한다. 우리나라의 기대수명은 OECD 가입국 중에서도 높은 편에 속하나 실제 건강수명이 60대에 머물러 있는 점을 보면 여전히 건강수명에 대한 국가 차원에서의 건강증진사업이 적극적으로 이루어져야 함을 알 수 있다.

(2) 국민건강증진종합계획의 수립

우리나라는 5년마다 '국민건강증진종합계획(Health Plan)'을 수립하는데, 이는 국민건강증진법 제4조와 제5조에 따라 보건복지부장관과 국민건강증진정책심의위원회의 심의를 통해 결정한다. 위원회의 위원장은 보건복지부차관이 맡고, 부위원장은 공무원이 아닌 위원 가운데 1인을 지명하여 결정하며, 이 외에 관련 전문가 14명을 포함하여 총 16명으로 구성된다.

1997년 조성된 국민건강증진기금의 활용과 건강증진사업의 추진을 위해 국민건강증진법 제5조의3에 따라 한국건강증진개발원[188]을 설립하고, 국민건강증진종합계획과 관련한 정책 수립 · 지원 · 사업 평가 등을 일임한다.

국민건강증진종합계획은 2002년 처음 1차 사업을 수립한 이후 2020년 현재까지 4차 사업을 추진 중이며, 5차 사업을 계획하고 있다. 사업에 대한 평가는 중간평가(수립 이후 5년), 최종평가(수립 이후 10년)인 시점에 시행하고, 중간평가 결과에 따라 사업계획이 수정 및 보완될 수 있도록 한다[189].

186) 통계청 e-나라 지표(0세 기대여명 및 유병기간 제외 건강수명): http://www.index.go.kr/potal/main/EachDtlPageDetail.do?idx_cd=2758

187) 그해에 태어난 신생아의 예측된 평균 기대수명

188) 한국건강증진개발원: https://www.khealth.or.kr/kps

189) 한국건강증진개발원 국민건강증진종합계획: https://www.khealth.or.kr/healthplan

표 6-4 국민건강증진종합계획 2010과 2020 (HP 2010 & HP 2020)

구분		HP 2010		HP 2020	
		1차 (2002~2005)	2차 (2006~2010)	3차 (2011~2015)	4차 (2016~2020)
주체		보건복지부	보건복지부, 한국보건사회연구원	보건복지부, 한국보건사회연구원	보건복지부, 한국보건사회연구원
구성내용		6개 분야 39개 사업 40개 목표	4개 분야 24개 과제 108개 사업 244개 성과지표	6개 분야 32개 과제 140개 사업 405개 성과지표	6개 분야 27개 과제 140개 사업 357개 성과지표
비전		75세의 건강장수 실현이 가능한 사회	온 국민이 함께 하는 건강세상	온 국민이 함께 만들고 누리는 건강세상	
총괄목표		• 건강 실천의 생활화를 통한 건강 잠재력 제고 • 효율적인 질병의 예방 및 관리체계 구축 • 생애주기별로 효과적인 건강증진 서비스 제공	• 건강잠재력 강화 • 질병과 조기사망 감소 • 인구집단 간 건강격차 완화	건강수명연장과 건강 형평성 제고	
주요사업 영역		• 건강생활 실천 • 만성질환 예방관리 • 생애주기별 건강증진	• 건강생활 실천 확산 • 예방중심 건강관리 • 인구집단별 건강관리 • 건강 환경 조성	• 건강생활 실천 확산 • 만성퇴행성질환과 발병위험 요인 관리 • 안전환경보건 • 인구집단 건강관리	• 건강생활 실천 확산 • 만성퇴행성질환과 발병위험 요인 관리 • 감염질환관리 • 안전환경보건 • 인구집단 건강관리
평가	중간	2005년 5월~7월		2014년	
	최종		2010년 12월 ~2011년 6월		(2020년 예정)

표 6-5 국민건강증진종합계획 2030 (HP 2030)

<table>
<tr><td rowspan="4">추진 경과</td><td colspan="2">2017년</td><td colspan="4">추진체계 구축 및 현안 발굴, 국제포럼 진행(WHO, 미국, 일본)</td></tr>
<tr><td colspan="2">2018년</td><td colspan="4">근거 마련을 위한 연구수행, 전문가 포럼 운영</td></tr>
<tr><td colspan="2">2019년</td><td colspan="4">HP2030의 비전/총괄목표/기본 추진 원칙 합의(수립위원회)</td></tr>
<tr><td colspan="2">2020년 4월~</td><td colspan="4">HP2030 기본 틀 확정 및 수립 매뉴얼 개발 및 분과별 지표 세분화 작업 시행</td></tr>
<tr><td rowspan="2">비전</td><td colspan="6">모든 사람이 평생 건강을 누리는 사회</td></tr>
<tr><td colspan="6">– 소득, 지역, 성별, 연령 등에 차별없이 모든 사람의 건강증진을 위한 HP2030으로 SDGs (Sustainable Development Goals, 지속가능한 개발 목표) 등 국제동향에 맞추어 적용대상 확대: HP2020 “온 국민”에서 “모든 사람”으로 변경함.
– 전 생애주기에 걸친 건강권(평생건강) 명시</td></tr>
<tr><td rowspan="2">총괄 목표</td><td colspan="6">건강수명 연장, 건강형평성 제고</td></tr>
<tr><td colspan="6">– HP2020의 총괄 목표 유지
– 구체적인 목표 지표는 향후 체계화 예정(2020년 11월 상황)</td></tr>
<tr><td>기본 원칙</td><td colspan="6">1) 국가와 지역사회의 모든 정책 수립에 건강을 우선적으로 반영한다.
2) 보편적인 건강수준의 향상과 건강형평성 제고를 함께 추진한다.
3) 모든 생애과정과 생활터에 적용한다.
4) 건강친화적인 환경을 구축한다.
5) 누구나 참여하여 함께 만들고 누릴 수 있도록 한다.
6) 관련된 모든 부문이 연계하고 협력한다.</td></tr>
<tr><td rowspan="2">중점 과제</td><td>건강생활 실천</td><td>정신건강 관리</td><td>비감염성질환 예방관리</td><td>감염 및 환경성 질환 예방관리</td><td>인구집단별 건강관리</td><td>건강 친화적 환경 구축</td></tr>
<tr><td>• 금연
• 절주
• 영양
• 신체활동
• 구강건강</td><td>• 자살예방
• 치매
• 중독
• 지역사회 정신건강</td><td>• 암
• 심뇌혈관질환(고혈압, 당뇨)
• 비만</td><td>• 감염병 예방 및 관리(결핵·에이즈, 의료관련감염, 손씻기 등 포함)
• 감염병 위기대비(감염감시 예방접종 포함)
• 기후 변화성 질환(미세먼지, 폭염, 한파 등)</td><td>• 영유아
• 청소년(학생)
• 여성(모성, 다문화 포함)
• 노인
• 장애인
• 근로자
• 군인</td><td>• 건강 친화적 법제 개선
• 건강 정보 이해력
• 혁신적 정보 기술
• 재원 마련 및 운용
• 지역사회 지원(인력시설)확충 및 거버넌스 구축</td></tr>
</table>

(https://www.khealth.or.kr/board?menuId=MENU00833&siteId=SITE00006)

2. 지역사회 통합건강증진계획

(1) 지역사회 통합건강증진계획

지역사회 주민을 대상으로 하는 건강생활실천 및 만성질환 예방과 취약계층 건강관리가 주목적이며, 지역사회의 특성과 주민의 요구(needs)가 반영된 건강증진계획이다.

사업은 총 13가지 영역으로 구성되며, 주민을 중심으로 여러 주제를 통합하여 수행할 것을 권장하고 있다. 기존의 국고보조 사업에서는 중앙정부의 필요에 의해 사업 영역과 주제 및 내용과 방법 등에 대한 지침을 하향식으로 편달하였고, 지자체와 지역사회의 특성을 충분히 반영하지 못해 수행과정이 비효율적이고 효과도 떨어졌다.

산출되는 결과가 중심이 되는 사업 평가 기준에 따라 그 과정이 충분히 고려되지 못했다. 하지만, 지역사회 통합건강증진사업은 기본 사업 영역을 규정하고 지자체와 지역사회의 요구에 따라 필요한 주제에 대한 사업을 계획하며, 과정과 성과를 중심으로 평가하고 여러 영역을 구분하지 않고 통합하여 진행한다는 점에서 효율성이 증대되었다[190].

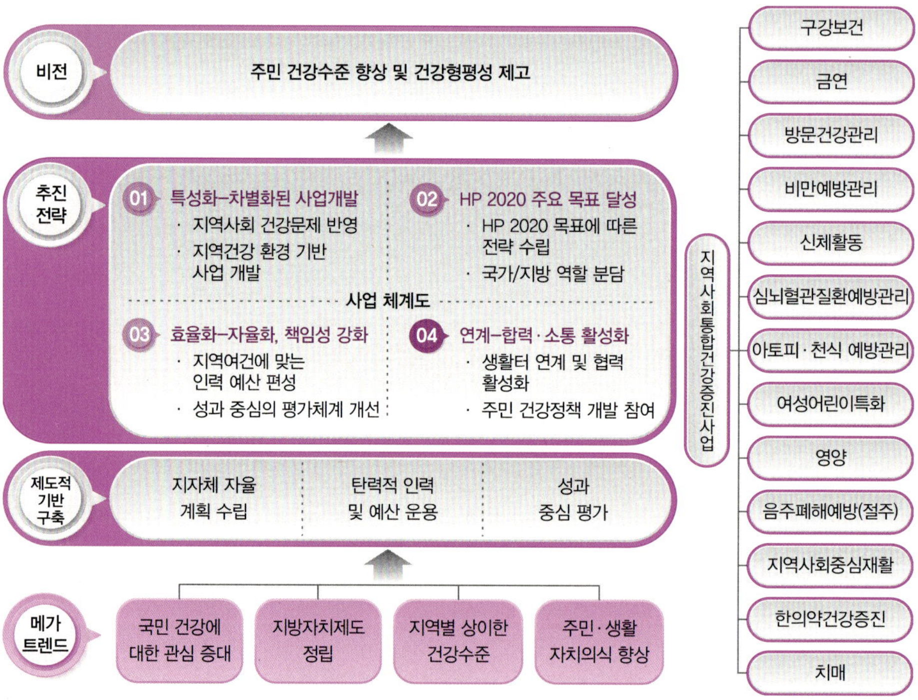

비전
주민 건강수준 향상 및 건강형평성 제고
추진 전략
01 특성화-차별화된 사업개발
· 지역사회 건강문제 반영
· 지역건강 환경 기반 사업 개발
02 HP 2020 주요 목표 달성
· HP 2020 목표에 따른 전략 수립
· 국가/지방 역할 분담
사업 체계도
03 효율화-자율화, 책임성 강화
· 지역여건에 맞는 인력 예산 편성
· 성과 중심의 평가체계 개선
04 연계-합력·소통 활성화
· 생활터 연계 및 협력 활성화
· 주민 건강정책 개발 참여
제도적 기반 구축
지자체 자율 계획 수립
탄력적 인력 및 예산 운용
성과 중심 평가
메가 트렌드
국민 건강에 대한 관심 증대
지방자치제도 정립
지역별 상이한 건강수준
주민·생활 자치의식 향상
지역사회통합건강증진사업
구강보건
금연
방문건강관리
비만예방관리
신체활동
심뇌혈관질환예방관리
아토피·천식 예방관리
여성어린이특화
영양
음주폐해예방(절주)
지역사회중심재활
한의약건강증진
치매

그림 6-7 지역사회 통합건강증진사업의 비전 및 전략과 13개 주요 사업영역

---

190) 한국건강증진개발원 2020년 지역사회 통합건강증진사업 안내: https://www.khealth.or.kr/kps/publish/view?menuId=MENU00890&page_no=B2017003&pageNum=1&siteId=&srch_text=2020년+지역사회+통합건강증진사업+&srch_cate=&srch_type=ALL&str_clft_cd_list=&str_clft_cd_type_list=&board_idx=10348

지역사회통합 건강증진사업의 모형은 개선하고자 하는 주요 건강 문제 · 대상 집단 · 수행 방법을 모두 고려하여 다수준적 접근으로 사업을 구상하고 추진하도록 권장하며, 2020년 건강 관련 핵심성과지표 가운데 지자체에서 자율적으로 선정하여 이에 따른 사업 계획을 추진한다.

표 6-6 2020년 핵심성과지표

건강생활 실천	만성질환 예방 · 관리
① 성인 남자 현재 흡연율	⑬ 혈압 인지율
② 흡연자의 금연 시도율	⑭ 혈당 인지율
③ 비흡연자의 직장 실내 간접흡연 노출률	⑮ 1년 후 300일 이상 고혈압 투약 순응률
④ 월간 음주율	⑯ 1년 후 300일 이상 당뇨 투약 순응률
⑤ 고위험 음주율	
⑥ 영양표시 독해율	
⑦ 5일 이상 아침 식사 실천율	
⑧ 걷기 실천율	
⑨ 중등도 이상 신체활동 실천율	
⑩ 비만 유병률	
⑪ 모유 수유 실천율	
⑫ 어제 점심 식사 후 칫솔질 실천율	

(2) 지표의 설정과 작성

① 목표 지표의 설정에서는 객관적이고 통계적인 검증에 따라 설정해야 하며, 변화율(%)을 볼 것인지 차이(−)를 볼 것인지, 또한 평균(mean)을 사용할 것인지 중앙값(median)을 사용할 것인지 등을 모두 고려해 계획단계에서부터 구체적으로 작성해야 한다.

그 밖에도 투입된 예산이나 인력을 나타내는 지표(투입지표), 사업 과정 중에 확인되는 지표(과정지표), 사업 완료 후 단기에 확인 가능한 1차 산출물을 나타내는 지표(산출지표), 장기적인 사업의 효과와 영향을 나타내는 지표(결과지표) 등의 자체 성과지표를 구분하고 결과지표를 중심으로 작성되어야 한다. 단순히 단기간 내의 성과를 확인하는 산출지표보다는 장기적 영향평가가 사업의 목적 달성 여부를 객관적으로 판단하는 지표가 되므로 반드시 결과지표 중심으로 계획을 수립한다.

② 모든 사업과 마찬가지로 지역사회 구성원의 인구 · 사회학적 특성과 사회 · 심리적 특성을 충분히 반영하고, 대상 인구 집단의 건강 관련 문제와 이에 따른 요구를 파악해야 한다. 이를 기준으로 제시된 사업 영역과 핵심성과지표를 기준으로 사업의 우선순위를 결정하고, 해당 지역의 문제를 개선하기 위한 사업 목적을 정하여 문제점과 목적 · 사업대상 · 내용 등이 연계될 수 있도록 설계해야 한다.

③ 또한, 지역사회 내에서도 소수 집단이나 실제로 건강 취약계층이 존재할 가능성이 있다. 이러한 취약계층이 소외되지 않도록 우선순위 선정에 있어서 단순히 요구 빈도나 대상 집단의 규모만으로 결정해서는 안 된다.

3. 역학과 보건통계

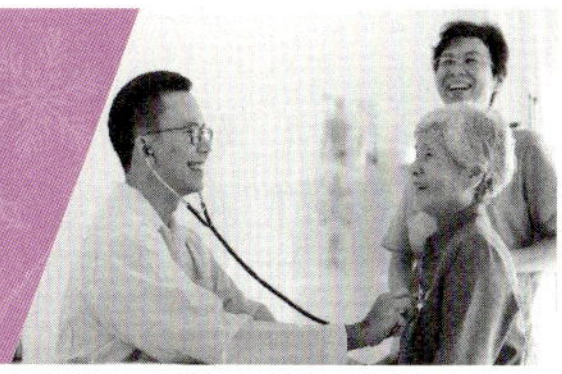

Check Point 역학의 정의와 특히, 자주 출제되는 역학 자료의 수집 방법에 관한 내용을 숙지한다. 또한, 각 급 감염병의 주요 내용을 최근에 개정된 내용을 중심으로 기본적으로 파악해 두어야 한다. 통계의 활용에서는 이산변수와 연속변수의 내용을 파악하고, 확률에서 베이즈의 정리와 가설에 관한 내용을 비교해 둔다. 나아가 보건지표 상에서 각 지표와 관련된 내용은 반드시 숙지해야 한다.

1. 역학

1. 역학의 정의

과거 감염병이 많이 발생하여 감염병의 발생 기전과 전파 경로를 밝히는 것이 주요 보건 문제였던 시절에 이를 연구하는 학문으로서 전염병 역(疫)에 배울 학(學)을 이용하여 역학(疫學, epidemiology)이라는 용어를 사용하게 되었다.

역학

疫學
전염병 역 배울 학

EPIDEMIOLOGY
UPON PEOPLE SCIENCE

[인구집단에서 발생하는 질병을 연구하는 학문]

그림 6-8 역학을 의미하는 용어

그러나 시대가 변화함에 따라 급성감염병 이외에도 만성 감염질환과 만성 퇴행성질환 등으로 주요 보건 문제가 변화함에 따라 역학에 대한 정의도 확장되었다. 오늘날 역학은 아래와 같이 정의되고 있다.

"The Study of the distribution and determinants of health-related states or events in specified populations and the application of this study to control of health problems.[193)194)]"

"인구집단에서 질병의 분포양상과 이 분포양상을 결정하는 요인을 연구하는 학문[195)]"

즉, 역학은 인구집단에서 발생하는 질병을 연구하는 학문으로 역학 연구의 기본적인 가정은 "모든 질병은 우연히 발생하지 않는다."라고 시작하며, 필연적 이유가 있기 때문에 그 결과로 질병이 발생하였을 것이라는 인과론에 근거한다. [191)192)193)]

질병의 발생은 단순히 한 가지 요인에 의해 발생하는 필요충분조건으로 설명되지 않으며, 다양한 요인들의 상호작용으로 발생하기 때문에 결과(질병의 발생)에 대한 원인(위험요인)은 필요조건으로만 작용한다. 즉, 위험요인에 노출되더라도 반드시 결과 질병이 발생하지 않을 수 있으며, '위험요인의 노출은 질병 발생의 위험을 높인다.'라고 설명할 수 있다.

2. 역학 연구 방법에 따른 분류

역학 연구의 방법에 따라 기술역학 · 분석역학 · 실험역학 · 이론역학 · 분자역학 등으로 구분되는데, 실제 보건학에서 가장 많이 사용하는 연구 방법은 기술역학과 분석역학이다.

(1) 연구 설계에 따른 분류

역학 연구는 연구 설계(study design)에 따라 관찰연구와 실험연구로 구분할 수 있다. 이는 연구 결과에 대한 요인의 노출이 자발적인가 혹은 연구자의 개입(intervention)이 존재하는가에 따라 구분된다.

191) Porta, M. (Ed.). A dictionary of epidemiology. Oxford university press. 2014.
192) Celentano, D. D., Mhs, S., & Szklo, M. Gordis. Epidemiología. Elsevier. 2019.
193) 대한예방의학회. 예방의학과 공중보건학. 계축문화사. 2019.

1) 관찰연구(Observational study)

관찰연구는 연구자가 연구대상자를 요인에 대한 노출과 결과의 연관성을 관찰(observe)하는 역학적 연구 방법으로, 연구자의 요인 노출에 대한 개입이 없다. 크게 기술역학 연구와 분석역학 연구가 있다.

① 기술역학(Descriptive epidemiology)

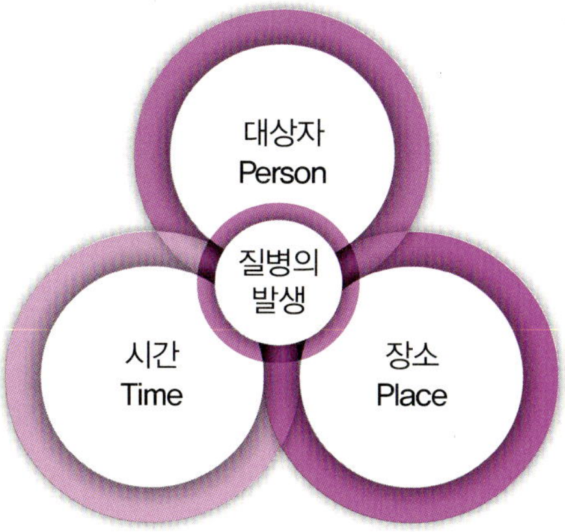

그림 6-9

기술역학은 말 그대로 역학적 사실을 관찰하고, 그 사실을 서술(describe)하는 것을 의미한다.

질병에 대한 역학적 사실을 서술할 때에는 일어난 사건(event, 질병의 발생)을 시간(time)과 대상자(person), 그리고 장소(place) 순으로 특성을 관찰하여 자세히 서술한다. 또한, 여러 사건을 조사하여 비교하기 위해서는 표준화된 조사 서식이 필수적이다. 보통 사례연구(case report), 감시(surveillance), 생태학적 연구(ecological study), 단면연구(cross-sectional study)가 속한다.

② 분석역학(Analytic epidemiology)

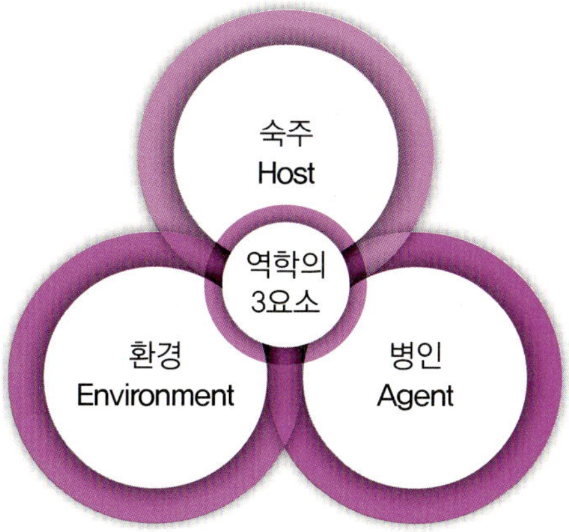

그림 6-10

분석역학은 질병 발생의 원인으로 추정되는 위험요인과의 관계에 대하여 가설을 확립하고 이를 과학적 근거(통계적 방법 등)에 의해 검증하고 질병 발생 및 사망 등에 대한 위험도를 비교하는 것을 의미한다.

역학의 3요소라고 하는 숙주(host), 환경(environment), 병인(agent)의 특성을 고려 하여 명확한 가설(hypothesis)을 확립하고 이를 증명하여 질병 발생과 관련된 요인을 파악하는 데 활용한다. 보통 코호트 연구(cohort study), 환자-대조군 연구(case-control study) 등이 여기에 속한다.

이 외에도 역학에서는 주요 원인에 따른 분류(감염병역학, 유전역학, 직업역학, 영양역학, 사회역학 등), 결과의 종류에 따른 분류(감염병역학, 암역학, 심혈관질환역학 등) 등 여러 가지 기준에 의해 종류가 구분되며, 최근 질병의 위험요인을 검증하는 방법이 많이 개발되며 관련 분야가 점차 확대되어 가는 추세이다.

2) 실험연구(Experimental study)

실험연구는 연구 대상자의 선정, 연구 주제에 따른 주요 요인이나 관련 요인 등의 노출에 연구자의 중재가 있어 연구 과정 중에서 발생 가능한 편견(bias)을 통제하는 연구 방법이다.

① 대부분 신약 개발 과정에서 '기존의 약제 효과보다 신약의 약제 효과가 뒤떨어지지 않는다(비열등성 평가 연구).'라든가 '기존 약제 효과와 신약 약제 효과에는 차이가 없다(동등성 평가).'라든가 '기존의 약제 효과에 견줘 신약의 약제효과가 더 좋다(우월성 평가).'등에서 주로 사용된다.

이처럼 역학 연구 설계에 따라서 요인(X)과 결과(Y) 사이의 연관성(X ↔ Y)을 살펴보거나, 요인이 결과의 필요 혹은 필요-충분 요인이 된다는 인과관계(X → Y)를 살펴볼 수 있다.

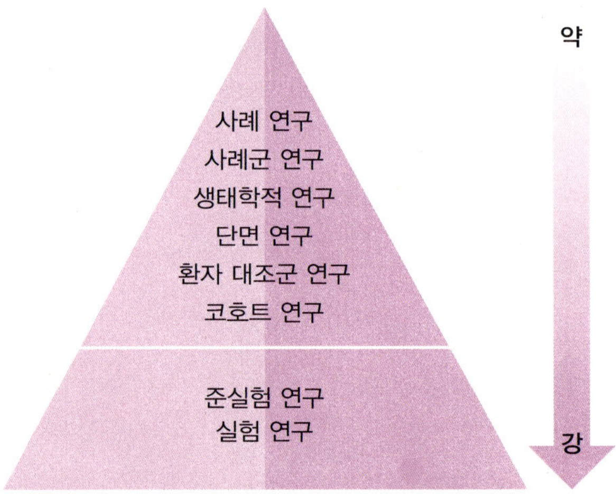

② 실제 역학 연구에서는 이러한 설계에 따른 연구 결과가 근거 수준으로서 얼마큼 강력한지를 평가할 수 있는데, 단순히 연관성이 있다는 것보다 결과(Y) 발생에 있어 요인(X)이 원인이 된다는 것을 증명할 때 근거 수준이 높다(더 강력하다)고 설명할 수 있다.

(2) 자료 조사 방법에 따른 분류

① 양적 연구(Quantitative research)

양적 연구는 다수를 대상으로 표준화된 대량의 자료를 수집하는 방법을 의미한다. 계량적 자료 수집으로 통계적 기법을 사용하여 더욱 객관적인 지표를 산출할 수 있으므로 다른 유사 연구와 비교가 가능하다는 점에서 큰 장점이 있다. 특히 연구 대상 집단의 전체적인 특성을 파악할 수 있어 모집단을 대표할 수 있는 표본에 대한 조사가 적절하게 이뤄졌을 경우에는 모집단에 대해 조사를 하지 않더라도 그 결과로 모집단을 대표하는 결과라고 말할 수 있다.

다만, 양적 연구의 장점은 단점이 될 수도 있는데, 계량적으로 집단의 특성을 설명하다 보니 개개인의 특성을 모두 반영하지 못하고 집단의 현상에 따라 그 결과가 도출된다. 이러한 현상이 일반화의 오류(fallacy of generalization)이다. 또한, 조사 시점에 이미 측정 · 수집된 2차 자료를 사용하는 경우 추가 조사가 불가능하다는 한계가 있어 연구 주제가 제한적이고, 계량화된 조사 도구는 표준화된 자료를 수집할 수 있다는 점에서 장점이 될 수 있지만, 문항의 종류와 보기에 해당하는 응답 값이 없거나 조사 시점에 미처 고려하지 못할 경우에는 분석에 제한점으로 남게 된다.

그 밖에 집단을 대상으로 하기에 이론에 근거한 검증 이외에 새로운 가설을 도출하기 어렵고, 같은 주제에 관한 연구라고 하더라도 집단의 성격에 따라 결과가 상이해 연구 재현이 어렵다.

이러한 양적연구의 특성상 집단이나 국가 등 다수에서 나타나는 현상을 파악하여 서로 비교가 가능하도록 제시하는 데 많이 사용한다.

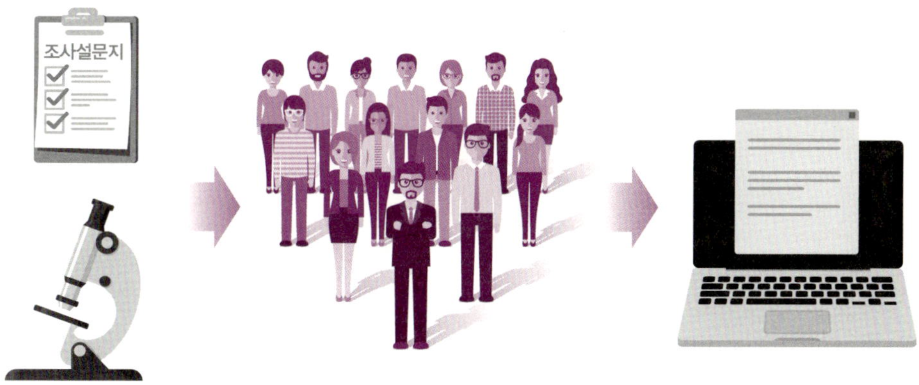

그림 6-11 양적 연구 자료의 수집

② 질적 연구(Qualitative research)

질적 연구는 계량화할 수 없는 일반적인 사회 현상을 있는 그대로 조사하는 방법으로 보통 인터뷰나 상담 등의 방법이 여기에 포함된다. 동일한 상황에서 개개인이 느끼는 다양한 상태를 파악할 수 있다는 점에서 양적 연구와는 달리 새로운 가설을 발견하는 데 용이하다. 또한, 비형식적인 방법으로 조사(비디오 녹화, 녹음 등)가 가능해 언어적 자료 이외에 비언어적 자료(표정, 제스처, 행동 변화 등)에 대한 수집이 가능하다.

조사에 참여한 특정 집단의 성향이 연구 결과에 영향을 미칠 수 있고, 동일한 조사 내용이더라도 연구자의 주관적 해석이 반영되어 해석에 주의를 필요로 한다. 또한, 대상자의 의견을 범주화하는 과정에서 표준화된 방법으로 수집한 양적 연구에 비해 의미가 왜곡될 수 있고, 연구자의 연구 수행능력이 연구 결과에 많은 영향을 미침으로써(설문 시 대상자와의 유대관계 형성, 솔직한 응답 유도 등) 연구자의 숙련도가 중요하다.

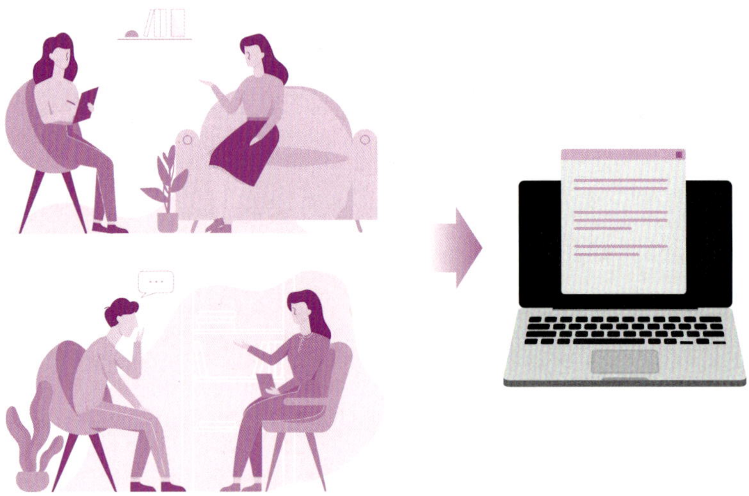

그림 6-12 질적 연구 자료의 수집

③ 통합연구방법론(Mixed research methods)

통합연구방법론은 양적 연구와 질적 연구를 모두 활용하여 각 연구의 장점을 부각하고, 단점을 보완할 수 있다.

통합연구자료는 양적 연구 자료를 통해 집단의 특성이나 유사성을 고려하여 비교 가능한 객관적 지표를 산출할 수 있고, 이를 통한 현재 경향을 파악하여 일반화된 사실을 증명할 수 있다. 동일한 주제에 대한 질적 연구 자료를 통해 확인된 가설의 사회적 현상이 반영된 이유를 파악하여 제시할 수 있고, 이와 관련된 새로운 가설을 도출할 수도 있다. 또한, 새롭게 도출된 가설을 다시 동일한 주제의 양적 연구 자료를 이용하여 검증할 수 있다.

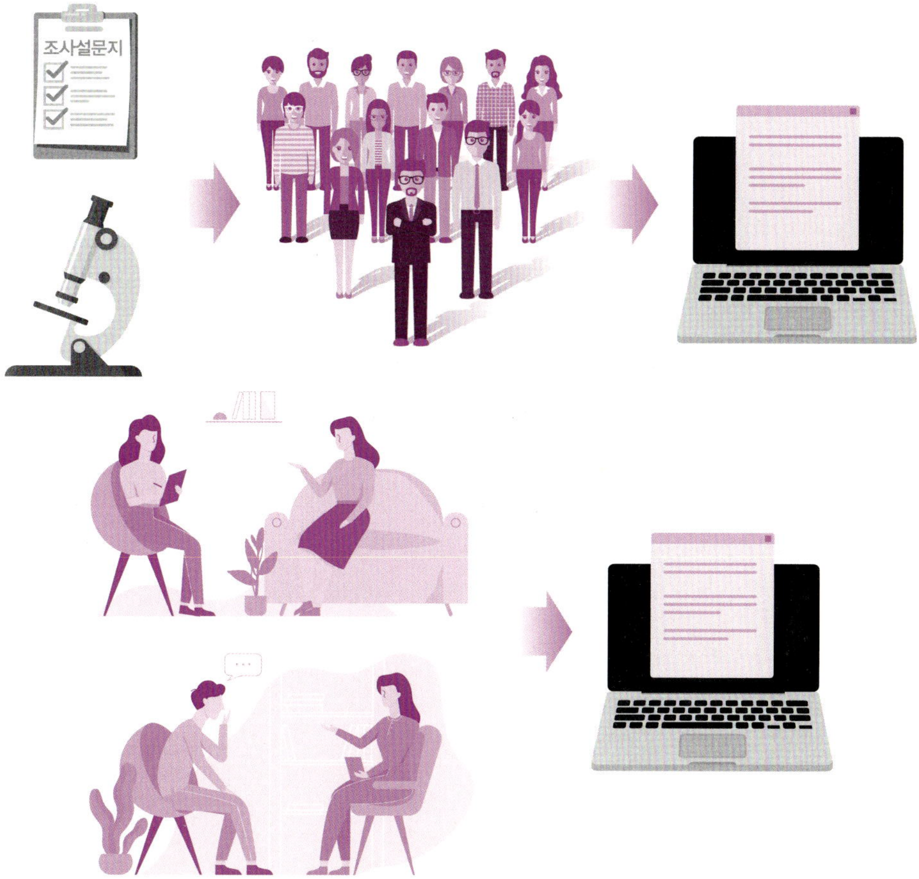

그림 6-13 통합연구방법 자료의 수집

3. 역학 자료의 종류

(1) 자료 수집 방법에 따른 분류

① 1차 자료(primary data)

1차 자료는 연구자가 연구 목적에 의해 특정 가설을 검증하고자 직접 수집한 자료로 인구 집단을 대상으로 하는 설문조사나 생체시료검사 등이 포함된다. 사람을 대상으로 하는 연구에서는 생명윤리 및 안전에 관한 법률[194]에 따라 인간의 존엄과 가치를 침해하거나 인체에 위해를 끼치는 것을 방지하기 위해 기관생명윤리위원회(Institutional Review Board, IRB)[195]를 통해 연구 수행 전 연구계획을 승인받아야만 조사가 가능하다.

194) 생명윤리 및 안전에 관한 법률: http://www.law.go.kr/법령/생명윤리및안전에관한법률
195) 기관생명윤리위원회 정보 포털: https://www.irb.or.kr/

연구자가 직접 수집한 자료로 조사 설문 · 전화 인터뷰 · 심층 인터뷰 등이 모두 포함되며, 대개 2차 자료 보다 규모가 작은 편이다.

② 2차 자료(secondary data)

2차 자료란 연구가 아닌 다른 목적으로 수집되었거나, 연구를 목적으로 수집되었으나 연구자가 직접 수집한 자료가 아닌 기관이나 타 연구자에 의해 수집된 원시자료를 받아 연구에 활용하는 것을 말한다. 2차 자료에는 통계청 자료[196], 국민건강보험공단과 건강보험심사평가원의 청구자료[197], 질병관리청의 국민건강영양조사[198], 지역사회건강조사[199], 유전체역학조사사업[200], 만성감염질환 코호트 연구[201] 등이 포함된다.

③ 감시 자료(surveillance data)

국제보건기구(WHO)는 공중보건 감시에 대하여 공중보건 실무(public health practice)의 계획 · 구현 · 평가에 필수적인 건강 관련 자료를 지속적이고 체계적으로 수집 · 분석 · 해석하는 것으로 질병 예방 및 통제 조치를 알리기 위해 감시를 수행한다고 정의하였다[202].

감시자료는 대부분 감염병의 현황과 유행 수준과 규모를 확인하는 데 사용된다. 유행의 수준과 규모는 한정된 지역에서 풍토병 수준의 유행(endemic), 방대한 지역에서의 유행(epidemic), 그리고 국가와 대륙 등 지역적 한계를 벗어난 전 세계적인 범유행(pandemic)으로 구분할 수 있는데, 현재 역학적 근거에 따라 정확하게 endemic과 epidemic 및 pandemic을 구분하는 기준은 없다.

우리나라는 감시가 필요한 감염병에 대하여 법정 감염병으로 지정하여 감시체계를 운영하고 있는데 기존 5개 군으로 구분하여 관리하던 법정 감염병 제도를 2020년 1월 1일부터 4개 급으로 구분하였고 이에 속하는 질병은 아래 표와 같다. 질병관리청은 법정 감염병 신고현황에 따라 통계자료를 공개하며 질병관리청 감염병 포털[203]에서 현재 감염병 발생 현황을 파악할 수 있다.

196) KOSIS 국가통계포털: https://kosis.kr/index/index.do
197) 국민건강보험공단 자료공유서비스: https://nhiss.nhis.or.kr/bd/ay/bdaya001iv.do
198) 질병관리청 국민건강영양조사: https://knhanes.cdc.go.kr/knhanes/main.do
199) 질병관리청 지역사회건강조사: https://chs.cdc.go.kr/chs/index.do
200) 질병관리청 한국인유전체역학조사사업: http://www.cdc.go.kr/contents.es?mid=a40504010000
201) 질병관리청 만성감염질환코호트사업: http://www.cdc.go.kr/contents.es?mid=a40507010000
202) WHO 공중보건감시: https://www.who.int/immunization/monitoring_surveillance/burden/vpd/en/
203) 질병관리청 감염병포털: http://www.cdc.go.kr/npt/biz/npp/nppMain.do

법정 감염병 가운데 제1급~제3급 감염병은 발생 현황을 모두 감시하는 전수감시체계를 운영하고 있으며, 신고 주기는 제1급의 경우는 발생 즉시 보고하게 되어 있고, 제2~제3급 감염병은 발생 후 24시간 이내에 보고하는 것으로 되어 있다. 이외에 제4급 감염병은 표본감시체계를 운영하고 있는데, 이는 발생하는 모든 환자를 신고·보고하도록 규정되어 있는 전수감시와는 달리 지정된 표본감시기관에서 환자 발생 시 발생 시점으로부터 7일 이내에 보건소와 시·도 담당 부서를 통해 질병관리청으로 신고하게 되어있다[204]. 표본감시기관의 지정 기준은 표본 감시 감염병의 특성에 따라 구분되어 있으며, 감염병 관리사업지침에 정확히 명시되어 있다[205]. 또한, 이 외에도 주요 법정 감염병별 사용지침을 공개하여 표준화된 감시체계를 운영하고 있다.

표 6-7 법정 감염병

〈2020. 12. 15 개정〉

구분	제1급감염병	제2급감염병	제3급감염병	제4급감염병
특성	생물테러감염병 또는 치명률이 높거나 집단 발생의 우려가 커서 발생 또는 유행 즉시 신고, 음압격리와 같은 높은 수준의 격리가 필요한 감염병 (17종)	전파가능성을 고려하여 발생 또는 유행 시 24시간 이내에 신고, 격리가 필요한 감염병 (21종)	발생을 계속 감시할 필요가 있어 발생 또는 유행 시 24시간 이내 신고하여야 하는 감염병 (26종)	유행 여부를 조사하기 위하여 표본감시 활동이 필요한 감염병 (23종)
종류	• 에볼라바이러스병 • 마버그열 • 라싸열 • 크리미안콩고출혈열 • 남아메리카출혈열 • 리프트밸리열 • 두창 • 페스트 • 탄저 • 보툴리눔독소증 • 야토병	• 결핵 • 수두 • 홍역 • 콜레라 • 장티푸스 • 파라티푸스 • 세균성이질 • 장출혈성대장균감염증 • A형간염 • 백일해 • 유행성이하선염	• 파상풍 • B형간염 • 일본뇌염 • C형간염 • 말라리아 • 레지오넬라증 • 비브리오패혈증 • 발진티푸스 • 발진열 • 쯔쯔가무시증 • 렙토스피라증 • 브루셀라증	• 인플루엔자 • 매독(梅毒) • 회충증 • 편충증 • 요충증 • 간흡충증 • 폐흡충증 • 장흡충증 • 수족구병 • 임질 • 클라미디아감염증 • 연성하감

〈계속〉

204) 주별 감시자료의 경우 감염병 포털에 주 단위로 통계자료를 공개함.

205) 질병관리청 감염병포털 2020년 감염병관리사업지침: http://www.cdc.go.kr/npt/biz/npp/portal/nppPblctDtaView.do?pblctDtaSeAt=7&pblctDtaSn=2060

구분	제1급감염병	제2급감염병	제3급감염병	제4급감염병
종류	• 신종감염병증후군[1] • 중증급성호흡기증후군(SARS) • 중동호흡기증후군(MERS) • 동물인플루엔자 인체감염증 • 신종인플루엔자 • 디프테리아	• 풍진 • 폴리오 • 수막구균 감염증 • b형헤모필루스인플루엔자 • 폐렴구균 감염증 • 한센병 • 성홍열 • 반코마이신내성황색포도 알균(VRSA) 감염증 • 카바페넴내성 장내세균속균종(CRE) 감염증 • E형간염	• 공수병 • 신증후군출혈열 • 후천성면역결핍증(AIDS) • 크로이츠펠트-야콥병(CJD) 및 변종크로이츠펠트-야콥병(vCJD) • 황열 • 뎅기열 • 큐열 • 웨스트나일열 • 라임병 • 진드기매개뇌염 • 유비저 • 치쿤구니야열 • 중증열성 혈소판감소증후군(SFTS) • 지카바이러스 감염증	• 성기단순포진 • 첨규콘딜롬 • 반코마이신내성장알균(VRE) 감염증 • 메티실린내성황색포도알균(MRSA) 감염증 • 다제내성 녹농균(MRPA) 감염증 • 다제내성 아시네토박터바우마니균(MRAB) 감염증 • 장관감염증[2] • 급성호흡기감염증[3] • 해외유입기생충감염증[4] • 엔테로바이러스감염증 • 사람유두종바이러스 감염증
감시 방법	전수감시	전수감시	전수감시	표본감시
신고[5]	즉시	24시간 이내	24시간 이내	7일 이내
보고[6]	즉시	24시간 이내	24시간 이내	7일 이내

1) 신종감염병증후군: 급성출혈열증상, 급성호흡기증상, 급성설사증상, 급성황달증상 또는 급성신경증상을 나타내는 신종감염병증후군

2) 장관감염증: 살모넬라균 감염증, 장염비브리오균 감염증, 장독소성대장균(ETEC) 감염증, 장침습성대장균(EIEC) 감염증, 장병원성대장균(EPEC) 감염증, 캄필로박터균 감염증, 클로스트리듐 퍼프린젠스 감염증, 황색포도알균 감염증, 바실루스 세레우스균 감염증, 예르시니아 엔테로콜리티카 감염증, 리스테리아 모노사이토제네스 감염증, 그룹 A형 로타바이러스 감염증, 아스트로바이러스 감염증, 장내 아데노바이러스 감염증, 노로바이러스 감염증, 사포바이러스 감염증, 이질아메바 감염증, 람블편모충 감염증, 작은와포자충 감염증, 원포자충 감염증

3) 급성호흡기감염증: 아데노바이러스 감염증, 사람 보카바이러스 감염증, 파라인플루엔자바이러스 감염증, 호흡기세포융합바이러스 감염증, 리노바이러스 감염증, 사람 메타뉴모바이러스 감염증, 사람 코로나바이러스 감염증, 마이코플라스마 폐렴균 감염증, 클라미디아 폐렴균 감염증

4) 해외유입기생충감염증: 리슈만편모충증, 바베스열원충증, 아프리카수면병, 샤가스병, 주혈흡충증, 광동주혈선충증, 악구충증, 사상충증, 포충증, 톡소포자충증, 메디나충증

5) 신고 : 의사, 치과의사, 한의사, 의료기관의 장 → 관할 보건소로 신고

6) 보고 : 보건소장 → 특별자치도지사 또는 시장 · 군수 · 구청장 → 특별시장 · 광역시장 · 도지사 → 질병관리청으로 보고

2. 보건학에서 통계의 활용

1. 보건학에서의 통계

(1) 통계자료의 활용

통계학은 모집단의 특성을 규명하기 위해 모집단의 특성을 나타내는 변수를 조사하고, 이 변수를 계량적으로 측정하여 다양한 표 혹은 그림(그래프 등)으로 제시하는 학문이다. 모집단에 대한 전수조사는 현실적으로 불가능하기 때문에 대부분 표본(sample)에 대한 조사를 시행하고 모수를 추정(estimation)과 가설검정(hypothesis testing)으로 추론한다.

이러한 이유로 통계자료를 이용할 때에는 도출된 결과가 전체의 모집단의 특성을 무조건 대표한다고 생각해서는 안 되며, 아래 몇 가지 수칙을 고려해야만 한다.

통계자료 이용시 지켜야 할 수칙

- 명확한 주제와 가설 설정
- 구체적인 연구 설계
- 수집된 자료에 대한 효율적인 정제
- 적절한 분석 방법의 활용
- 객관성 있는 해석

(2) 변수의 종류

양적 자료를 활용하여 계량화하는 과정에서 가장 많이 사용되는 변수의 형태는 크게 이산변수와 연속변수로 구분된다. 이산변수는 우리가 알고 있는 범주형 변수로 특성에 따라 군을 나누고, 각 군에 응답 값이 서로 독립(independent)이며, 연속변수는 산술연산이 가능하며 정수 혹은 소수점 단위의 모든 구간을 측정할 수 있는 변수를 말한다.

표 6-8 변수의 형태와 정의 및 예시

구분		내용	예시
이산변수	명목척도 (Nominal scale)	특성에 따라 이름이 부여되고, 서로 독립적인 범주로 구분되는 변수	성별, 혈액형, 질병 발생 여부, 흡연 여부 등
	순위척도 (Ordinal scale)	특성의 상대적 크기를 구분하고, 각 범주 간 서열 성을 포함하는 변수	경제적 수준, 교육 수준, 암의 병기 등
연속변수	구간척도 (Interval scale)	측정치 크기의 차이(+,−)를 논할 수 있는 척도	온도, 통증 정도 등
	비율척도 (Ratio scale)	측정치 크기의 배수(+, −, ×, ÷)에 대한 관계를 논할 수 있는 척도	키, 체중 등

(3) 보건 통계의 기본 가정

1) 통계 분포

① 베르누이 분포(Bernoulli distribution)

결과가 둘 중 하나인 이분형 변수(binary variable)에서 나타나는 분포로 발생 가능한 모든 확률의 합은 1로 정의한다. 어떤 사건 A가 일어날 확률을 $P(A)$라고 할 때, 일어나지 않을 확률 $1-P(A)$에 대한 식은 아래와 같이 정의할 수 있다.

$$P(A)+(1-P(A))=1$$

② 이항 분포(Binomial distribution)

결과가 둘 중 하나인 이분형 변수(binary variable)에서 나타나는 분포로, 모든 확률이 독립적이며 매 시행에서의 성공률이 같다고 가정한다. 즉, 베르누이 분포를 반복적으로 시행한 것을 이항분포로 정의한다.

Q. 동전 던지기를 N번 반복했을 때, 앞면(Head)이 나올 확률 P는?

$$P(X=x)=\binom{n}{x}p^{x}\cdot(1-p)^{n-x}$$

$$P(x)=\frac{n!}{x!(n-x)!}\cdot p^{x}\cdot(1-p)^{n-x}$$

p: 사건이 일어날 확률, q: 사건이 일어나지 않을 확률$(1-p)$

③ **정규분포**(Normal distribution)와 **표준정규분포**(Standard normal distribution)

정규분포는 무한 번의 사건 시행(측정)을 가정으로 항상 종 모양의 그래프를 나타내며, 이때 x의 범위는 $-\infty < x < \infty$이다. 평균(mean)과 중앙값(median)은 항상 동일하다. 표준정규분포는 정규분포의 기본가정을 그대로 따르고, 평균이 0이고 분산이 1인 조건 [N(0, 1)]으로 표준화된 분포를 의미한다. 표준정규분포의 확률 값은 이미 모두 측정되어 있다(표준정규분포 표).

2) 확률

① **조건부 확률**(Conditional probability)

조건부 확률은 선행 사건이 발생한 후에 뒤이어 사후 사건이 발생하는 것에 대한 확률로 보건학에서 가장 기본이 되는 확률 가정이다. 예를 들어 흡연한 후에 폐암이 발생할 확률, 음주한 후에 알코올성 지방간이 발생할 확률, 바이러스에 감염된 후 관련 질병에 진단이 될 확률 등 선행사건에 뒤따르는 사후 사건의 발생 확률을 조건부 확률이라고 정의할 수 있다. A 사건이 일어났을 때, B 사건이 일어날 확률은 A가 있는 상태로 B가 일어날 확률(B given A)로 정의된다.

A 사건이 일어날 확률: P(A), B 사건이 일어날 확률: P(B)일 때,

A 사건이 일어났을 때 B 사건이 일어날 확률은 A만 일어난 경우 중($P(A)$)에 A와 B 사건이 동시에 일어날 조건($P(A \cap B)$)이므로 아래와 같이 설명할 수 있다.

$$P(B|A) = \frac{P(A \cap B)}{P(A)}$$

결국, 아래와 같이 정리할 수 있다.

$$P(A \cap B) = P(A) \cdot P(B|A)$$

② **전 확률 공식**(Total probability formula)

전 확률 공식은 전체의 표본공간에서 A 사건 이후 독립적인 추가 사건이 반복해서 일어날 때 함께 일어날 확률의 합이 A 사건이 일어날 확률과 같다는 것이다.

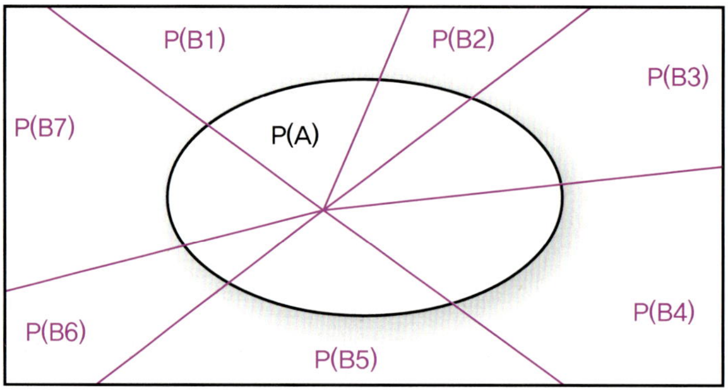

위 그림에서처럼 사건 A가 일어날 확률은 조건부 확률에 따라 A가 일어난 후에 B가 일어날 확률의 합과 동일하다는 것이다.

이를 수식으로 나타내면 아래와 같다.

$$P(A)=P(A\cap B1)+P(A\cap B2)+P(A\cap B3)+P(A\cap B4)$$
$$+P(A\cap B5)+P(A\cap B6)+P(A\cap B7)$$

앞선 조건부 확률의 공식에 따라 전 확률 공식의 공식을 정리할 수 있다.

$$P(A)=P(A|B1)P(B1)+P(A|B2)P(B2)+\cdots+P(A|B7)P(B7)$$

③ 베이즈의 정리(Bayes' theorem)

		질병의 유무	
		있음	없음
검사결과	양성	(a) True positive	(b) False positive (위양성)
	음성	(c) False negative (위음성)	(d) True negative

- 민감도(Sensitivity)
  질병을 가진 사람이 실제 진단검사에서 양성을 받을 확률 $\left(\frac{a}{a+c}\right)$
- 특이도(Specificity)
  질병이 없는 사람이 실제 진단검사에서 음성을 받을 확률 $\left(\frac{d}{b+d}\right)$
- 양성예측도(Positive predictive value, PPV)
  실제 검사에서 양성을 받은 사람이 질병이 있을 확률 $\left(\frac{a}{a+b}\right)$
- 음성예측도(Negative predictive value, NPV)
  실제 검사에서 음성을 받은 사람이 질병이 없을 확률 $\left(\frac{d}{c+d}\right)$

보통 진단검사에 사용하는 예측도의 기본 통계이론으로 수집된 자료의 사전 확률을 통해 사후 확률로 정의한다. 이 이론에 따르면 아래 2×2 교차 표를 통해 4가지를 설명할 수 있다.

$$\text{사후예측확률} = \frac{\text{사건의 확률}}{\text{사전 확률}}$$

3) 귀무가설(null hypothesis)과 대립가설(alternative hypothesis)

우리가 하는 통계적 검정은 대부분 비교하고자 하는 명확한 가설에 대해 실제 차이가 있는지를 말하고자 하는 것이다. 이에 연구 설계단계에서 가설이 명확해야 산출한 통계가 어떤 의미인지를 설명할 수 있다.

귀무가설(H0)은 "비교하고자 하는 군 사이에 차이가 없다."라고 의미하는 것이며, 대립가설(H1)은 귀무가설을 부정하며 "비교 대상 사이에 차이가 있다."라고 의미한다.

3. 보건 지표의 산출과 활용

1. 역학 지표

양적 자료를 활용한 역학 연구 결과는 서로 다른 자료에서 산출한 객관적 지표를 비교할 수 있다는 데에 장점이 있다. 주요 역학적 지표는 산출 공식이 정해져 있기 때문에 집단과 지역 및 국가별 지표를 비교하여 보건 수준을 평가하기도 한다.

(1) 역학 지표를 산출하기 위한 측정 방법(measurement method)

① 비(Ratio)

분자가 분모에 포함되지 않으며, 각각 독립된 측정값을 단순히 나누어 제시한 값이다. 성비(Sex ratio) 등이 포함된다.

$$\frac{A}{B} \qquad A:B$$

② 분율(Proportion)

전체 집단에서 어떤 특성을 가진 소집단의 상대적 비중을 나타낸 값이다. 분모에 분자가 포함되는 형태이며, 대부분 백분율(%)과 같은 형태로 표현한다. 비율은 0에서 1 사이의 값으로 나타내며, 치명률(fatality rate)이나 누적 발생률(cumulative incidence rate)

및 유병률(prevalence rate) 등이 포함된다.

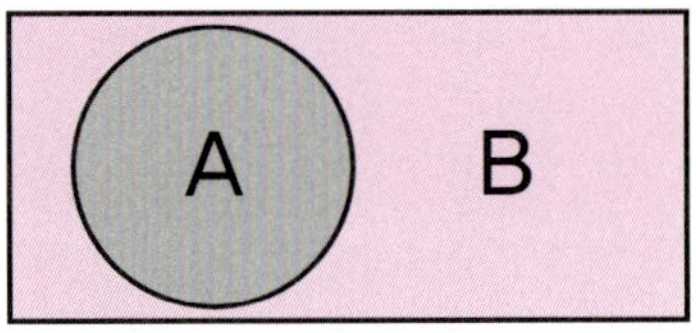

$$\frac{A}{A+B}$$

③ 율(Rate)

일정 기간 사건이 발생하는 수를 의미하며, 시간의 개념이 포함되어 있기 때문에 특정 시점이나 기간의 사건 발생률을 산출할 때 사용한다. 예를 들면 2019년 인구 1,000명당 사망률 등이 포함된다.

$$\frac{\text{일정 기간 동안의 사건 수}}{\text{일정 기간 동안의 평균 }N\text{수}} = 10^n$$

④ 보통율(Crude rate)

관측값에 어떠한 보정 없이 일정 기간 동안 전체 인구 집단에서 발생한 사건(출생, 사망 또는 질병 등)에 기초하여 산출한 값이다. 조율이라고도 하며 연간 지표(출생률, 사망률 등)를 산출할 때 사용한다.

$$\text{보통 출생률} = \frac{\text{연간 발생한 정상 출생 수}}{\text{연간 평균 인구 수}} = 10^n$$

$$\text{보통 사망률} = \frac{\text{연간 발생한 사망 수}}{\text{연간 평균 인구 수}} = 10^n$$

⑤ 특수율(Specific rate)

질병의 역학적 양상을 검토하기 위해 소집단 별로 측정한 율로 소집단을 구분하는 변수로는 나이나 성별 등의 변수가 주로 사용되며, 연령특수사망률(age-specific mortality rate) 등이 해당한다.

⑥ 보정률(Adjusted rate) 혹은 표준화율(Standardized rate)

특성이 서로 다른 두 집단의 사건에 대한 발생 혹은 질병 위험을 비교하기 위해 서로 다른 특성 변수를 조정 혹은 보정한 율로 인구 구조에서 나이 구조를 반영하여 산출한 지표인 연령보정률(age-adjusted rate) 등이 해당한다.

(2) 역학에서 질병의 상태를 나타내는 지표

① 발생률(Incidence rate)과 유병률(Prevalence rate)

발생률은 질병 이환 경험이 없는 대상 가운데 새로이 발생한 대상의 분율을 의미하며, 유병률과는 달리 발생 시점을 고려할 수 있다는 점에서 시간적 선후 관계가 포함됨을 알 수 있다. 이에 위험요인(Risk factor)과 질병과의 인과관계를 설명하기 위해서는 발생률을 기준으로 설명해야만 위험도로써 그 근거의 활용이 가능하다.

$$\text{발생률} = \frac{\text{정해진 기간 동안 새로이 진단 받은 사람의 수}}{\text{관찰 시작 시에 질병 발생 위험에 폭로된 사람의 수}} = 10^{n}$$

유병률은 현재 시점에 질병에 이환된 대상의 분율을 의미한다. 여기에서도 분모에서 말하는 시간적 개념에 따라 유병률이 구분될 수 있는데, 현재 시점의 인구집단에서의 유병률을 보는 것을 '시점 유병률(Point prevalence)'이라고 하며, 특정 기간의 인구집단에서의 유병률을 설명하는 것을 '기간 유병률(Period prevalence)'이라고 한다. 유병률은 이환된 환자의 비율을 나타내었다고 하여 '이환율'이라고도 불렀으나, 최근에는 유병률로 표준화하여 부르고 있다.

$$\text{시점 유병률} = \frac{\text{해당 시점에 질병 진단 경험이 있는 사람의 수}}{\text{특정 시점에서의 인구집단의 수}} = 10^{n}$$

$$\text{기간 유병률} = \frac{\text{해당 시점에 질병 진단 경험이 있는 사람의 수}}{\text{특정 기간에 인구집단의 수}} = 10^{n}$$

유병률을 분류하는 기준에 있어서 대부분 발생 시점을 고려하지 않고 조사하는 시점에 해당 질병이 있는지와 없는지만 조사하기 때문에 조사하는 방법에 따라 유병률이 구분된다.

시점 유병률(point prevalence)	현재 고혈압을 진단받은 적이 있습니까?
기간 유병률(period prevalence)	지난해에 고혈압을 진단받은 적이 있습니까?
누적 유병률(cumulative prevalence)	지난 평생 고혈압을 진단받은 적이 있습니까?
발생률(incidence rate)	지난 조사 이후 새롭게 고혈압을 진단받은 경험이 있습니까?

또한, 발생률과 유병률의 관계에는 아래와 같은 식으로 설명이 가능한데, 이는 질병의

발생률과 해당 질병의 이환 기간의 곱이 유병률과 동일하다는 것이다.

유병률＝발생률 × 이환기간

그림 6-14 발생률과 유병률의 연관성

발생률과 유병률은 왼쪽의 항아리 그림으로 그 연관성이 설명되는데, 질병의 특성상 치료가 잘 되는 질병이거나 사망률이 높은 질병의 경우에 발생률이 높더라도 유병률이 높지 않은 경우가 있다. 질환의 발생률이 높지는 않지만, 완치가 불가능하며, 약물치료 등의 방법으로 사망률이 낮은 경우에 유병률이 높을 수 있다.

표 6-9 유병률의 증가 및 감소 요인

유병률 증가 요인	유병률 감소 요인
• 질병의 이환 기간 연장 • 완치 없이 생존 기간이 연장된 만성질환 • 새로운 환자(발생률)의 급격한 증가 • 질병 감수성 자의 유입 • 진단시설의 확충 • 보고율의 증가(적극적인 진단검사)	• 질병의 이환 기간 감소 • 치명률이 높은 질환 • 새로운 환자(발생률)의 감소 • 건강인의 유입 • 환자의 유출(완치, 사망 등)

(3) 역학에서 사망을 나타내는 지표

사망률은 특정 기간의 인구집단에서 발생하는 사망의 빈도를 나타내는 지표이다. 대개 분모에는 시간에 대한 조건과 모집단이 되는 대상자 수, 그리고 분자에는 특정 기간, 사망원인, 특정 집단(성별 · 나이 등)에 대한 조건의 대상자 수에 따라 여러 종류의 상세 지표로 구분된다.

1) 보통 사망률과 치명률

특정지역의 총 인구 수에 대한 모든 원인에 의한 총 사망자 수의 비를 사망률(mortality)이라고 하며, 대부분 인구 규모에 따라 1천 명당, 1만 명당, 10만 명당 사망률을 지표로 표준화하여 사용한다. 기본적인 보통사망률(조사망률, Crude mortality)은 연앙인구 가운데 모든 원인의 사망자 총수로 정의되고, 거기에 천을 곱하면 천 명당 사망률, 만을 곱하면 만 명당 사망률, 10만을 곱하면 10만 명당 사망률로 정의된다.

$$사망률 = \frac{1년간\ 모든\ 원인의\ 총\ 사망자\ 수}{연앙인구} \times 100$$

사망률은 전체 인구의 수에 대비 모든 원인에 의한 총 사망자 수를 나타내지만, 특정 질병에 걸린 사람들 가운데 해당 질병(사망원인이 해당 질환이어야만 함)으로 사망한 환자의 수를 백분율로 나타낸 것을 치명률(fatality rate)이라고 한다.

$$치명률 = \frac{질병\ 발생\ 혹은\ 진단\ 후\ 특정\ 기간의\ 사망자\ 수}{특정\ 질병을\ 진단\ 받은\ 환자\ 수} \times 100$$

이 외에도 인구 특성학적 요인에 대한 총 사망률을 나타내는 특수사망률(specific mortality rate)과 특정 기간에 특정 사망 원인에 의한 사망자 수를 나타내는 비례사망률(proportionate mortality) 등도 사망률을 나타내는 지표 중 하나이다.

2) 보건 수준을 나타내는 대표적인 사망률 지표

① 영아 사망률(Infant mortality rate)

$$영아\ 사망률 = \frac{특정\ 기간\ 중\ 1세\ 미만\ 영아\ 사망자\ 수}{특정\ 기간의\ 출생아\ 수} \times 1,000$$

영아 사망률은 대개 특정 기간의 출생아 수에 해당 기간 영아(1세 미만) 모든 원인의 사망자 수를 나타낸 것으로, 감염 · 영아 · 산전 및 산후 관리 등의 보건 수준에 영향을 받는다. 그러므로 국가 간 의료 서비스에 대한 보건 수준을 비교하는 지표로 가장 많이 사용되는 지표이다.

② 신생아 사망률(Neonatal mortality rate)

$$신생아\ 사망률 = \frac{동일\ 기간\ 중\ 28일\ 미만\ 신생아\ 사망자\ 수}{특정\ 기간의\ 출생아\ 수} \times 1,000$$

대개 영아기는 신생아기(생후 28일 미만), 영아 후기(생후 28일~1년 미만)로 구분하여 사망률을 비교하고, 간혹 생후 1주일 미만(초생아기)을 세분화하여 비교하기도 한다. 신생아 사망률은 보통 신생아 1,000명당 사망률로 표기하기 위해 천분율을 사용하고, 동일 기간 중 28일 미만의 신생아가 사망한 수로 산출한다.

신생아의 사망원인은 대부분 모체에서부터 기인한 사망이거나 유전적 요인에 의한 사망으로 사실상 특정 수준 이하로 감소시키는 것이 어렵고, 현실적으로 0으로 만들 수 없다.

③ 알파 지표(α-index)

$$\text{알파 지표} = \frac{\text{영아 사망률}}{\text{신생아 사망률}}$$

영아 사망률과 신생아 사망률은 그 의미가 상이한데, 지역사회 보건 수준을 나타내는 영아 사망률과 피할 수 없는 원인으로 인한 신생아 사망률의 비가 1에 가까울수록 국가 건강 수준이 높다고 설명하며, 이를 알파 지표(α-index)라고 한다.

3) 인구 재생산 지표

① 조출생률(Crude birth rate)

특정 연도의 한 집단의 인구 1,000명당 출생아 수를 표기한 것으로 인구 구조에 따른 조건을 고려하여 출생 빈도를 나타내는 종합적 지표로 흔히 사용된다.

$$\text{조출생률} = \frac{\text{동일 연도의 출생아 수}}{\text{특정 연도의 연 평균 인구(혹은 연앙인구) 수}} \times 1{,}000$$

② 일반출산율(General fertility rate)

가임 나이(만 15세~49세)의 여성 인구 1,000명당 연간 출생아 수를 의미하며, 가임 나이는 국가마다 다를 수 있기 때문에 국가 간 지표 비교에 있어 유의해야 한다. 한 예로 우리나라의 경우에는 가임 나이를 49세까지로 정의하지만, 미국의 경우에는 44세까지로 정의하기 때문에 가임 나이의 기간이 짧다.

$$\text{일반출산율} = \frac{\text{동일 연도의 출생아 수}}{\text{특정 연도의 가임 연령 여성의 연 평균 인구(혹은 연앙인구) 수}} \times 1{,}000$$

③ 연령별 출산율(Age-specific fertility rate)

특정 연도에서 특정 연령군의 여성 인구 1,000명이 낳은 출생아 수로 연령별 출산율은 대부분 20~30대에 최고에 이르고 50세 전후에 0에 가까워진다.

$$\text{연령별 출산율} = \frac{\text{동일 연도의 동일 연령층 여성이 낳은 출생아 수}}{\text{특정 연도의 특정 연령군 여성의 연 평균 인구(혹은 연앙인구) 수}} \times 1{,}000$$

④ 합계출산율(Total fertility rate)

가임 여성 한 명이 평생 낳을 것으로 예상되는 평균 출생아 수로 가임 나이 내 연령군의 연령별 출산율[f(x)]을 합산하여 산출한다. 합계출산율이 높을수록 가임 여성 한 명이 출생하는 자녀의 수가 많다는 것이고, 국가별 출산율을 비교하는 보건지표로 사용된다.

$$\text{합계 출산율} = \sum_{n=15}^{49} f(x)$$

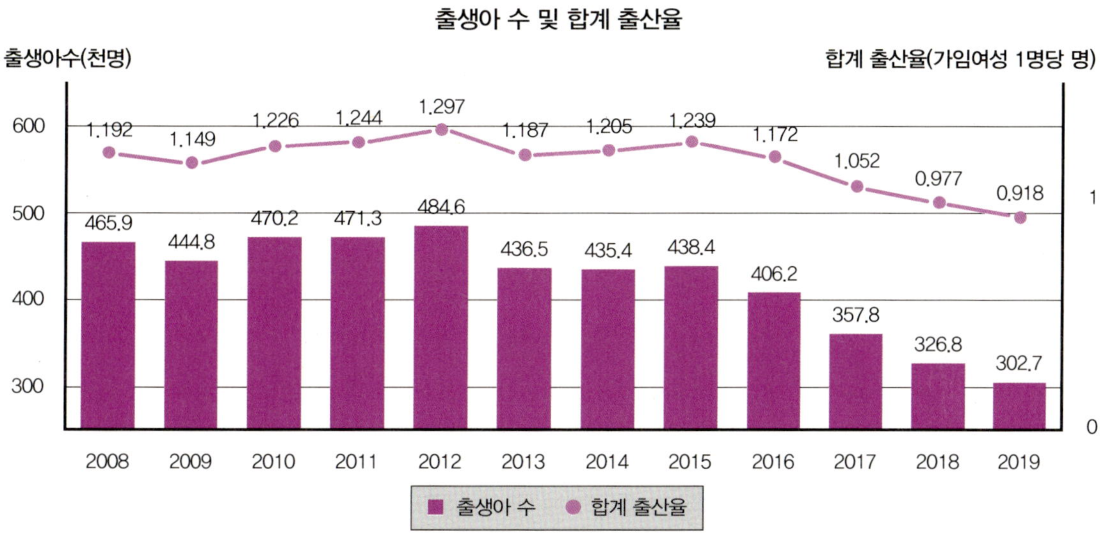

그림 6-15 • 2019년 총 출생아 수는 30만 2천 7백 명으로 전년보다 -7.4% 감소함.
• 합계 출산율은 0.918명으로 전년(0.977명) 보다 0.059명 감소함.

핵심문제 및 해설

01 보건교육에 대한 설명으로 옳은 것은?

① 보건교육은 개인의 질병 치료에 초점을 둔 이론이다.
② 보건교육은 경험만을 예시로 두는 교육이다.
③ 보건교육은 모든 조합의 학습 경험이다.
④ 보건교육은 3차 예방을 목적으로 한다.
⑤ 보건교육은 지역사회 건강증진이 주목적이다.

02 건강형평성에 대한 설명으로 옳은 것은?

① 건강에 대한 잠재적 기회는 누구에게나 공평하다는 것이다.
② 모두가 건강할 권리를 보장받는 것이다.
③ 인간은 적정 수준의 생활수준을 보장받을 권리가 있다는 것이다.
④ 건강의 결정요인이 모두 동등하다는 것이다.
⑤ 건강관련 지식이 골고루 분포되어야 한다는 것이다.

03 건강권에 대한 설명으로 옳지 않은 것은?

① 건강에 대한 권리
② 공중보건학적 조치에 대한 권리
③ 의료 서비스에 대한 권리
④ 권리와 의무는 있으나 강제할 수 없다는 지향적 권리
⑤ 건강권을 보증한다는 보편적 권리

Check point

▶ ③은 Green의 보건교육에 대한 정의이다.

▶ 건강권에 대한 의무를 헌법에 명시하고 이를 보장할 의무를 밝히는 것은 보증된 권리이다.

Answer

01 ③ 02 ① 03 ⑤

04 보건교육방법의 과정으로 옳지 않은 것은?

① 대상자 선정
② 요구도 파악
③ 교육방법 및 매체 선정/보완/개발
④ 보건교육 대상에 대한 임상적 중재
⑤ 보건교육 시행 및 평가

05 보건교육에서 고려할 사항이 아닌 것은?

① 학습자의 요구도
② 학습자의 태도
③ 학습자 분석
④ 교육자의 경제적 능력
⑤ 보건교육 평가

06 보건교육방법에 대한 설명으로 옳은 것은?

① 모든 보건교육방법은 교수자 중심방법에 속한다.
② 학습자 사이의 상호작용을 통해 건강문제를 해결하는 방법은 학습자 중심 방법이다.
③ 교수자 중심 학습방법은 의사소통이 원활하다.
④ 학습자 중심 방법은 교수자가 참여하지 않는다.
⑤ 의사소통중심방법은 교수자 사이의 의사소통을 통한 교육방법이다.

07 보건교육 매체로 옳지 않은 것은?

① 온라인 매체
② 오프라인 매체
③ 시청각 매체
④ 실시간 매체
⑤ 청각 매체

Check point

▶ **보건교육**에서는 임상적 진료나 치료 등의 중재가 포함되지 않는다.

▶ 보건교육에서는 학습자의 경제적 상황을 고려하지만, 교육자의 경제적 상황은 관련이 없다.

▶ 학습자 사이에서 정보와 의견을 나누고 협력하는 방법을 말한다.

▶ **실시간 매체**라는 것은 없으며, 온라인 매체를 실시간으로 활용하는 방법은 있다.

Answer

04 ④ 05 ④ 06 ② 07 ④

08 보건교육에서 고려할 점으로 옳지 않은 것은?

① 대상자의 연령 ② 대상자의 사회경제적 지위
③ 교수자의 요구도 ④ 대상자의 학습능력
⑤ 대상자의 요구도

09 보건교육 사업에 관한 설명으로 옳은 것은?

① 건강행동의 변화를 통한 사회적 비용을 감소하는데 목적이 있다.
② 반드시 다수의 교수자가 팀으로 구성해야 한다.
③ 직업·문화·종교·경제적 특성은 고려할 필요가 없다.
④ 사업장에서는 특수직업군에 대한 교육만 시행한다.
⑤ 의료기관에서는 환자를 대상으로 하는 보건교육만 있다.

10 건강증진과 관련이 없는 것은?

① 건전한 건강공공정책 구축 ② 지지적 환경 조성
③ 지역사회 활동 강화 ④ 개별 능력 향상
⑤ 과거 지향

11 건강증진 개입방법에 대한 설명으로 옳은 것은?

① 개인과 집단만 고려하면 된다.
② 조직에서의 규칙은 중요한 수준이 아니다.
③ 개인-조직-지역사회-중앙정부가 모두 개입한 다수준 모형이다.
④ 정책적 개입은 중요하지 않다.
⑤ 규모와 관계없이 개인 간 상호작용은 주요 개입 방법이 아니다.

Check point

▶ 보건교육에서는 교수자가 원하는 내용이 아닌 대상자의 요구도에 따라야 한다.

▶ **보건교육사업을 통해 유병 인구의 감소를 도모하면** 질병 관리를 위해 발생하는 사회적 비용이 감소한다.

▶ 건강증진은 미래 지향적이다.

▶ **건강증진의 개입 방법**에는 단순히 한 수준이 아닌 여러 수준에서 관여해야 한다.

Answer

08 ③ 09 ① 10 ⑤ 11 ③

12 건강증진사업에 대한 설명으로 옳은 것은?

① 국민건강증진종합계획은 10년마다 수립된다.

② 건강증진사업은 보건복지부가 단독으로 주관·수행한다.

③ 건강증진사업은 헌법에서 규정한다.

④ 건강증진사업의 목적은 건강수명의 연장과 건강형평성 제고이다.

⑤ 기대여명이 주요 성과지표이다.

13 아래 내용 가운데 역학의 정의로 옳지 않은 것은?

① 질병 발생의 원인을 규명하는 학문이다.

② 인구집단에서 발생하는 질병을 연구하는 학문이다.

③ 기본 가정은 "질병은 우연히 발생한다."이다.

④ 인과관계를 설명할 때 상관성은 반드시 필요-충분조건으로 제시되지 않는다.

⑤ 단순히 병원체와 질병 사이의 상관성만을 보는 것이 아니라 인구집단에서 발생할 수 있는 생태학/사회학/환경적 요인을 복합적으로 고려한다.

14 역학연구 설계 방법으로 옳지 않은 것은?

① 감시자료(Surveillance data)

② 인터뷰 자료(Interview data)

③ 단면연구자료(Cross-sectional data)

④ 코호트 자료(Cohort data)

⑤ 디지털 자료(Digital data)

Check point

▶ 매 5년마다 수립되며, HP 2020의 목적은 건강수명 연장과 건강 형평성 제고이다.

▶ 역학에서의 기본 가정은 '모든 질병은 우연히 발생하지 않는다.'이며 발생 원인이 있다는 것이다.

▶ 디지털 자료는 자료의 형태이며 자료의 설계 방법이 아니다.

Answer

12 ④ 13 ③ 14 ⑤

15

2019년 한 해에 발생한 A형 간염의 유행에 따른 신규 감염자 수와 연도별 신규 감염자 수의 변화 추이를 확인하고자 한다. 적절한 역학연구 설계 자료로 옳은 것은?

① 감시 자료(Surveillance data)

② 환자대조군연구(Case-control study)

③ 단면연구자료(Cross-sectional data)

④ 후향적 코호트 자료(Retrospective cohort data)

⑤ 전향적 코호트 자료(Prospective cohort data)

Check point

▶ 신규 감염자 수의 변화를 연도별로 살펴보기 위해서는 전수 감시 자료를 활용해야 한다.

16

1차 자료와 2차 자료의 특성으로 옳지 않은 것은?

1차 자료	2차 자료
① 연구자가 직접 수집한 자료	④ 원시자료를 재가공 없이 제공받아 연구에 활용
② 규모가 작음	⑤ 국민건강영양조사, 지역사회건강조사 등
③ 추가 자료 수집 불가	

▶ 1차 자료는 연구자가 직접 수집한 자료로 추가 자료 수집이 가능하다.

17

연구자가 직접 설문 조사, 전화 인터뷰 등을 수집한 자료로 상대적으로 규모가 작은 자료를 무엇이라고 하는가?

① 감시 자료(Surveillance data)

② 양적 자료(Quantitaitve data)

③ 질적 자료(Qualitative data)

④ 1차 자료(Primary source data)

⑤ 2차 자료(Secondary source data)

▶ 1차 자료는 상대적으로 규모가 작고 직접 조사하며, 원하는 항목에 대해 조사가 가능하다.

Answer

15 ① 16 ③ 17 ④

18 양적 자료 활용 연구의 한계로 옳지 않은 것은?

① 개개인의 특성을 반영하지 못한다.

② 조사 시점에 측정한 자료 이외에 새로운 자료를 추가로 수집하는 데 어려움이 있다.

③ 계량화된 조사 도구로 불확실한 응답 값이 없다.

④ 새로운 가설을 도출하기 어렵다.

⑤ 다른 자료일 경우, 같은 주제여도 동일한 결과를 도출하기 어렵다.

19 질적 연구의 특징으로 옳지 않은 것은?

① 특정 집단의 성향이 연구 결과에 반영될 수 있다.

② 비교적 객관적인 결과가 도출된다.

③ 대상자의 의견을 범주화 하는 과정에서 의미가 왜곡될 가능성이 있다.

④ 연구자의 연구 수행 능력이 연구 결과에 영향을 미친다.

⑤ 양적연구 결과를 뒷받침하는 자료로 활용될 수 있다.

20 통합연구방법의 장점으로 옳지 않은 것은?

① 양적연구 자료를 활용한 집단의 특성과 유사성 및 비교 가능한 객관적 지표 산출이 가능하다.

② 양적 연구 자료를 이용하여 현재 경향을 파악할 수 있다.

③ 일반화된 사실만을 증명할 수 있다.

④ 사회적 현상이 반영된 이유를 파악하고, 새로운 가설을 제시할 수 있다.

⑤ 질적 연구 자료를 통해 도출된 새로운 가설을 양적연구를 활용하여 다시 한 번 경향성을 파악할 수 있다.

Check point

▶ **양적 자료**는 계량화된 자료로 수집하며, 범주화 및 표준화되어 있으나 보기에 제시된 응답 값 중 선택할 수 있는 항목이 없으면 불확실한 응답이 발생한다.

▶ **질적 연구**는 연구자의 주관적 의견과 표준화 되지 않고 있는 그대로를 수집한 자료 형태의 특성 상 새로운 가설을 도출하는 데에 적절하나, 객관적으로 보편적인 사실을 입증하기에는 어렵다.

▶ **양적 연구**를 활용한 일반화된 사실 입증과 더불어 질적 연구를 활용한 새로운 가설 제시가 가능하다.

Answer

18 ③ 19 ② 20 ③

21 다음 비(ratio)에 대한 설명으로 옳은 것은?

① A와 B는 서로 독립이고, A:B로 설명할 수 있다.

② 분모에 분자가 포함된다.

③ 시간의 개념이 포함되어 있다.

④ 0~1 사이의 값으로만 산출된다.

⑤ 남아와 여아 출생 비교시 사용한다.

22 다음 분율(Proportion)에 대한 설명으로 옳은 것은?

① 분모에 분자가 포함되지 않는다.

② 시간의 개념이 포함되어 있다.

③ 성비, 비교위험도 등이 속한다.

④ A:B

⑤ 치명률, 누적발생률, 유병률 등이 속한다.

23 유병률 증가에 영향을 미치는 요인으로 옳지 <u>않은</u> 것은?

① 질병의 이환기간 감소하는 경우

② 완치 없이 생존기간이 연장되는 경우

③ 새로운 환자(발생)가 증가하는 경우

④ 질병 감수성자가 유입되는 경우

⑤ 진단 시설 및 진단법의 확충으로 보고율이 증가하는 경우

24 사망률 산출 식으로 옳은 것은?

① $\dfrac{\text{질병 발생 혹은 진단 후 특정 기간의 사망자 수}}{\text{특정 질병을 진단받은 환자 수}} \times 100$

② $\dfrac{\text{해당 시점에 진단 경험이 있는 사망자 수}}{\text{특정 시점에 인구 집단의 수}} \times 100^{n}$

③ $\dfrac{\text{특정 질환으로 사망한 사람의 수}}{\text{연앙인구 수}} \times 1{,}000$

Check point

▶ **비**는 분자가 분모에 포함되지 않는 독립 인자로 구성되어 있다.

▶ **분율**은 분자가 분모에 포함되며, 0~1 사이의 값을 가지는 율을 말한다.

▶ 이환 기간이 증가하는 경우 유병률이 증가한다.

▶ **사망률**은 특정 해의 중앙 인구(연앙인구)수 대비 해당 해 모든 원인의 총 사망자 수에 1,000을 곱해 1,000명당 사망률로 제시하는 것이 일반적이다.

Answer

21 ① 22 ⑤ 23 ① 24 ④

④ $\frac{\text{1년 간 모든 원인의 사망자 총 수}}{\text{연앙인구 수}} \times 1{,}000$

⑤ $\frac{\text{특정 기간에 어떤 사망 원인에 의한 사망자 수}}{\text{특정 기간의 사망자 총 수}} \times 100$

25 치명률 산출 식으로 옳은 것은?

① $\frac{\text{질병 발생 혹은 진단 후 특정 기간의 사망자 수}}{\text{특정 질병을 진단받은 환자 수}} \times 100$

② $\frac{\text{해당 시점에 진단 경험이 있는 사망자 수}}{\text{특정 시점에 인구 집단의 수}} \times 100^n$

③ $\frac{\text{특정 질환으로 사망한 사람의 수}}{\text{연앙인구 수}} \times 1{,}000$

④ $\frac{\text{1년 간 모든 원인의 사망자 총 수}}{\text{연앙인구 수}} \times 1{,}000$

⑤ $\frac{\text{특정 기간에 어떤 사망 원인에 의한 사망자 수}}{\text{특정 기간의 사망자 총 수}} \times 100$

26 시점 유병률에 대한 정의로 옳은 것은?

① 지난 조사 이후 새롭게 진단 받았는가?

② 지난 해 진단받은 경험이 있는가?

③ 현재 질병이 있는가?

④ 평생 동안 진단 경험이 있는가?

⑤ 해당 시점에 질병이 없었는가?

27 발생율에 대한 정의로 옳은 것은?

① 해당 시점에 질병이 없었는가?

② 평생 동안 진단 경험이 있는가?

③ 현재 질병이 있는가?

④ 지난 해 진단받은 경험이 있는가?

⑤ 지난 조사 이후 새롭게 진단 받았는가?

Check point

▶ **치명률**은 특정 질환에 진단 받은 사람 가운데 해당 질환을 원인으로 사망한 대상의 수를 백분율로 제시하는 것이 일반적이다.

▶ 특정 시점에 질병이 있는지를 묻는 것으로 일반적으로 현재 시점에 질병이 있는지 유무를 묻는 것임. 특히 과거에 앓았다가 나은 경우는 여기에 해당하지 않는다.

▶ **발생율**은 없던 질병이 새롭게 발생해 진단받는 경우를 의미하는 것으로 '새롭게 진단 받은 경험'이 중요하다.

Answer

25 ① 26 ③ 27 ⑤

28 보건수준을 나타내는 가장 좋은 지표는?

① 사망률　② 유병률
③ 발생률　④ 영아사망률
⑤ 치명률

29 가임 연령 여성 인구 1,000명당 연간 출생아 수를 의미하는 지표는?

① 조출생률　② 일반출산율
③ 연령별 출산율　④ 합계출산율
⑤ 보통출산율

30 지표에 대한 설명으로 옳지 않은 것은?

① 발생률은 새롭게 발생한 환자를 확인하고, 노출에 대한 인과관계를 확인할 수 있는 지표이다.
② 유병률은 발생률과 이환지속기간의 곱으로 설명할 수 있다.
③ 알파지표는 1에 가까울수록 국가의 건강수준이 낮다고 설명할 수 있다.
④ 인구 구조에 따른 조건을 고려한 출생빈도를 나타내는 지표는 조출생률이다.
⑤ 합계출산율은 가임 연령 여성의 연령 군별 출산율의 합이다.

31 WHO의 제1차 보건교육전문위원회에서 제시한 보건교육의 목적은?

① 보건사업의 발전을 이룩하고 활성화한다.
② 건강 개선을 위한 커뮤니케이션 기술을 함양한다.
③ 정확한 정보 및 건강증진서비스에 접근할 수 있는 능력을 함양한다.

Check point

▶ **영아사망률**은 해당 국가의 보건 수준을 나타내는 지표로 사용된다.

▶ **일반출산율**은 가임 여성 1,000명당 연간 출생아 수를 의미한다.

▶ **알파지표**는 신생아 사망률 대비 영아 사망률로 지역사회 보건 수준을 나타내는 영아사망률과 피할 수 없는 원인으로 사망하는 영아 사망률의 비가 1에 가까울수록 지역사회 보건수준으로 인한 사망보다 피할 수 없는 원인으로 사망이 더 많다는 것이므로 국가의 보건 및 건강수준이 높다고 설명된다.

▶ WHO 1차 공중보건교육전문위원회가 제시한 보건교육의 목적– 개인이나 집단의 구성원으로서 최적의 건강 상태를 실현하기 위해 필요한 일을 스스로 수행할 수 있는 능력을 갖출 수 있도록 돕고, 건강은 개인뿐만 아니라 지역사회 수준의 귀중한 재산임을 인식시키고, 보건사업의 발전과 활용에 힘써야 한다.

Answer

28 ④ 29 ② 30 ③ 31 ④

④ 개인으로 하여금 스스로의 행동과 노력으로 자신들의 건강을 유지할 수 있는 능력을 갖도록 한다.

⑤ 학생 및 교직원의 건강을 보호 증진하게 함으로써 학교 교육의 능률화를 기하고, 튼튼한 심신을 갖게 한다.

Check point

32 법정 감염병에 대한 설명으로 옳지 않은 것은?

① 2020년 개정된 4개급 법정 감염병에는 총 87종 감염병이 포함된다.

② 4급 감염병은 발생 확인 시 7일 이내 신고하고, 전수 감시 체계를 운영한다.

③ 제1급 감염병은 치명률이 높고 집단 발생의 우려가 커 높은 수준의 격리가 필요한 감염병이다.

④ 제2급 감염병에는 결핵, 수두, 홍역 등이 포함되며 발생 확인 시 24시간 이내에 신고/격리가 필요하다.

⑤ 제3급 감염병은 발생을 지속적으로 감시해야 하며, 발생 확인 시 24시간 이내에 신고해야 하며, B형 간염, AIDS 등이 포함된다.

▶ 4급 감염병은 유행 여부를 감시하기 위한 것으로 전수 감시가 아닌 표본감시를 시행한다.

33 다음 질환의 역학적 특성으로 옳지 않은 것은?

① 치명률이 높으면 발생률이 낮다.

② 사망률이 높은 질환은 유병률이 낮다.

③ 발생률이 증가하면 유병률은 감소한다.

④ 질병의 이환기간이 감소하면 유병률이 감소한다.

⑤ 약제의 개발을 통해 만성질환의 생존율이 증가하면 유병률이 증가한다.

▶ 발생률의 증가는 새로운 환자가 증가하는 것으로, 유병인구가 증가한다(유병률이 증가).

Answer

32 ② 33 ③

34 다음 중 분율에 해당하는 지표는?

① 성비 ② 치명률
③ 보통 출생률 ④ 사건 발생률
⑤ 연령 특수 사망률

35 우리나라 Health Paln 2030에서 추구하고 있는 목표와 원칙으로 옳지 <u>않은</u> 것은?

① 건강 형평성 제고
② 건강 수명 연장
③ 건강친화적 환경 구축
④ 건강 관련 생활 터에만 적용
⑤ 모든 사람이 평생 건강을 누리는 사회

36 WHO에서 건강을 위한 전제조건으로 옳지 <u>않은</u> 것은?

① 교육과 수입
② 평화와 피난처
③ 안정적인 직업
⑤ 지속가능한 자원
④ 사회적 정의와 형평성

37 우리나라 Health Plan 2030의 중점과제로 옳지 <u>않은</u> 것은?

① 특수 질환의 관리
② 감염병의 예방 및 관리
③ 자살 예방 및 치매 등 정신 건강 관리
④ 금연, 절주, 신체활동 등 건강 행동의 실천
⑤ 암, 심뇌혈관 질환, 비만 등 비감염성질환의 예방 관리

Check point

▶ 성비는 비, 사건 발생률은 율, 연령 특수 사망률은 특수율, 보통 출생률은 보통율에 포함된다.

▶ 모든 생애과정과 생활 터에 적용된다.

▶ 안정적인 생태계(a stable eco-system)

▶ 제시된 보기 이외의 중점 과제는 인구집단별 건강관리(생애주기별 관리), 건강 친화적 환경 구축, 기후변화성 질환의 관리 등이 포함된다.

Answer

34 ② 35 ④ 36 ③ 37 ①

38 생활터 별 보건교육 사업에 대한 설명으로 옳은 것은?

① 학교 보건교육은 단기적 건강 증진과 삶의 질 향상을 목적으로 한다.

② 지역사회 보건교육은 지역 내 구성원의 건강격차 해소를 위해 시행한다.

③ 사업장에서의 안전보건교육은 산업안전보건법에서 보건복지부장관령으로 규정하여 의무적 성격이 강하다.

④ 지역사회는 개인의 요구도보다는 집단의 특성이 반영되며, 개인의 직업/문화/종교/경제적 특이성이 반영되지 않는다.

⑤ 학교 보건교육은 단기적 건강 증진과 삶의 질 향상을 목적으로 한다. 의료기관에서의 보건교육은 1차 예방의 관점에서 접근한다.

39 건강증진에 대한 설명으로 옳은 것은?

① 건강은 개인의 노력만으로 얻을 수 있다.

② 건강 도시의 계획을 통해 개인 수준의 책무를 부여한다.

③ 공중보건의 목표 달성은 건강 보호를 위한 정책으로 충분하다.

④ 의료서비스는 선택할 수 없으나 모두에게 공평하게 제공되어야 한다.

⑤ 질병의 근원을 해결하고 예방함으로써 삶의 질을 향상하도록 구성된 광범위한 사회 및 환경적 개입이다.

Check point

▶ 지역사회 보건교육은 유사한 개인이 모여 있어 집단의 특성에 개인의 유사 요구도가 반영된다.
사업장 안전보건교육은 대통령령으로 규정하며, 의료기관에서의 보건교육은 2~3차 예방의 관점에서 시행한다.
학교보건교육은 장기적 변화 및 효과를 목적으로 시행한다.

▶ WHO의 건강증진 정의

Answer

38 ② 39 ⑤

40 건강증진의 주요 활동 영역에 대한 설명으로 옳지 않은 것은?

① 공공정책 수립

② 물적자원의 확보

③ 상호 연관된 지지적 환경의 조성

④ 건강증진 관련 지역사회 역량 강화

⑤ 미래 지향적으로 판단하여 사회 구성원이 장기적으로 건강을 얻을 수 있는 조건 보장

41 다음 중 건강 결정요인과 그 내용이 올바른 것은?

① 생물학적 요인-개인의 안전과 건강 지식 및 실천

② 행태 요인-유해물질의 노출과 중독

③ 환경 요인-고용상태, 수입, 주거특성 등의 요인

④ 사회경제적 요인-교육수준, 사회적 단절 등의 개인 수준

⑤ 행태 요인-생리학적, 인구학적 요인

42 보건교육에서 역할에 따라 고려해야 할 사항이 아닌 것은?

① 학습자-필요도에 따른 객관적인 보건교육 내용 요구(제안)

② 교육자-학습자 분석(학습경험, 능력, 동기, 배경 등)

③ 학습자-보건교육에 대한 적극적인 태도

④ 교육자-요구도에 따른 적정 보건교육 주제 및 목표 선정

⑤ 학습자-단기적 성과평과(영향평가)와 장기적 성과평가(결과 평가)

Check point

▶ 재정적 의료 서비스는 물적자원의 확보가 아닌 건강증진에 대한 책임을 개인, 지역사회 구성원, 전문가와 정부 모두에게 있다는 것을 의미하며, 관련 구성 요소 사이의 상호 연관이 가능한 통로를 제공해야 한다는 것을 의미한다.

▶ 건강 결정요인
- **생물학적 요인**
  생물학적 요인(성별, 연령, 가족력)
  생리학적 요인/인구학적 요인
- **행태 요인**
  건강행태(식습관, 음주, 흡연, 운동 등)
  개인적 요인(안전, 건강지식 실천 등)
- **환경 요인**
  근무환경 및 조건 등
  기후변화, 대기오염, 수질 오염 등
  유해물질의 노출과 중독 등
- **사회경제적 요인**
  경제적 요인(고용상태, 수입, 주거특성 등)
  사회적 요인(교육 수준, 사회적 단절 등)
  국가 수준의 사회적 요인(사회정책, 문화, 제도 등)

▶ 학습자가 고려해야 할 사항
- 필요도에 따른 객관적인 보건교육 내용 요구(제안)
- 보건교육에 대한 적극적 태도(참여)
- 개인에게 맞는 적절한 매체 활용
- 교육자와의 충분한 의사소통

Answer

40 ② 41 ④ 42 ⑤

43 학습자 중심 교육 방법에 대한 해당하지 않는 것은?

① 강의

② 토론법

③ 역할극

④ 프로젝트 법

⑤ 문제중심 법

Check point

▶ 교수자 중심 교육방법 : 강의, 시범 등
학습자 중심 교육방법 : 토론법, 역할극, 프로젝트 법, 문제중심 법 등

44 다음 내용 중 옳지 않은 것은?

① 교수자 중심 교육 방법은 정해진 시간과 공간적 제약보다 다수에게 정보를 전달할 수 있다.

② 교수자 중심 교육 방법은 교수자와 학습자 사이의 양 방향 의사소통이 잘 이루어진다.

③ 학습자 중심 교육 방법은 학습자가 적극적으로 참여할 수 있으므로 장기적인 학습효과에 긍정적이다.

④ 학습자 중심 교육 방법은 학습자가 직접 문제를 해결하면서 실전과 유사한 문제를 경험할 수 있다.

⑤ 학습자 중심 교육 방법은 교수자 중심 교육 방법보다 운영 조건이 까다롭다.

▶ 교수자 중심 교육 방법의 단점
- 학습자가 수업에 적극적으로 참여하지 않을 경우 수업의 결과가 좋지 않을 수 있다.
- 교수자와 학습자 사이에 양방향 소통이 이루어지지 않아 일방적인 지식전달의 성격이 강하다.
- 다수의 학습자를 대상으로 하므로 개개인의 학습 능력과 수준을 고려하기 어렵나.

45 보건교육 수행 시 반드시 고려해야 할 상황으로 옳은 것은?

① 보건교육 대상자를 반드시 선정하지 않아도 된다.

② 교육자의 요구도를 고려한 보건교육 주제를 선정한다.

③ 보건교육 대상의 특성을 고려한 적절한 매체를 개발하거나 선정한다.

④ 프로그램 운영 중 과정평가 수행을 통한 즉각적인 수정·보완이 이루어져야 한다.

⑤ 교육 완료 후 영향평가와 결과평가를 통해 문제덤을 수정·보완해야 한다.

▶ 보건교육의 주제를 선정할 때는 대상자의 요구도(needs)를 고려하여 주제를 선정해야 한다.

Answer

43 ① 44 ② 45 ②

46 CDC에서 제안한 사회생태학적 건강증진개입 전략권고모형에 따른 구분이 잘못된 것은?

① 환경 수준

② 기관/조직 수준

③ 개인 수준

④ 개인간 수준

⑤ 국가간 수준

47 관찰연구 중 기술역학 연구가 아닌 것은?

① 사례연구

② 감시

③ 코호트 연구

④ 생태학적 연구

⑤ 단면 연구

48 분석역학 연구로만 구성된 것은?

① 코호트 연구, 환자–대조군 연구

② 코호트 연구, 사례연구

③ 환자–대조군 연구, 단면연구

④ 사례연구, 감시

⑤ 생태학적 연구, 코호트 연구

Check point

▶ 미국 질병관리본부에서는 사회생태학적 요소에 따라 크게 4개 수준인 개인(individual), 개인 간(interpersonal), 기관이나 조직(organizational), 환경(environmental)으로 구분하여 단계별 중재 전략(intervention strategy)을 제시했다.

▶ 기술역학 연구의 종류
사례연구(case report)
감시(surveillance)
생태학적 연구(ecological study)
단면연구(cross-sectional study)

▶ 보통 코호트 연구(cohort study), 환자–대조군 연구(case-control study) 등이 분석역학에 속한다.

Answer

46 ⑤ 47 ③ 48 ①

49 계량적으로 집단의 특성을 설명하다보니 개개인의 특성을 반영하지 못하고 집단의 현상에 따라 그 결과가 도출되는 현상을 무엇이라고 하는가?

① 표준의 착오

② 연쇄 효과

③ 일반화의 오류

④ 상동적 오류

⑤ 지각적 오류

50 합계 출산율에 대한 설명으로 옳은 것은?

① 특정 연도의 한 집단의 인구 1,000명당 출생아 수

② 가임 나이의 여성 인구 1,000명당 연간 출생아 수

③ 특정 연도에서 특정 연령군의 여성 인구 1,000명이 낳은 출생아 수

④ 가임 여성 한 명이 평생 낳을 것으로 예상되는 출생아 수

⑤ 모든 여성이 특정 연도에 낳은 출생아 수

Check point

▶ 표준의 착오 : 평정자가 표준을 어디에 두느냐에서 오는 오류
연쇄 효과 : 개인의 한 가지 특성으로 인해 다른 특성에 대한 평가는 무시되는 것
상동적 오류 : 피평가자들이 속한 집단 범주에 따라 판단할 때 나타나는 오류
지각적 오류 : 자기가 지각할 수 있는 사실에만 집중하고 보고 싶지 않은 것을 외면하는 경향

▶ 합계 출산율이 높을수록 가임 여성 한 명이 출생하는 자녀의 수가 많으므로, 이는 국가별 출산율을 비교하는 보건지표로 활용된다.

Answer

49 ③ 50 ④

참고 문헌

- A New Perspective on the Health of Canadians: a Working Document which came to be known as the Lalonde report, was presented in the House of Commons on April 1, 1974. URL: https://www.phac-aspc.gc.ca/ph-sp/pdf/perspect-eng.pdf
- Ajzen, I. The theory of planned behavior. Organizational behavior and human decision processes, 1991;50(2):179-211.
- Bandura, A., Taylor, C. B., Williams, S. L., Mefford, I. N., & Barchas, J. D. Catecholamine secretion as a function of perceived coping self-efficacy. Journal of consulting and clinical psychology, 1985;53(3):406.
- Celentano, D. D., Mhs, S., & Szklo, M. Gordis. Epidemiología. Elsevier. 2019.en/index1.html
- Fishbein, M., & Ajzen, I. Belief, attitude, intention, and behavior: An introduction to theory and research. 1977.
- Green, L., Kreuter, M., Deeds, S., Partridge, K., & Bartlett, Palo Alto. E. Health education planning: a diagnostic approach. 1980.
- Health at a Glance 2019, OECD indicators (2019)
- Heymann, J., Cassola, A., Raub, A., & Mishra, L. Constitutional rights to health, public health and medical care: The status of health protections in 191 countries. Global Public Health, 2013; 8(6): 639-653.
- Hochbaum, G., Rosenstock, I., & Kegels, S. Health belief model. United states public health service, 1952: W432W8784.
- Lapsanski, D. V. The impact of personality and systems variables on smoking cessation and recidivism: an extension of the transtheoretical model of change. 1984.
- Meador, A., Lang, J. E., Davis, W. D., Jones-Jack, N. H., Mukhtar, Q., Lu, H., ... & Molloy, M. E. (2016). Peer Reviewed: Comparing 2 National Organization-Level Workplace Health Promotion and Improvement Tools, 2013-2015. Preventing chronic disease, 13.
- Porta, M. (Ed.). A dictionary of epidemiology. Oxford university press. 2014.
- Terminology in School Health Education, Journal of the American Association for Health, Physical Education,and Recreation 1951;22:7:14-15.
- World Health Assembly, 12. (1959). Twelfth World Health Assembly, Geneva, 12-19 May 1959: resolutions and decisions: plenary meetings: verbatim records: committees: minutes and reports: annexes. World Health Organization.

- 간호학 대사전, 편집부, 한국사전연구사, 1996.
- 고성진 외, "유비쿼터스 보건행정학", 수문사, 2017.
- 노화준, "정책평가론", 법문사, 2003.
- 대한예방의학회. "예방의학과 공중보건" 수정증보판. 계축문화사. 2011.
- 대한예방의학회. 예방의학과 공중보건학. 계축문화사. 2019.
- 문상식 외, "보건행정학", 보문각, 2019.
- 문재우 외, "보건행정학", 계축문화사, 2017.
- 민진. "조직관리론(제6판)". 대영문화사, 2018.
- 박동서. "한국행정론". 법문사, 2001.
- 백기복. "조직행동연구". 장민사, 2014.
- 보건행정학교재편찬위원회 저. "보건행정학". 에듀팩토리. 2018.
- 신복기, 박경일, 이명현, 윤기혁, 권진아. "사회복지행정론". 도서출판 공동체, 2019.
- 신유근. "경영학원론" 제3판. 다산출판사. 2011.
- 신유근. "인간존중경영 : 조직행위론". 다산출판사. 2005.
- 양봉민. "보건경제학". 나남출판. 2006.
- 예방의학. 대한예방의학회. 계축문화사. 2013.
- 임국환 외 저. "New 공중보건학". 지구문화사. 2010.
- 임창희. "조직행동". 비앤엠북스. 2017.
- 임창희. "조직행동". 비앤엠북스. 2018.
- 정정길 외. "정책학원론". 대명출판사. 2008.
- 조성일. 건강 형평성. Journal of the Korean Medical Association, 2015. 58(12), 1104-1107.
- 지은정 (2006). "비버리지 보고서의 사회보장 원칙과 가정에 대한 비판의 타당성 검토" (학위논문). 한국사회복지학. 175~207쪽.
- 천병철. "예방접종의 경제성 평가방법과 사례". 소아감염. 2008.
- 최영준. "주요국의 사회보장제도-영국, 한국보건사회연구원". 한국보건사회연구원. 2012.
- 平岡公一 (2011년 12월 16일). "社會福祉學" [사회복지학] (일본어). 有斐閣. 113~119쪽.
- 홍석표. "독일의 보건의료제도 분석". 보건복지포럼. 2010.

찾아 보기

ㄱ

ㄴ

ㄷ

ㄹ

ㅁ

ㅊ

ㅌ

ㅍ

ㅎ

알기쉬운 보건행정학

1판 1쇄 인쇄 | 2021년 9월 05일
1판 1쇄 발행 | 2021년 9월 10일

저 자 | 김석환 · 김지현 · 손민성 · 최윤수 · 강천국
김완기 · 김환희 · 류장근 · 이유리

발행인 | 주병오 · 주민기

발행처 | 메디시인

경기도 파주시 회동길 209
파주출판문화도시

영업팀 (031) 955-7566 · 7577
편집팀 (031) 955-7731
FAX (031) 955-7730
홈페이지 www.ji-gu.co.kr
전자우편 jigupub@hanmail.net
등록번호 제 406-2005-000045호

ISBN 978-89-90839-34-1
값 23,000원

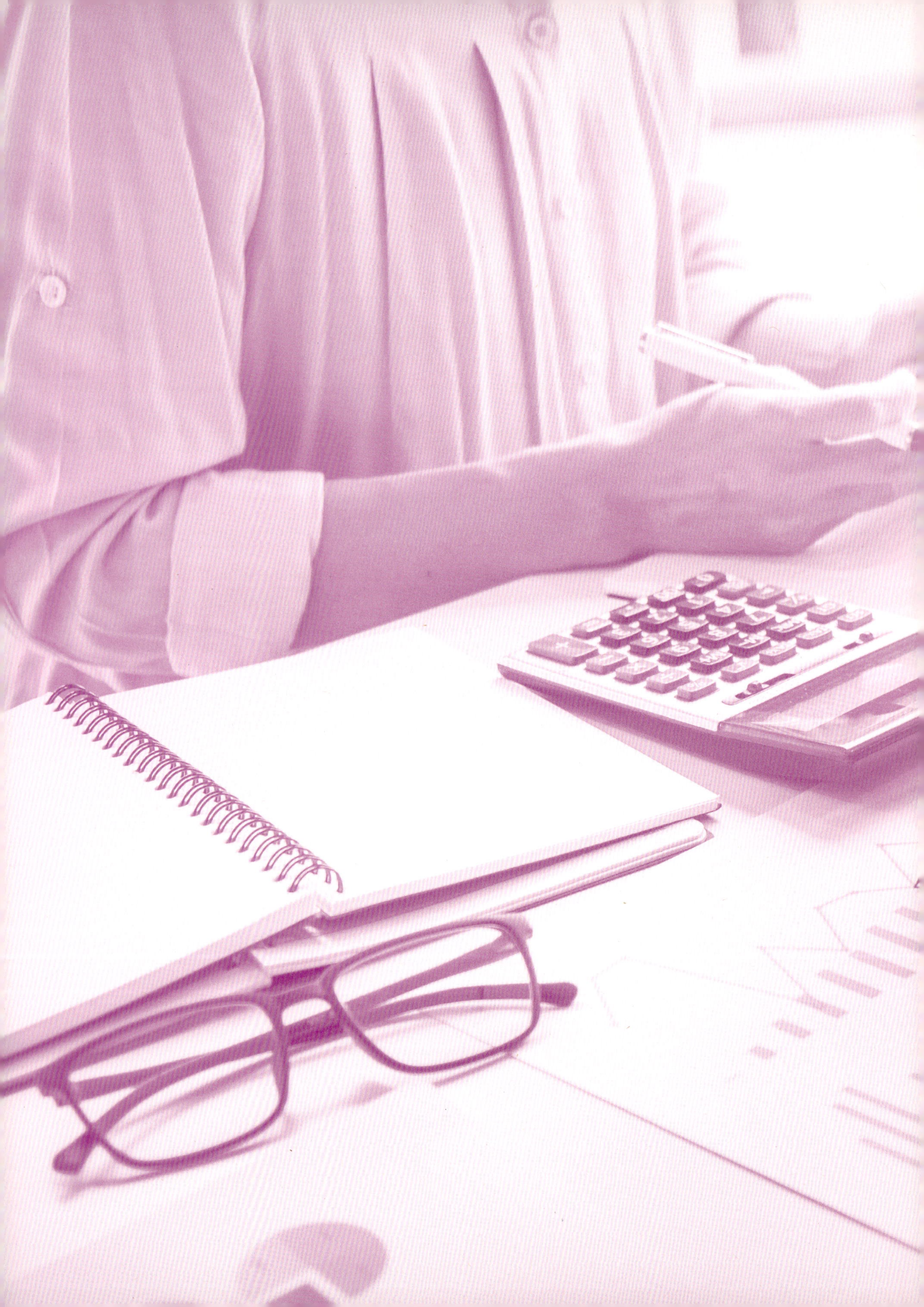

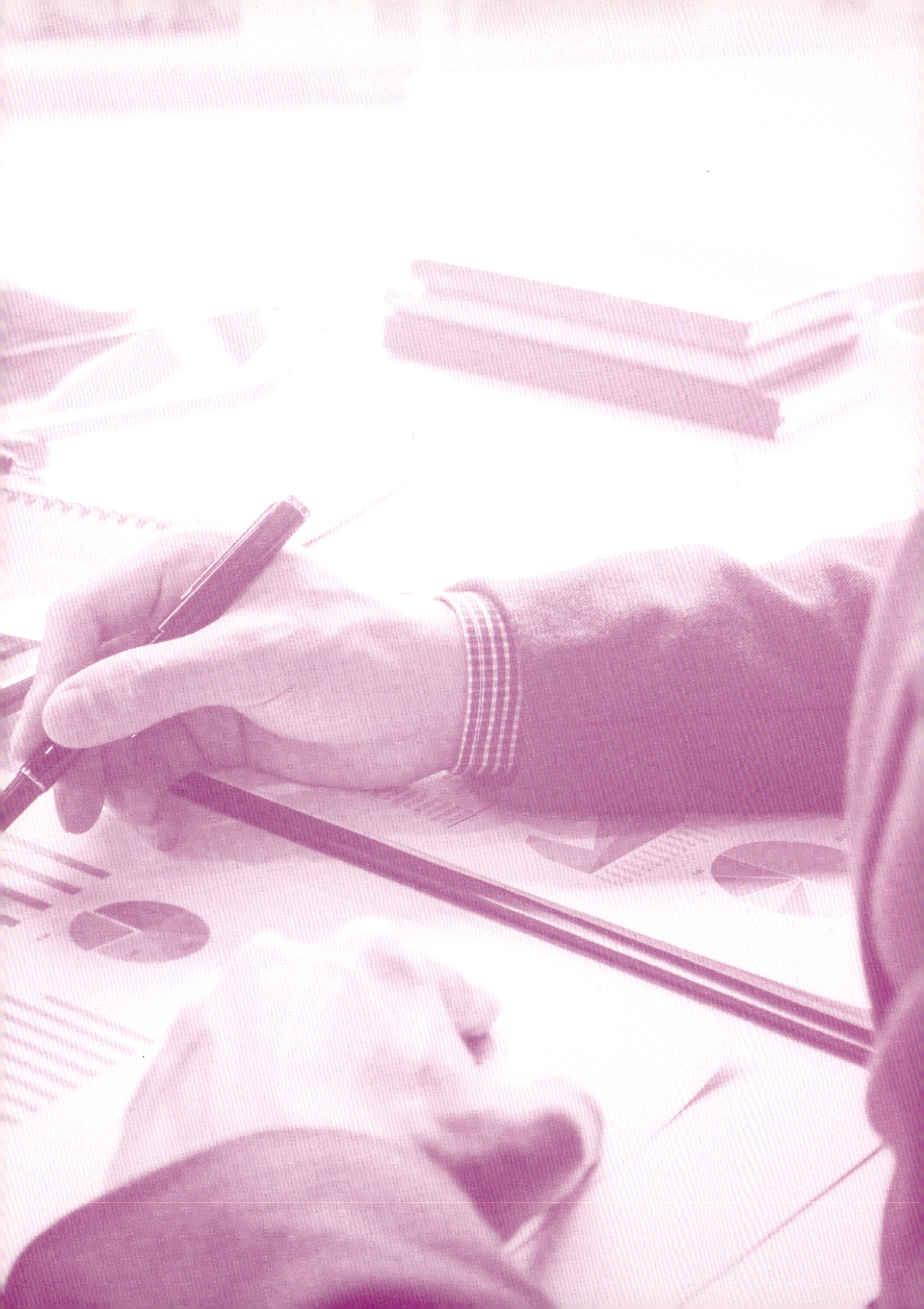